杏林传薪系列

# 医林求证

## ——刘茜檬方证实践录

刘茜檬 编著

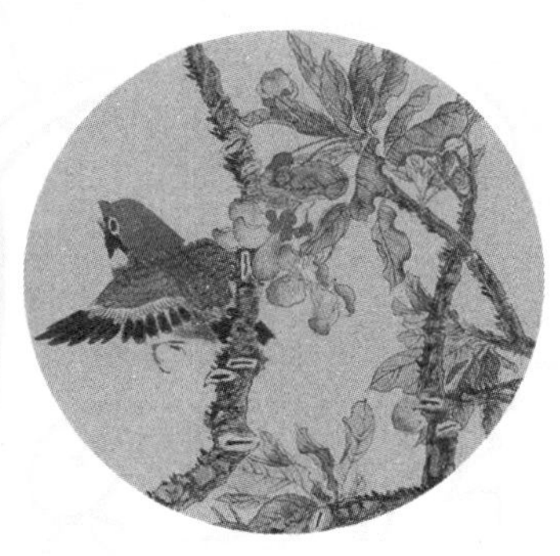

山西出版传媒集团
山西科学技术出版社

**图书在版编目（CIP）数据**

医林求证：刘茜檬方证实践录 / 刘茜檬编著. —太原：山西科学技术出版社，2020.4（2021.10 重印）

ISBN 978-7-5377-5380-7

Ⅰ.①医… Ⅱ.①刘… Ⅲ.①中医临床—经验—中国—现代 Ⅳ.①R249.7

中国版本图书馆 CIP 数据核字（2020）第 041899 号

**医林求证——刘茜檬方证实践录**

YILIN QIUZHENG——LIUXIMENG FANGZHENG SHIJIANLU

| | |
|---|---|
| 出版人 | 阎文凯 |
| 编著 | 刘茜檬 |
| 责任编辑 | 翟昕 |
| 封面设计 | 杨宇光 |
| 出版发行 | 山西出版传媒集团·山西科学技术出版社 |
| 地址 | 太原市建设南路 21 号　邮编：030012 |
| 编辑部电话 | 0351-4922078 |
| 发行电话 | 0351-4922121 |
| 经销 | 全国新华书店 |
| 印刷 | 山西基因包装印刷科技股份有限公司 |
| 开本 | 720mm×1010mm　1/16 |
| 印张 | 17.25 |
| 字数 | 246 千字 |
| 版次 | 2020 年 4 月第 1 版 |
| 印次 | 2021 年 10 月太原第 2 次印刷 |
| 书号 | ISBN 978-7-5377-5380-7 |
| 定价 | 42.00 元 |

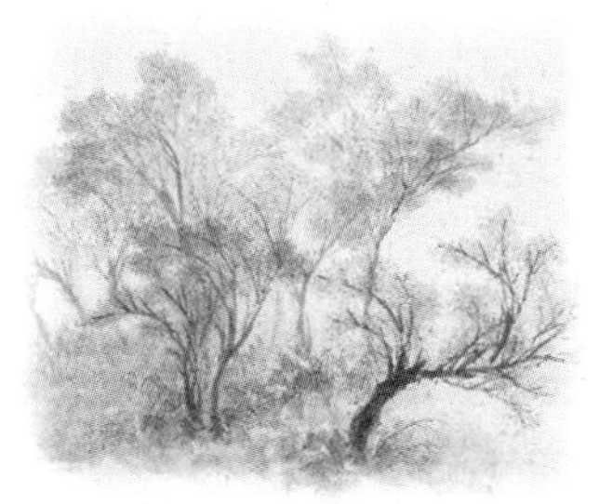

# 自　序

在我儿时的印象里，记忆最清晰的就是那家夕阳下的老药铺。从我记事起，外公就在县城老街僻静处开着那家中医诊所，小时候物质生活还没有现在这么丰富，小孩子没什么零食可以吃，我就常去外公店里吃枸杞和党参，经常是外公用铡刀把党参切成段，我在他旁边边看边吃。以至于后来，母辈的姨妈、舅父们都笑我，说我是吃外公的党参和枸杞长大的。

我常听邻居和父辈们说："你外公是老中医，老人家的那点东西没人学（母亲、姨妈、舅舅、表哥们都没学医），很是可惜。"

后来我年龄大些，2010 年高中毕业时，母亲和我说让我报考师范专业，因为是女孩子，教师的工作比较适合女孩子。我却怎么都不愿意，一心要去读医。我自幼常生病，觉得生病真的太难受了，由于父亲家离外公诊所非常远，无法吃中药，父母就经常带我去打针、输液。还记得有一次感冒，冰冷的液体输到身体里，总让我冷得打战。自此之后我就特别讨厌打针、输液。

学中医，一者，外公的经验有人继承，不至于丢失；二者，能照顾家人、照顾自己；三者，我自己生过病，觉得生病苦、求医苦，而学医救疾可使大家都不苦。

后来学医了才知道，这正是医圣仲景所说："上以疗君亲之疾，下以救贫贱之厄，中以保身长全，以养其生。"

我的所有志愿都报了中医学专业，后来如愿被江西中医学院科技学院中医学专业录取了。我当时很兴奋，尚未入学的那个暑假便上网搜了一些中医教材抄写学习。

后来，上了中医学院，也并不明白如何才能学好中医，感觉自己一直在云里雾里的状态，很多东西都感觉好像懂了，实际又不懂。我只得把教材反复看反复背，虽然考试成绩优异，受诸多老师鼓励，但是心里仍然是一团雾水。我以为是没有临床实践的缘故，于是大二暑假我就去江西某地的县级中医院见习去了，见习被分到了中医院的儿科门诊，结果发现临床大部分用的都是西药，很少用中药，没办法只得拿出方剂学的书来背。就这样，我把方剂学教材里的方歌又重新背了很多遍，后来方剂学里的方歌就没再忘记过了。但是我依然觉得学中医路上一片漆黑，找不到方向。

到大三寒假，我就到江西省中医院见习去了。刚开始找的脾胃肝胆科门诊的老师，这位老师的病人特别多，经常从早上看诊到中午一两点，经常用的方子就是香砂六君子汤、半夏泻心汤、五味消毒饮、逍遥散等。但一个月见习下来，我也还是什么都不懂。那时家里的表姐让我给她治青春痘，按照见习时从老师那里学习的五味消毒饮开了三包，但表姐服后不停地小便，痘痘也没变化，不敢再服。学的东西回来一试不见效，我又感到灰心失望，不知道自己该怎么办才好。

这之后经同学推荐到了徐汝奇老师这里学习，又认识了张庆军、蔡宏伟、杨东志等一些钻研中医的同道和老师。

彼时还没学《伤寒论》，也不知道经方是什么。我愚笨，跟诊了两个月也没有领会徐老师的评脉辨证精髓。但是，从这里开始，是我学习的一个起点。从这里我知道了黄煌老师，课余就看了一些黄煌老师在经方医学论坛的帖子，觉得经方实在有趣。后来我又认识了张庆军老师、蔡宏伟老师，并且知道了华夏中医论坛（现在叫百草居）和经方医学论坛。这期间，对我影响最深刻的是张庆军老师，张老师教会我应该如何去学习中医，尤其是如何自学中医。

这之后我开始了看书学中医的过程。

我在课余时间买了许多论述经方的著作，这些书勾起了我对经方的浓厚兴趣，这以后我开始专门研究经方。无奈学校的《伤寒论》《金匮要略》都是选修课教材，条文顺序极乱，学起来着实不易。于是我又陆续买了很多书，比如《伤寒论》《金匮要略》《温病条辨》《经方实验录》《伤寒名医验案精选》《金匮名医验案精选》《汉方诊疗三十年》《皇汉医学》《汉方临床治验精粹》《伤寒论通俗讲话》《经方发挥》《经方躬行录》《经方亦步亦趋录》《经方一百首》《经方使用手册》《中成药临床新用》《五部医话》等书。

学习一首方时，我会把所有的书里关于这首方的内容全部放在一起看，对照原书原文看，单独对比，然后找出这首方的应用要点，总结出来。后来我就碰到了很多典型的病例，如小青龙汤治疗的外寒内饮咳嗽、桂枝新加汤治疗的产后腰臀疼痛不能行走等。

经方的学习是如此，时方的学习也是如此，重点在学习方剂的运用与鉴别，以及如何通过望诊、闻诊、问诊、切诊诊断病人的疾病和证候。比如学升降散治疗扁桃体炎、扁桃体化脓发烧时，我买了该方出处的原著——杨栗山的《伤寒瘟疫条辨》，还买了赵绍琴老师的《赵绍琴温病讲座》、李士懋老师的《火郁发之》、朱进忠老师的《朱进忠中医临证经验与方法》、蒲辅周老师的《蒲辅周医案》等，还有一些其他书里讲的升降散的资料。

学习保和丸治疗食积病时，我看了《苏永泉婴幼儿太极按摩》《中成药临床新用》《五部医话》里的关于保和丸的资料，还有各种零散的关于保和丸的文章。

后来我毕业后就在家乡的中医院上班，可彼时外公已经不开诊所了，外公在乡下建了一套房子，在家种种菜、看看病，安享晚年，所以很难去跟诊学习。我只得一边工作，一边积累想问的问题，抽空去和外公聊聊天，学习一下，有时刚好碰到病人来，能够学习一二，学习的那些东西回去再翻书找到依据和验案。比如大剂量地榆治疗崩漏、温脾汤治疗肚脐痛、黄芪建中汤合小剂量保和丸及小剂量疏肝解郁药治疗胃病等就是这期间的学习收获。

在一段摸索学中医的过程中，除了把所有书中的某一方集中学习，我还学了不少理论性的东西，又碰到了很多病人，临床过程中的学习，比如那些初用不见效就不再来的病人，我一般都是再去下功夫研究，争取下次同样的病人再来，能让病人见效，所以就有了后来治疗更年期综合征的广络原野方，有了各种试验的秘验方。

这之后我看病的疗效有点像云霄飞车，就是有效的当天就会见效，无效的换方几次都不见效。经常有病人说：“吃了你开的药，当天喝了药就好多了。”也经常有病人说：“吃了你开的药一点用都没有，吃药以后晚上睡不着，吃药以后拉肚子。”后来几次自己生病，都是自己给自己熬药吃，往往见效的话一剂或头煎就见效，无效的话要么有不良反应，要么吃几天都不见效。

中医里，如果用药完全对证，往往是效如桴鼓的，一剂就会见效。如果几剂才见效的，一般是大方向是对的，或对一部分证，或者用量上有些欠缺。我们不断追求的，就是完全对证、丝丝入扣。

学医的路还需要我们不断学习探索，这本书是我学习过程中的一个阶段性总结，非常感谢百草居论坛的版主鼓励我出版这本书，与大家共勉，共同学习，希望我们能在中医路上更进一步。

# 目　录

*contents*

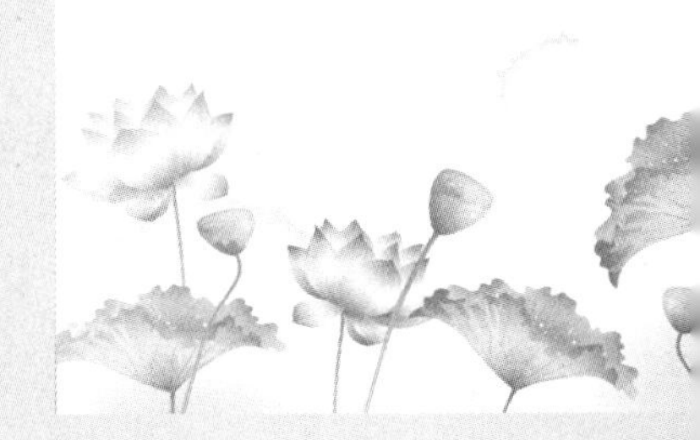

## 第一部分　方剂探索


温胆汤的抓手 …… 003

产后风首选方 …… 004

阳明病痤疮首选方 …… 007

发热不退别忘了达原饮 …… 011

声音嘶哑的高效方 …… 014

调经第一方 …… 018

小青龙汤学习笔记 …… 020

虚人感冒之柴胡桂枝汤证 …… 026

半夏秫米汤治疗失眠之探讨 …… 027

导赤散治心热移于小肠 …… 031

方证治验与思考记录4 例 …… 034

大黄䗪虫丸在皮肤科的应用 …… 036

吴茱萸汤治头痛 …… 040

常用方之逍遥散 …… 042

治喉咙有痰而频繁清嗓之半夏散及汤 …… 044

瓜蒌红花甘草汤治疗带状疱疹思考 …… 046

治顽固性失眠的血府逐瘀汤 …… 051

## 第二部分　疾病治疗经验

保和丸治疗小儿夜咳高热 …… 059
被误诊的慢性阻塞性肺病病人 …… 063
辨方证治失眠 …… 065
补阳还五汤治疗带状疱疹后遗神经痛 1 例 …… 068
不能被误治的急性肾炎 …… 070
不用药解决空调病 …… 071
多囊卵巢综合征常见的两种体质 …… 073
广络原野法治疗更年期综合征 …… 074
桂枝加葛根汤治疗颈椎病 …… 078
桂枝加龙骨牡蛎汤合苓桂术甘汤治疗脱发治验 …… 080
谈黄汗治疗 …… 081
经方治疗前列腺癌 1 例 …… 083
颈部淋巴结炎、颈部淋巴结肿大之验证 …… 085
酒渣鼻治疗总结 …… 087
类风湿性关节炎与金匮风水病 …… 089
类风湿性关节炎与金匮溢饮病 …… 093
慢性疲劳综合征之李氏清暑益气汤 …… 095
泌尿系统结石治疗经验总结 …… 098
治疗乳腺增生的特殊处方 …… 105
治疗长期失眠的经验 …… 107
误寒为热的外阴瘙痒 …… 109
小儿急性扁桃体炎治疗经验 …… 111

小儿鞘膜积液治疗总结 …… 115
侥幸治愈闭经 1 例的思考 …… 121
治疗一波三折的颈椎病 …… 122
浮肿伴头轻的治疗 …… 124
“睡觉感觉魂飘了” 的治疗 …… 125
杂谈紫癜的治疗 …… 126
真武汤合四逆汤治疗嗜睡晕厥案 …… 133
治痹证别忘了四逆散 …… 134
治疗鼻窦炎的诀窍 …… 141
治疗黄褐斑的思考 …… 146
治疗雷诺氏综合征的思考 …… 147
治疗荨麻疹 1 例 …… 149
猪胆汁巧治甲沟炎 …… 150
滚蛋疗法巧治小儿鼻炎 …… 152
蜂蜜与经方 …… 154
大剂量白术治便秘的验证 …… 159

## 第三部分　五味中医

五味中医之口咸 …… 165
五味中医之口苦 …… 167
五味中医之口辣 …… 172
五味中医之口酸 …… 174
五味中医之口甜 …… 177

## 第四部分　治病法则


《伤寒论》治病顺序之一——下利清谷不止 …………………… 183
《伤寒论》治病顺序之二——当先解表 …………………… 184
《伤寒论》治病顺序之三——表解乃可攻痞 …………………… 187
《伤寒论》《黄帝内经》治病顺序之四——表解后当先治痞 …… 188
微药治病的思考 …………………… 191
治病求本之起病原因辨疾病 …………………… 193
冠心病心绞痛不能盲目活血化瘀 …………………… 195
《黄帝内经》治病之“小大不利，治其标” …………………… 196


## 第五部分　《傅青主女科》答疑录


多囊卵巢综合征与肥胖不孕症答疑录 …………………… 203
身瘦不孕答疑录 …………………… 205
嫉妒不孕答疑录 …………………… 207
月经先后无定期答疑录 …………………… 208
月经后期答疑录 …………………… 214
闭经治疗答疑录 …………………… 216
闪跌血崩答疑录 …………………… 219


## 第六部分　零金碎玉


水毒病与如何正确喝水 …………………… 223
吃出来的阳痿 …………………… 225
出汗不一定是虚——记温胆汤的大汗淋漓 …………………… 226

出汗以后的防护 …… 227
经方误后经方解 …… 230
湿病治疗的思考（以湿热为例） …… 232
湿热排出的三个通道 …… 234
湿热阳痿治疗之必佐化瘀 …… 236
嗜酒导致的疾病 …… 238
探本求源，思治脱发 …… 240
外公的考试之肚脐痛 …… 242
关于“甚者从之”的思考 …… 244
学习通窍活血汤治耳鸣、耳聋的思考 …… 247
治病别忘记了经方外用 …… 249
中医五行学说与疾病发展进程 …… 251
中医里的时间辨证 …… 252
中医望诊体征与治疗 …… 256
过目不忘 …… 260

# 第一部分

# 方剂探索

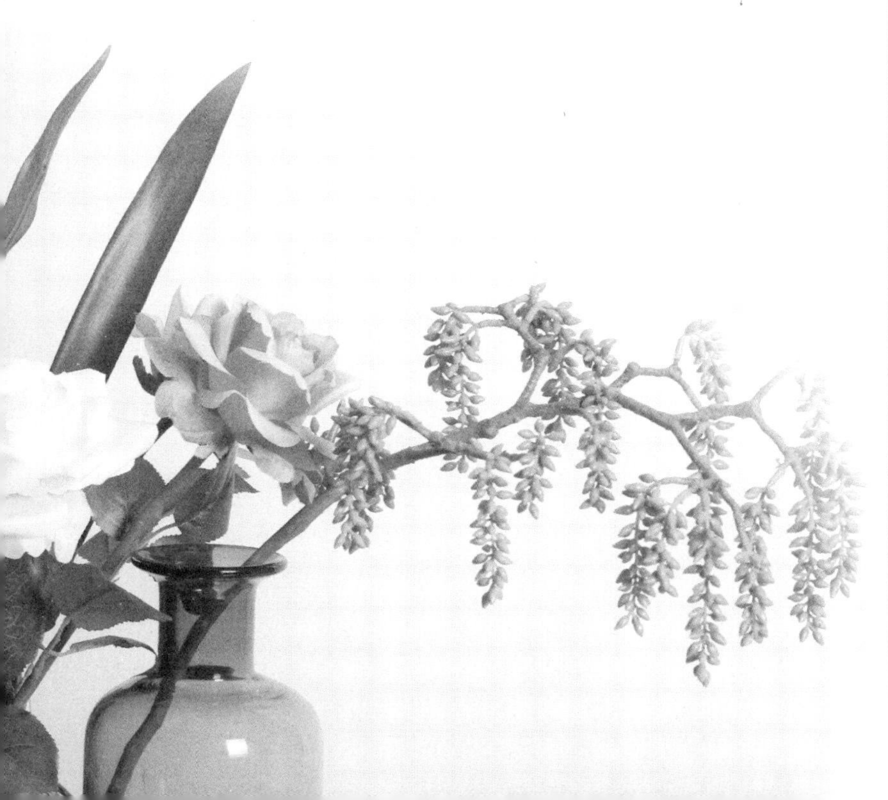

# 温胆汤的抓手

病案看得多了，我们会发现，温胆汤能治头晕，也能治心悸；能治自汗，也能治短气；能治呕吐，也能治抽搐；能治心烦，也能治口苦；能治嗜睡，也能治失眠；能治胃病，也能治精神病；能治咽炎，也能治梅尼埃病；能治冠心病，也能治高血压；能治更年期综合征，也能治胆囊炎。总之，好像各种各样的病用温胆汤都能治。那么到底什么时候该用温胆汤呢？

温胆汤由半夏、竹茹、枳实、陈皮、甘草、茯苓、生姜、大枣组成。温胆汤证的病机是胆郁痰扰。那么温胆汤的抓手是什么呢？温胆汤的抓手就是胆小易惊 + 舌苔腻。再简化了说就是胆小、苔腻。也就是说问诊知病人胆小，再加上察舌苔腻的，就要用温胆汤。什么是胆小呢？就是容易害怕。一个人待着觉得害怕，不敢一个人睡，不敢关灯睡，不敢一个人坐电梯，害怕医生，害怕听到大的声音，容易被惊吓，总是恐惧等。可以是病人平素就一直胆小，也可以是病人遇到什么刺激以后开始胆小。舌苔腻，无论是白腻还是黄腻均可。

我们来看《经方临证指南》里刘渡舟老师的几个病案。

杨某，女，59 岁，得病已 5 年，屡治无效。患者自称其右侧唇与舌体感觉热而麻，如涂辣椒末，而左侧唇舌则感觉寒凉如冰。患者每日晨起必定先呕吐痰涎数口，而且心悸易惊，少寐多梦。舌苔白腻，脉弦滑有力。刘老师用温胆汤加胆南星、竹沥、黛蛤散，服 6 剂后诸症全消。

张某，女，32 岁。患者病从惊吓而得，心胸憋闷，有时气上冲胸，心中烦乱难忍，必须奔出户外，大声喊叫才觉舒缓。夜寐不佳，多梦，善畏，情志漠然。舌质红苔白腻，脉沉弦。刘老师用温胆汤加郁金、菖蒲、香附、青皮、牡丹皮、白芍，服 20 余剂，逐渐获愈。

王某，女，30 岁。患者平素胆怯善惊，如果一人独居，往往幻见一屋老幼聚集，并向之吃吃而笑，非常吓人。经常失眠，夜多噩梦，头痛，心烦口苦。舌质绛苔黄厚腻，脉滑数。刘老师用温胆汤加黄连、黄芩、龙骨、牡蛎、夏枯草、栀子等，加减服用 10 余剂而安。

朱某，女，21 岁。患者平时胆怯易惊，少寐多梦。近日来每天午后周身震颤但无寒热，饮食尚可，月经、白带也正常，面色黧黑。舌苔白腻，脉沉滑。此为痰气内郁，肝胆神魂不潜，兼有血虚动风之象。刘老师用温胆汤去甘草加钩藤、当归、白芍、熟地黄、香附、郁金、胆南星，4 剂愈。

周某，男，5 岁，患小儿惊风，四肢不时抽搐，受惊吓后更加严重。舌苔腻，脉滑。刘老师用温胆汤去生姜、甘草，加天竺黄、天麻、钩藤、龙胆草、全蝎，连服 5 剂而抽搐止。

这 5 个病人都具有的特点就是舌苔腻、胆小易惊，治疗都用的温胆汤。所以，温胆汤的抓手是胆小易惊 + 舌苔腻。只要病人同时有胆小易惊、舌苔腻，就可以用温胆汤了。

## 产后风首选方

产后风是指产妇在产褥期内出现肢体或关节酸楚、疼痛、麻木的病症，又称为产后身痛、产后遍身疼痛、产后关节痛、产后痹证、产后痛风。西医常诊断为风湿、类风湿、产后坐骨神经痛、多发性肌炎、产后血栓性静脉炎。

产后风的临床表现是产褥期内出现肢体关节酸楚、疼痛、麻木、重着，畏寒恶风，关节活动不利，甚者关节肿胀。本病多突发，常见于冬春严寒季节分娩者。（现在夏季分娩的人也会得，因为现在夏季室内都开空调。除了分娩以外，流产后受凉也会出现。）

产后风的主要发病机制就是产后营血亏虚，经脉失养，风寒湿邪乘虚而入，稽留关节、经络所致。

这样的情况符合《伤寒论》里的哪条条文呢？

我们先来讲一个案例。

几年前，我在江西省新余市妇幼保健院实习时，碰到过这样一个病人。有一天，我跟着分配指导我西医产科的女医生在住院部医生办公室写病历，有一位男士推着一个坐轮椅的女士进来办公室，这个女士脸色非常苍白，其丈夫代诉说妻子做了剖宫产手术以后就腰痛得没法走路了。

这个女病人20多岁，生产时正值夏季，由于羊水栓塞，术中出现大出血。为保住病人的性命，医生不得不进行了子宫摘除术。谁料女病人术后出现了腰痛、下肢无力，导致不能行走，只能像这样坐着轮椅来寻求解决办法。病人做了各种检查，但什么都没查出来，仅诊断为产后坐骨神经痛，做了几天理疗仍然不能缓解，于是天天来找当时做手术的医生，猜测是手术失误导致，希望想办法解决。

第二天，患者和家属又来了，我问了问病人的情况，又把了把脉，看了看舌苔，舌质淡苔薄白，脉沉细无力，出汗很多，怕吹风，腰痛，下肢无力不能行走。

看完病人以后，我对西医指导老师说："我考虑病人的病情是因为大出血以后在手术室受了凉引起的。由产后营血亏虚，经脉失养，风寒乘虚而入，稽留关节、经络所致。"西医指导老师觉得我讲得很有道理，便提出让我开中药来试着治疗这个患者的产后风。

中医经典里有一条条文非常符合这种情况。《伤寒论》第62条："发汗后，身疼痛，脉沉迟者，桂枝加芍药生姜各一两人参三两新加汤主之。”方药组成：桂枝三两（去皮）、芍药四两、甘草二两（炙）、人参三两、大枣十二枚（擘）、生姜四两，上六味，以水一斗二升，煮取三升，去渣，温服一升。

桂枝新加汤证发生的机理就是营血亏虚以后受凉，产后如果受点风寒，就很容易变成桂枝新加汤证，因为生产或流产后，就会有营血亏虚的状况。治疗这个病人我用的就是桂枝加芍药生姜各一两人参三两新加汤。方药为桂枝 15g、白芍 20g、生姜 20g、大枣 6 枚、甘草 10g、红参 9g。3 剂。

二诊，服 3 剂后腰痛减，下肢力增，又吃了原方 9 剂后，症状就都消失了，没有再腰痛，没再坐轮椅了。我嘱咐病人这半年别触碰冷水，别吃凉东西，多休息，避免劳累。

桂枝新加汤治疗产后风，这一点很多人都验证过。例如：①刘渡舟治樊某，女，产后半月许，忽然身体疼痛，脉来沉迟。有学员辨为气血两虚，用十全大补汤治疗，虽有小效但无法彻底治愈。改用桂枝新加汤治疗，桂枝 9g、白芍 12g、生姜 12g、大枣 12 枚、甘草 6g、党参 12g，服药 3 剂后，疼痛消失。②胡同斌治李某，35 岁，农民，因产后 15 天着凉，遂致四肢酸痛，手足拘挛踡曲，经服西药维生素类无效，针灸 3 次也只见效于当时。现症：四肢酸痛，手足拘挛夜甚，食纳正常，大小便少异。舌淡苔薄白，脉沉细。此乃产后气血虚弱，卫阳不固，感受风邪，使气血郁滞，筋脉拘挛而发病。治当和营益卫、益气补血为主，兼以舒筋活络。方药用桂枝 15g、酒白芍 20g、生姜 20g、大枣 5 枚、甘草 10g、党参 15g、木瓜 10g、当归 6g、钩藤 5g。服药 1 剂，疼痛减半，3 剂后手足拘挛消失，又继服两剂，诸症消失，肢体活动自如。③张德明治朱某，女，36 岁。1982 年 3 月 5 日就诊，患者产后 11 天仍阴道流血，夹有暗红色血块，伴腹痛、恶风、自汗出，身体痛，肢体屈伸不利，全身软弱，头晕眼花，面色淡白无华，爪甲血色不充，乳汁清稀、量少。舌质淡，脉沉细。方药用桂枝 9g、白芍 12g、炙甘草 6g、人参 9g、大枣 18g、生姜 12g、熟地黄

24g、龟胶12g。服药3剂，患者已不恶风，自汗止，体痛悉除，肢体屈伸自如，乳汁增多。更守原方3剂，诸症向愈，继以十全大补丸调理善后。④赵明锐治杨某，女，36岁。患者因产后感受风寒致手足拘挛，发作时四肢挛缩、蜷曲，疼痛难忍，痛苦万分，必须经按摩、针灸始能暂时缓解，但时隔不久即又发作，或一日数发，或数日一发。患者虽经医治但仍发作频频，已反复发作半年之久。诊其脉迟而紧，舌淡、无苔。考虑为产后血虚，复感受风寒之邪，筋脉"寒则收引"，遂投以桂枝新加汤加当归、木瓜、钩藤等，服两剂后拘挛停止，继服5剂痊愈。

因此，桂枝新加汤可以说是治疗产后风的首选方。

## 阳明病痤疮首选方

《伤寒论》第206条："阳明病，面合色赤，不可攻之，必发热，色黄者，小便不利也。"《伤寒论》第350条："伤寒脉滑而厥者，里有热，白虎汤主之。"

阳明病，面合色赤，阳明经行于面部，痤疮就是面赤。痤疮常见于年轻人，多为阳明热盛的表现，用白虎汤。

有的患者又有手脚冰冷，也就是厥，同时又脉滑有力，没有少阳证，不是四逆散证，而正好是热邪不能外达的表现。

临床上观察痤疮的病人，发现很多病人都有阳明外证。《伤寒论》第182条解释了阳明外证，条文说："问曰：阳明病外证云何？答曰：身热、汗自出、不恶寒反恶热也。"即大部分痤疮病人都有阳明外证，就是病人怕热、爱出汗。

我曾治疗一个女学生，18 岁，体形瘦，肤色较白。她妈妈带她来看病。

主诉：脸部长粉刺，突起于皮肤，额头为甚，少部分粉刺有白色尖头。有轻微痒痛。用过一些药膏，有效，但无法治愈。

患者皮肤偏油，不怕冷，不怕风，口不苦，有口渴，爱喝水，平素怕热，夏天比同龄人出汗多，现在是秋季，出汗不多，饮食正常，睡觉正常。大便一天一次，成形，不干不稀，有拉不干净感，偶尔一天腹痛两三次。小便正常。脉有力，右大于左。方药为白虎汤 50g（5 天量，为中成药颗粒），一次 5g，一天两次。另用颠倒散配鸡蛋清外敷。

过了几天，这个学生的妈妈和我说，孩子打电话给她，说粉刺已经好了，剩下的药还要不要吃。我嘱咐她服完剩下的中药。

**【按】** 这个病人脉有力，是三阳病，就是太阳病、少阳病、阳明病。不怕冷、不怕风，说明无太阳表证。口不苦，说明无少阳证。怕热，爱出汗，为阳明外证白虎汤证。口渴喜饮，应加人参。大便一天一次，成形，不干不稀，不难解，可以排除阳明腑证，辨证为阳明外证，用白虎汤。因学生没法熬药，要用中药颗粒，遂用白虎汤颗粒。外敷药为《医宗金鉴》治肺风粉刺的颠倒散。

再说一个案例。

我曾治一女，阳某，38 岁，体形偏胖，满脸长痤疮 1 个月，红肿疼痛，有的正在化脓。患者平素怕热，容易上火，吃一点点煎炸物就会喉咙干痛，喝水正常，出汗偏多。舌质红苔薄黄，脉有力。大便偏干，一天一次，肚子不会胀满难受。方药用生石膏 50g、知母 18g、山药 15g、生甘草 10g、白芷 12g、连翘 9g、皂角刺 8g、大青叶 9g、丹参 9g、蒲公英 9g、薏苡仁 15g、紫草 9g。7 剂。

患者服完 7 剂后，痤疮消了一大半，无红、肿、痛，遗留了一些色素沉着，病人自诉现在解大便很舒服。因从乡镇赶过来很远，问能不能多开点药。效不更方，原方再加赤芍 9g，祛瘢痕凉血活血，再开 10 剂。

服完 10 剂后，患者痤疮较前更好转。再处 7 剂，服完后痤疮基本好转，遗留色素沉着。我嘱其吃一段时间三七粉治疗。

**【按】**《伤寒论》第206条："阳明病，面合色赤，不可攻之。"痤疮色红，就是面赤。这里的不可攻之，考虑没有阳明腑实证的，不需要用承气类方剂攻伐通下。临床有很多热证的痤疮病人都没有大便问题或者只是有轻微的大便干，有的人用了通便药痤疮还是不消失。

我治疗过很多属于阳明病热证的痤疮病人，都是用的白虎汤加味，效果很好。病人如果没有大便干或不大便就肚子难受的症状，一般不加大黄剂，不用下法，单用清法治疗效果就很好。

这个病人怕热、爱出汗，属于阳明外证，符合《伤寒论》第182条："问曰：阳明病外证云何？答曰：身热、汗自出、不恶寒反恶热也。"

阳明外证用白虎汤，用山药代替粳米，增加石膏的溶解度，有护胃的作用。

根据王三虎治痤疮经验，加白芷、连翘、皂角刺、大青叶、蒲公英、薏苡仁清热排脓，丹参、紫草凉血活血祛瘢痕。

下面我们谈一谈白虎汤与白虎加人参汤的异同。

《伤寒论》里白虎汤的条文一共有4条。《金匮要略》里没有。

《伤寒论》第170条："伤寒脉浮、发热、无汗，其表不解，不可与白虎汤。渴欲饮水，无表证者，白虎加人参汤主之。"

《伤寒论》第176条："伤寒脉浮滑，此以表有热、里有寒，白虎汤主之。"

《伤寒论》第219条："三阳合病，腹满、身重，难以转侧，口不仁、面垢、谵语、遗尿。发汗，则谵语；下之，则额上生汗、手足逆冷；若自汗出者，白虎汤主之。"

《伤寒论》第350条："伤寒脉滑而厥者，里有热，白虎汤主之。"

白虎汤的所有条文都没有提到口渴。

《伤寒论》里白虎加人参汤的条文一共有5条，《金匮要略》里白虎加人参汤的条文有2条。

《金匮要略·痉湿暍病脉证并治第二》："太阳中热者，暍是也。汗出恶寒，身热而渴，白虎加人参汤主之。”

《金匮要略·消渴小便不利淋病脉证并治第十三》：“渴欲饮水，口干舌燥者，白虎加人参汤主之。”

《伤寒论》第26条：“服桂枝汤，大汗出后，大烦渴不解，脉洪大者，白虎加人参汤主之。”

《伤寒论》第168条：“伤寒若吐、若下后，七八日不解，热结在里，表里俱热，时时恶风、大渴、舌上干燥而烦、欲饮水数升者，白虎加人参汤主之。”

《伤寒论》第169条：“伤寒无大热、口燥渴、心烦、背微恶寒者，白虎加人参汤主之。”

《伤寒论》第170条：“伤寒脉浮、发热、无汗，其表不解，不可与白虎汤。渴欲饮水，无表证者，白虎加人参汤主之。”

《伤寒论》第222条：“若渴欲饮水，口干舌燥者，白虎加人参汤主之。”白虎加人参汤所有的条文都提到了“渴”。其中有4条提到了“渴欲饮水”、4条提到了“燥”。

根据条文的记载，白虎汤证病人只要口渴，要喝很多水，就要加人参。临床上可以用西洋参。

病人口渴，必须喝很多水，这是身体的自救反应，身体里水太少了，所以要喝很多水。

我们来看一个病例，孙某，女，3岁。患女出麻疹后，高热不退，伴见汗出，一身未了又出一身，汗虽多而热不消，口干舌燥唇焦，频频饮水不止。舌苔薄黄，脉滑数。此属阳明气分大热，迫津外渗，若不急治，恐有津亡痉厥之变。方药用生石膏30g、知母6g、炙甘草6g、粳米一大撮。服药1剂即热退身凉、汗止脉和而安。

那么为什么临床上我们看到这么多病案中白虎汤证口渴的病人没有加人参也见效了呢?

第一，本身医圣设立白虎汤处方时就用了少量粳米来补津液；第二，举个例子来说，一个急性胃肠炎拉肚子的病人，拉了七八次了，这时候身体里是轻微的缺水状态。我们光把拉肚子止住，病人也能好，拉肚子止住以后，身体慢慢恢复，补充缺的水液。但如果我们止住拉肚子并补充水液，病人能好得更快。同样一个急性胃肠炎拉肚子的病人，拉了十几次甚至二十次，病人拉得都脱水了，眼窝凹陷，烦躁，精神差，皮肤及嘴唇干燥，这时不仅要止住拉肚子，而且非补液不可。很多时候我们记录病案记录得不是很严谨，很多规范也没有遵守，甚至很多医家本身也没搞清楚为什么这样用，自己迷惑，后来学习的人就难免更加迷惑了。

那么怎么判断要不要加人参呢？白虎汤证，口渴，能喝很多水的加人参；白虎汤证，舌苔干燥，缺少津液要加人参；白虎汤证，伤阴严重，脉细或虚数无力要加人参。

**【总结】**①白虎汤证口不渴，白虎加人参汤证口渴；②白虎汤、白虎加人参汤，都是阳明外证的处方；③白虎汤、白虎加人参汤的脉象特征是浮滑。

总结经验：白虎汤是治疗阳明病痤疮的首选方，有口渴的用白虎加人参汤；大便干肚子难受，有阳明腑实证的用宣白承气汤；后期用凉血活血药。

当然，痤疮的治疗肯定不是都用白虎汤，只是阳明病痤疮多用白虎汤。临床很多痤疮是用治疗肝郁化火的丹栀逍遥散，或者治疗湿热的三仁汤治疗的。另外很多久治不愈的痤疮多是阴证，用方如柴胡桂枝干姜汤、潜阳封髓丹等。

## 发热不退别忘了达原饮

总有一些情况是中医治起来很简单，而西医怎么都解决不了的。例如吴茱萸汤治头痛，病人疼痛剧烈，痛得要去撞墙，西医解决不了，病人又十分痛苦。例如奔豚证，病人有气从少腹起，上冲咽喉，有发作欲死的感觉，西医解决不了。

这些情况的病症，随着近年经方热的兴起，也越来越多人熟知。但临床有一种发热，西医解决不了，中医也容易忽视。

一个患者，30 多岁，高烧 39℃，在医院住院，一直发高烧，用退烧药以后烧退，过几个小时又出现高烧，用冰块降温后烧退，过一会又高烧。病人吃了各种药都不见效，在医院住了 1 个月烧也没退下去，住院期间做了各种检查，排除了肿瘤、类风湿、系统性红斑狼疮等病。诊见舌苔白腻，白厚如积粉，舌苔积粉覆盖，几乎看不到舌质，辨为达原饮证。予达原饮原方 1 剂烧退，为巩固又吃了两剂，烧退未复发。

达原饮证的发热，要么做各种检查查不出原因，要么检查发现这个有问题那个有问题，然后误治，病人往往既花了钱，又遭了罪。

达原饮的发热，有一个特殊体征，就是舌苔白厚如积粉而满布舌面。见此苔，即用此方，往往效如桴鼓。

达原饮出自吴又可的《瘟疫论》。原文是："瘟疫初起，先憎寒而后发热，日后但热而无憎寒也。初得之二三日，其脉不浮不沉而数，昼夜发热，日晡益甚，头疼身痛。其时邪在伏脊之前、肠胃之后，虽有头疼身痛，此邪热浮越于经，不可认为伤寒表证，辄用麻黄、桂枝之类强发其汗。此邪不在经，汗之徒伤表气，热亦不减。又不可下，此邪不在里，下之徒伤胃气，其渴愈甚。宜达原饮。"

达原饮组成：槟榔二钱、厚朴一钱、草果仁五分、知母一钱、芍药一钱、黄芩一钱、甘草五分，上用水二盅，煎八分，午后温服。

方中草果、厚朴、槟榔辛温燥湿、疏利气机。黄芩、知母苦寒清热。白芍、甘草酸甘养阴缓急。全方燥湿清热，用于湿热阻滞膜原，症见寒热如疟、舌苔白厚腻如积粉。

吴又可设立的加减法为：①感之重者，舌上苔如积粉，满布无隙。（先憎寒而后发热，日后但热而无憎寒也。初得之二三日，其脉不浮不沉而数，昼夜发热，日晡益甚，头疼身痛。）如胁痛、耳聋、寒热、呕而口苦，加柴胡一钱；如腰背项痛，加羌活一钱；如目痛、眉棱骨痛、眼眶痛、鼻干不眠，加干葛一钱。②服汤后不从汗解，而从内陷者，舌根先黄，渐至中央，邪渐入胃用三消饮（即达原饮加大黄、葛根、羌活、柴胡）。③瘟疫发热一二日，舌上白苔如积粉，早服达原饮一剂，午前舌变黄色，随现胸膈满痛，大渴烦躁，此伏邪即溃，邪毒传胃也，前方加大黄下之。

张文选经验：达原饮，不论什么病，不论病症多么错综复杂，只要见到有达原饮的特征性舌苔，就率先投用达原饮。达原饮证的舌苔以黄白相间厚腻、满布舌面如积粉或兼水滑为特征，舌质多红。达原饮用于治疗湿热蕴阻，膜原枢机不利之证，临证多兼小柴胡汤证和半夏泻心汤证。例：张文选治一内伤发热长期不退案。胡某某，女，62 岁，2004 年 12 月 31 日初诊。患者从 2004 年 9 月开始周身不适，随后发烧，体温 38℃至 39.5℃，已历时近 4 个月。在当地某医院检查，怀疑肾上腺占位病变，因此，从江苏省某县专程来北京诊治，在某大医院住院治疗 20 多天，做 CT 等各种检查，排除肾上腺肿瘤，但发热原因不明，未明确诊断。因住院费昂贵，20 多天已支付一万五千多元人民币，故出院找中医试治。患者的发热特点为每天下午 3 点左右开始发冷，然后发热，次日黎明热退身凉，发热时腹胀满，口干不欲饮水，大便 3～4 日一次，状如羊屎，干燥。舌红赤，苔黄白厚腻，满布舌面，脉沉细滑数，似弦非弦。从舌象诊断为达原饮证，从发热特点辨为小柴胡汤证。方药用厚朴 14g、槟榔 10g、草果 3g、清半夏 12g、柴胡 20g、黄芩 10g、生大黄 1g、杏仁 10g、藿香 6g、白蔻仁 10g、滑石 12g、通草 6g。嘱先服 1 剂。

2005 年 1 月 1 日复诊：服药 1 剂，昨日至今未发热，腹胀减，大便仍不通，有汗，不思饮食，每日只能进粥半碗。脉、舌同前。守法增大黄量为 10g，加葛根 10g、羌活 3g，即合入三消饮。5 剂。

2005 年 1 月 6 日三诊：服药 3 剂后，未发热，大便通畅，患者已于 1 月 5 日返回江苏老家准备过春节，其儿子仍在北京打工，来诊代诉：回家后继续服药 2 剂，体温正常，胃口已开，唯腹时胀。遂于二诊方减大黄、通草，继续服药12剂，腹胀消失，体温正常，病告痊愈。

有报道称陈氏以达原饮治疗21例小儿病毒性脑炎，临床表现为发热或伴恶寒、头晕头痛、纳差、肢酸倦怠，或伴恶心呕吐。苔白厚腻，脉濡数。辨证为湿热蕴蒸、邪阻膜原。治疗以燥湿清热、宣透膜原为法。方药用槟榔、草果、黄芩、知母、芍药各6g，厚朴、甘草各3g，每日1剂，水煎服。结果：显效15例，有效4例，无效2例，总有效率90.5%。服药时间最短为3天。

运用达原饮治疗发热，不论西医诊断是什么，我们一步辨证，见到舌苔白厚如积粉满布舌面，即用此方。

## 声音嘶哑的高效方

你是不是碰到过这样的情况，有一天感冒了，吃了感冒药，但第二天醒来却突然发现嗓子哑了，甚至完全说不出话来了，有时候还伴有喉咙痛或者喉咙干痒。

这时候该怎么办呢？医圣给你想了一个好办法。

生半夏10g，加水400ml，煮20分钟，去掉药渣，大约剩200ml药汤，加入米醋60ml，等凉后加入生鸡蛋清2个（不加鸡蛋黄，而且不能使鸡蛋结成块）搅拌均匀后，少量多次含咽，使药水在咽喉停留得久一点。

这样快的一两次，慢的一两天，嗓子就不嘶哑、不难受了，也能发出声音了。

《伤寒论》第312条："少阴病，咽中伤，生疮，不能语言，声不出者，苦酒汤主之。半夏洗、破如枣核十四枚。鸡子一枚，去黄，纳上苦酒，着鸡子壳中。上二味，纳半夏，着苦酒中，以鸡子壳置刀环中，安火上，令三沸，去滓，少少含咽之，不瘥，更作三剂。”

《伤寒论》原文说苦酒汤用来治疗“少阴病，咽中伤，生疮，不能语言，声不出”。

咽中伤，生疮，也就是咽喉部黏膜破损的，如咽喉处有溃疡。扩展一下，苦酒汤能治疗黏膜的溃疡，如有报道称用苦酒汤含服治疗放疗后的口腔溃疡。

如赵成爱治一咽喉溃疡导致的咽痛声哑。雷某，男，70 岁。患者 10 余天来，无诱因地发热恶寒、咽部疼痛。曾在门诊给予庆大霉素、红霉素、六神丸等药物，因疗效不佳收住内科治疗。局部检查见咽部红赤疼痛，有散在小溃疡 10 余处，且有脓性分泌物，声音嘶哑。实验室检查：白细胞 $14 \times 10^9/L$，中性粒细胞 58%，淋巴粒细胞 42%。入院诊断：上呼吸道感染、咽部溃疡。给予抗感染及对症治疗，用青霉素 320 万单位加入 5% 葡萄糖 500ml 内静滴治疗 9 天无效后改用氨苄青霉素每日 6g 静滴，同时口服地塞米松，每日 2.25ml。用药 1 周后，咽部仍呈红赤，溃疡扩大弥漫延伸至上腭部，疼痛加重，声哑难出，患者心情极度紧张，乃求中医诊治。此属痰火郁结咽喉，法当清热涤痰、敛疮消肿，方用苦酒汤。

方药、制作及服法：半夏 15g、米醋 60ml，加水 200ml，煎15 ~ 20分钟，去渣，待凉后加两枚蛋清拌匀，徐徐含咽，每日 1 剂。

治疗两日后诸症大减，前后共服 8 剂，溃疡消失，诸症消除而痊愈。

除了黏膜破损，苦酒汤临床还多用于急慢性咽喉炎、声带水肿、声带小结、声带息肉导致的声音嘶哑或失音，以及不明原因的声音嘶哑或失音。

如赵明锐治声带水肿。王某，男，16 岁，该患者为晋剧演员，于就诊前两个月突然失音，语声全无，曾经喉科诊断为声带水肿，肌肉注射青霉素、链霉素，以及服用清热消肿利咽之中药 6 剂，无疗效。经用本方 1 剂以后，声音豁然嘹亮，共服 3 剂痊愈，以后概未复发。

如张志伟治声带小结声哑。黄某，女，40 岁，诉反复声音嘶哑，在本院耳鼻喉科就诊，服黄氏响声丸、金嗓散结丸、金嗓开音丸等效不显，行纤维喉镜检查，提示声带小结。通知行小结切除术，患者惧怕手术，转中医科就诊。舌红，苔薄白，脉细。初予玄麦甘桔汤加减3剂，嘱煎汤代茶饮，3日后复诊效不显，余思仲景苦酒汤证云："咽中伤，生疮，不能言语，声不出者，苦酒汤主之。"予生旱半夏（小者如黄豆大）14枚，水洗后研碎；以鸡蛋1枚去黄，将蛋清倒出与半夏搅匀，加入老陈醋，用中号不锈钢勺在蜡烛上煮至微沸，滤去药渣，小口呷服，每日1次，服用两次即愈，随访到今未见复发。

苦酒汤是《伤寒论》里用于治疗痰火互结、咽部糜烂而导致声音嘶哑、语言不出的一首高效方剂。方由生半夏、苦酒（即米醋）、生鸡蛋清组成。半夏涤痰散结，佐以生鸡蛋清之甘寒，润燥止痛，更以苦酒消肿敛疮。三者相合，可达到散结祛痰、清热消肿、敛疮止痛的作用。

半夏内服燥湿化痰、降逆止呕、消痞散结，外用消散痈肿。苦酒汤既可内服又可外用，能化痰散结消肿。方中的半夏，医圣用的是生半夏，但现在不方便购买，可用制半夏（包括清半夏、法半夏、姜半夏），同样也能见效。

鸡子清能润肺利咽、清热解毒，用于治咽痛。用蛋清来治疗咽痛，刘渡舟《伤寒论讲义》中说到古代优人害怕嗓子哑，有一个方法就是喝鸡蛋清。也就是说旧社会的戏剧演员咽喉疼痛，就是喝一些鸡蛋清来治疗。

方中的鸡子清应是黏稠状的，绝不能煮熟成块状。

苦酒就是我们现在的醋。赵明锐《经方发挥》里讲到苦酒散瘀、消痈疽疮肿、散水气、敛咽疮，治一切恶水血瘀、癥结痰癖，又能敛降阴分中之热淫之气。很多民间治疗足跟骨骨质增生就是用的热醋泡脚，或者醋调中药粉外敷。

这里我们总结一下经方里含有醋的处方，《伤寒论》《金匮要略》里含有醋的方子有4首，乌梅丸、苦酒汤、黄芪芍桂苦酒汤、猪胆汁方。

苦酒汤的煎法原文是"半夏洗，破如枣核十四枚，鸡子一枚，去黄，纳上苦酒，着鸡子壳中，上二味，纳半夏，着苦酒中，以鸡子壳置刀环中，安火上，令三沸，去滓”。临床运用起来，一个鸡蛋壳里面是没法装进 14 枚半夏的，恐用量上有误，这种煎法在现在也很难操作。我们临床可以用生半夏 10g，加水 400ml，煮 20 分钟，去掉药渣，大约剩 200ml 药汤，加入米醋 60ml，等凉后加入生鸡蛋清 2 个（不加鸡蛋黄，而且不能使鸡蛋结成块）搅拌均匀后，少量多次含咽。

苦酒汤的服法是“少少含咽之”，即宜频频少量含咽，目的是为使药效持续作用于咽部，相当于既内服又外用。

经方里有一些方子是外用的，如苦参汤。我曾治一例白塞氏综合征生殖器溃疡的患者，用苦参汤外洗，几天以后患者的溃疡就好了。

还有一些内服方也可以用外用的方法来治疗疾病，如小儿直肠滴注疗法，用葛根芩连汤来治疗小儿湿热腹泻；用附子理中丸外贴脐部来治疗受凉后腹泻；罗大伦用柴胡加龙骨牡蛎汤泡脚来治疗失眠；五苓散煎水外洗外敷治疗鞘膜积液等。经方的外用法值得研究运用。有的疾病单外用就能治愈，有的内服加外用共同治疗可以使疗效增加，缩短病程。

《伤寒论》中需“少少含咽”服用的有两方。一为苦酒汤，一为半夏散及汤。这两个方都是治疗咽部疾病，那么这两个方有什么区别呢？

“少阴病，咽中痛，半夏散及汤主之。”半夏散及汤为少阴寒客咽喉，表现为咽喉痛。咽喉痛，望之咽喉不红肿，用半夏散及汤。

“少阴病，咽中伤，生疮，不能语言，声不出者，苦酒汤主之。”苦酒汤所治病机为痰火，表现为咽喉痛、声音嘶哑，甚则不能发声。

生活中，一些经常需要发声的职业，比如老师、歌唱家、主持人、演员，经常出现声音嘶哑的状况，这样的情况就需要我们备上苦酒汤了。

# 调经第一方

《金匮要略·妇人杂病脉证并治第二十二》有一方名为温经汤，是治疗月经不调的首选方。

其原文如下："问曰：妇人年五十所，病下利数十日不止，暮即发热，少腹里急，腹满，手掌烦热，唇口干燥，何也？师曰：此病属带下。何以故？曾经半产，瘀血在少腹不去。何以知之？其证唇口干燥，故知之。当以温经汤主之。温经汤方，吴茱萸三两、当归二两、芎䓖二两、芍药二两、人参二两、桂枝二两、阿胶二两、生姜二两、牡丹皮二两、甘草二两、半夏半升、麦门冬一升。上十二味，以水一斗，煮取三升，分温三服。亦主妇人少腹寒，久不受胎，兼取崩中去血，或月水来过多，及至期不来。"

温经汤临床用于冲任虚寒、瘀血阻滞的漏下不止、月经不调。月经不调可表现为或前或后，或一月再行，或经停不至，伴见入暮发热、手心烦热、唇口干燥者，亦治妇人久不受孕。

我曾治一病人，女，流产后出现月经量少、月经颜色黑、嘴唇干、小肚子凉、脉无力。方药：温经汤5g，一天两次。天天吃，上火了就停几天再吃，或者停几天再减量吃（用温经汤的中药颗粒容易上火，会出现口腔溃疡）。服药后第一个月月经量稍增多，有血块，第二个月月经就正常了。

后来我又治一病人，女，生孩子后出现月经量少、色黑、有血块，嘴唇干燥，小肚子不凉，脉无力。方药用温经汤2g，一天两次，天天吃，上火了就减量。第二个月经周期月经恢复正常。

这样的病人有很多，女性生孩子后或流产后，月经不调，口唇干燥，用温经汤治疗效果很好。

这里有两点需要注意：第一，患者用药后第一次月经一般都不正常，一般第二次月经就正常了。第二，温经汤原方颗粒有的病人吃后上火，一般停药几天就好了。如病人容易上火可以减少温燥药用量或者再加滋阴清热的药，或配合知柏地黄丸。

如我曾治一女，刘某，31 岁。主诉：痛经，月经时间长，每次来 10 ~12 天，周期正常，月经量中，月经色鲜红，做艾灸以后血块少，痛经减轻。经前及经期小腹痛，经期结束以后小腹两边的少腹痛，腰酸五六天。经期乳房不胀，喝红糖水后有点便秘。嘴唇冬天干燥。白带不多，颜色为黄绿色。月经期小肚子不凉，有上火的感觉，大便以后疼痛减轻。前两天吹空调后有点感冒，现在喉咙痒、干咳、无痰。问之不怕冷，没有恶寒，不怕风，能吹风扇、吹空调，有左侧肩周炎。这几天上午口苦，有点头晕，胸不闷，胁部不难受，晨起干呕。口不渴，不是很爱喝水，饮食可，平素更怕热，容易出汗。平素大便一天一次，大便偏干一点，时难解，时容易解。小便因为天热有点灼热感，小便其余时候无异常。能吃凉的，手脚不凉。睡觉好，但容易做梦，精神好。两髂骨窝无压痛，两脉沉，力度中等偏弱。舌淡红，苔薄白微腻有齿痕。我先用了小柴胡颗粒解少阳表，服用 3 天后患者诉口苦没了，有轻微咳嗽，然后嘱用调月经的药。因为病人整体状态容易上火，但脉沉无力，艾灸后减轻，月经淋漓不尽，考虑虚、寒、瘀伴有热，处方用温经汤，并减少温燥药物用量。方药为吴茱萸 2g、当归 8g、川芎 8g、白芍 15g、党参 4g、桂枝 4g、阿胶 4g、牡丹皮 18g、甘草 8g、法半夏 8g、麦冬 16g、益母草 12g、桃仁 6g、大枣 1 枚、生姜 1 片。5 剂。

患者服药的第二天就来了月经，于是月经期继续吃药，服 3 剂以后诉这次来月经肚子没以前疼，就是有打瞌睡、乏力，服完 5 剂后诉目前月经来了第八天了还没干净，肚子没有疼了，但腰有点疼。

我嘱其第二个月经周期经前服药，第二个月经周期服药时因为经前 6

天吃坏了东西有腹泻，嘱咐腹泻好了以后服前方5剂，因此于经前3天服的药，一直服到月经来潮的第二天。方药为吴茱萸2g、当归8g、川芎8g、白芍15g、党参4g、桂枝4g、牡丹皮18g、甘草8g、法半夏8g、麦冬16g、益母草12g、桃仁6g、大枣1枚、生姜1片。5剂。

几天后患者诉，此次来月经，经前、经期、经后均无痛经，月经来了5天就停了，量也正常，就剩下轻微的腰酸（腰酸也比以前减轻）。嘱下次月经来前再服5剂。



## 小青龙汤学习笔记

小青龙汤出自《伤寒论》《金匮要略》。

《伤寒论》第40条："伤寒表不解，心下有水气，干呕发热而咳，或渴，或利，或噎，或小便不利，少腹满，或喘者，小青龙汤主之。麻黄（去节）、芍药、细辛、干姜、甘草（炙）、桂枝（去皮）各三两，五味子半升，半夏半升（洗）。上八味，以水一斗，先煮麻黄，减二升，去上沫，纳诸药，煮取三升，温服一升。若渴，去半夏，加栝楼根三两；若微利，去麻黄，加荛花，如一鸡子，熬令赤色；若噎者，去麻黄，加附子一枚，炮；若小便不利，少腹满者，去麻黄，加茯苓四两；若喘，去麻黄，加杏仁半升，去皮尖。"

《伤寒论》第41条："伤寒心下有水气，咳而微喘，发热不渴。服汤已渴者，此寒去欲解也。小青龙汤主之。"

《金匮要略·痰饮咳嗽病脉证治第十二》："饮水流行，归于四肢，当汗出而不汗出，身体疼重，谓之溢饮。病溢饮者，当发其汗，大青龙汤主之。小青龙汤亦主之。”

《金匮要略·痰饮咳嗽病脉证治第十二》：“咳逆倚息不得卧，小青龙汤主之。”

《金匮要略·妇人杂病脉证治第二十二》：“妇人吐涎沫，医反下之，心下即痞，当先治其吐涎沫，小青龙汤主之。涎沫止，乃治痞，泻心汤主之。”

《金匮要略·肺痿肺痈咳嗽上气病脉证治第七》：“肺胀，咳而上气，烦躁而喘，脉浮者，心下有水，小青龙加石膏汤主之。麻黄（去节），芍药、细辛、干姜、甘草（炙）、桂枝（去皮）各三两，五味子半升，半夏半升（洗），石膏二两。上九味，以水一斗，先煮麻黄，减二升，去上沫，纳诸药，煮取三升，强人服一升，羸者减之，小儿服四合。”

下面我们来学习小青龙汤。

**小青龙汤学习笔记一**

《经方亦步亦趋录》认为小青龙汤为心下有水气，咳逆倚息不得卧之主方。辨证要点在于痰涎清稀。我曾见一患者，咳喘，舌苔黄厚，先投以定喘汤等多天未愈，后老师查房，询之病者痰涎清稀，即处以小青龙汤。老师解释，仲景辨证以现症为主，舌脉受诸多影响，故一般舍脉舌从症多。《金匮要略》：“妇人吐涎沫，医反下之，心下即痞，当先治其吐涎沫，小青龙汤主之。”可见痰涎清稀即可用小青龙汤。而吐涎沫又为甘草干姜汤证的主症。小青龙汤之基方实为甘草干姜汤。

**【总结】**咳喘伴痰涎清稀的用小青龙汤。

**小青龙汤学习笔记二**

先来看几例病案。

喘息性支气管炎的幼儿。有个5岁男孩，平时一患感冒就引发哮喘发作，难以治愈。这次于7天前出现咳嗽和哮喘，体温38℃上下。纳差，但精神尚好，大便一天一次，舌有白苔，有烦躁。投小青龙加石膏汤，服药6天后治愈。该患者的患感冒就引发喘息样咳嗽和呼吸困难，可以考虑为外邪引动心下水气所致。小青龙汤有烦躁症状可加石膏。（《汉方诊疗三十年》）

津某，14 岁，男，自幼患过敏性鼻炎，喷嚏，鼻塞，鼻涕不断。几年来对气味完全失去感觉。易感冒，感冒时咳嗽及痰迁延难止，严重时近似哮喘发作，呼吸困难，喉中时作喘鸣声。投小青龙汤粉末剂。服药后诸症都有好转。（《汉方临床治验精粹》）

长某，女，6 岁，自幼易患感冒，感冒所引起的支气管炎很难治愈。去年春又出现伴有喘鸣的呼吸困难发作，诊断为小儿哮喘。其后感冒频发，哮喘反复发作，十分苦恼。同时又患有过敏性鼻炎，喷嚏、鼻涕、鼻塞均很严重，呼吸更加困难。眼睑发痒，躯体内侧经常发生湿疹，腹部有轻度心下痞倾向，食欲、大便无异常。投小青龙汤，诸症愈。（《汉方临床治验精粹》）

田某，女，4 岁，哮喘，大量咯出湿性稀薄痰，喷嚏、鼻涕很多，投小青龙汤愈。（《汉方临床治验精粹》）

从上面的医案可以看出：伴有过敏性鼻炎或者伴有荨麻疹、湿疹的哮喘多用小青龙汤。有时妈妈经常患湿疹或孕期常患湿疹，孩子患哮喘反复不愈的也应该用小青龙汤。

儿科有很多这样的孩子，一感冒就患哮喘，反复住院，输液很多天都不好。有的甚至半个月要住一次院，一次住七八天，西医会说这个没法治，只能靠激素的喷雾控制，或者让孩子服用半年的孟鲁斯特，但效果也不好。这些孩子绝大部分都有过敏性鼻炎，或常患荨麻疹或湿疹，或他们的妈妈常患湿疹。医生会说这是过敏性哮喘，要求家长带孩子查过敏原，结果发现其对鸡蛋、粉尘等多种物质都过敏。但就算避免了接触过敏原，该发哮喘还会发。

很多这样的孩子都是小青龙汤证，伴有口渴或烦躁的加生石膏。

孩子咳嗽、喘，我们有时很难判断为小青龙汤证，上学的时候老师教的小青龙汤的抓手是咳喘伴咳吐痰涎清稀量多。但大部分咳嗽、喘的孩子都不会吐痰，或者直接吞下去了，特别是 6 岁以下的孩子。这时我们就要通过其他的手段判断了。经常流鼻涕、鼻子痒、打喷嚏、鼻塞的孩子，患了咳嗽、喘，应该用小青龙汤；经常患湿疹的孩子，反复咳嗽、喘，也应该用小青龙汤；我也见过一个妈妈，经常患湿疹，孩子 6 岁，一患感冒就咳嗽、喘，反复发作，诊断为支气管哮喘，这种也应该用小青龙汤。

**小青龙汤学习笔记三**

先看几段《经方实验录》中的记载：“十月，张君病咳嗽，问之，君于夏月常习游泳乎？曰：然。君之咳遇寒增剧乎？曰：然。投小青龙汤。

“咳而属水气者，用小青龙汤。言邪气之属水者，一如本案张君因习游泳而得水气；二如多进水果冷饮而得水气；三如远行冒雨露而得水气；四如夙患痰饮，为风寒所激。

“顾药量又有轻重之分，其身热重，头痛恶寒甚者，当重用麻、桂；其身微热，微恶寒者，当减轻麻、桂，甚可以豆豉、苏叶代之；其痰饮水气甚者，当重用姜、辛、半、味；其咳久致腹皮挛急而痛者，当重用芍、草以安之。

“小青龙证，在里为水气，在表为咳（咳之前喉间常作痒），其表证之轻重，初可勿拘，其舌苔亦不必限于白腻。本年夏，友人多人皆习游泳，虽雨天不已，一月前后，十九患咳，余悉以本汤加减愈之。”（《经方实验录》）

**【总结】**咳而属水气者，用小青龙汤。吃了凉东西引起的咳嗽一般用小青龙汤，为含干姜证的咳嗽。如小儿因吃冰西瓜引起的咳嗽，用小青龙汤。

我曾治某男，冬季感冒，服西药后，感冒症状稍缓解，遗留轻度鼻塞、轻微咳嗽，当天喝了一瓶凉饮料后，咳嗽剧烈，问之，咳嗽见风见冷加剧，无汗，痰少，易咯出，大便稍溏。

处方小青龙汤，嘱温覆令微汗出。服第一煎，令患者吃药后，用被子包住全身及头部，令微微出汗，出汗及数次小便后，咳嗽大减，次日服第二煎后已基本不咳。

吃中药和西药的解表剂，要令病人汗出，必须温覆，此时注意要把头也包住，特别是冬天，冬天被子外面气温低，很多感冒发烧的病人，吃中药或西药没把头包住，就会一点汗也不出，烧也就不退。

另外注意病人有汗出的，咳而属水气者，用小青龙汤，要去掉麻黄，或者麻黄只用很小的量。喘者，去麻黄，加杏仁。

**小青龙汤学习笔记四**

《门纯德中医临证要录》："水饮为患，不外'咳''喘''呕''肿'，咳喘呕肿以寒饮为主症者，均可投之。外感风寒引起的喘满，冷胀浮肿。兼热者，加生石膏。小便不利者，加茯苓。感冒并发气管喘息、咳、嘘、干呕，痰多而稀薄者，其效甚捷。风湿性关节炎，痛肿兼喘者。流行性感冒，喘咳明显，痰液清稀者。小儿喘满呕肿症。"

贺某，男，7 岁，患百日咳 70 余日，虽痉咳已减，但诸病缠身。诊见：咳嗽干呕，时有痰涎涌出，频频喘息，颜面黄而浮肿，腹胀，下肢肿。咳喘呕肿，用小青龙汤轻剂，次日呕止喘大减。二诊，服香砂六君子汤数剂，用药 1 周后，患儿愈。

王某，男，40 岁。患者患支气管炎、肺气肿。近来咳喘频频，痰多而稀薄，不能平卧。诊见：胸腹胀满，食少，小便少，眼睑及下肢浮肿，舌嫩暗淡，脉沉弦。投小青龙汤加茯苓 18g，两剂。服后喘满大减，已能平卧，小便利。又继服 1 剂，第四日夜间已能睡眠。继服苓甘五味姜辛夏杏汤 3 剂而诸症基本消失。

**【总结】** 咳、喘、呕、肿用小青龙汤。咳喘伴有肿的用小青龙汤。小便不利者，加茯苓。

**小青龙汤学习笔记五**

《经方临证指南》："寒饮咳喘案：张，男，40 岁，患喘咳病多年。此次犯病，发作严重，喘咳痰多，脉弦，舌苔水滑，面色黧黑。方药用小青龙汤，麻黄 9g、桂枝 9g、干姜 9g、细辛 6g、五味子 9g、半夏 9g、白芍 9g、炙甘草 9g、2 剂，服后咳喘明显好转，转用苓甘五味姜辛杏汤，又服 3 剂，喘咳基本控制。小青龙汤治疗寒饮咳喘，疗效卓著，但此方辛烈峻猛，能伐阴动阳，下拔肾根，用药必须中病即止，不可久服，按《金匮要略》'病痰饮者，当以温药和之'原则，用苓桂剂善后则疗效理想。"

过服小青龙汤救逆案：某男，患咳喘痰多，不能平卧，咳吐稀白泡沫状痰，面色黧黑，脉弦紧，舌苔白滑。证属寒饮射肺。投以小青龙汤原方两剂。患者持方后，没有再来复诊。第二年春见其面色苍白不泽，身形羸弱，自云服药颇有疗效，喘息咳痰皆明显好转，夜能半卧，喜出望外，按原方又继续服用。服用 12 剂后，发生头晕、心悸、夜难成眠等症。自冬至节后，突然发生鼻衄，来势汹涌，不能自止，经某医院用电烙法止血。从此自觉神疲乏力，所以又来诊治。这是过服小青龙汤，发散太过，拔动肾根，伤阴动血发生的变证。乃用人参养荣汤加龙骨、牡蛎等药，连服数十剂后，患者体力才逐渐得以恢复。

**【总结】** 服用小青龙汤必须中病即止，不可久服，可用苓桂剂（苓甘五味姜辛夏杏汤或者苓桂术甘汤）善后。治疗久病寒痰咳喘、咳嗽伴过敏性疾病情况，也可以采用日本人的方案，用小青龙汤中药粉末剂小量长期服用或隔一段时间服用几天，如此方可断根，改变体内环境。

**小青龙汤学习笔记六**

对于类风湿性关节炎关节腔有积液者，我试用小青龙汤加石膏汤治疗。有一患者为五十多岁的妇人，左侧膝关节肿，时时出现积液，疼痛渐渐增重，起居活动受限。该患者开始服用此方后，关节积液未再出现，仅治疗一个月便能够坐下了。其他病例分别有手腕关节、肘关节、膝关节等处肿胀，虽然没有严重的积液，应用此方后，一个月左右便去除了肿胀和疼痛。(《汉方诊疗三十年》)

门纯德老师喜用小青龙汤治疗风湿性关节炎痛肿兼喘者。

《金匮要略·痰饮咳嗽病脉证治第十二》：“饮水流行，归于四肢，当汗出而不汗出，身体疼重，谓之溢饮。病溢饮者，当发其汗，大青龙汤主之。小青龙汤亦主之。”

**【总结】** 关节属于四肢，积液为有水，一般膝关节积液患者膝关节处都没有汗，膝关节疼、肿，下肢沉重。且大部分膝关节积液患者，膝关节遇寒痛剧，当发其汗，可用小青龙汤。患者喝药后要全身温覆，特别是要包住膝关节处，令膝关节处出汗，效果应该更好。其他关节积液患者也要考虑用小青龙汤。

# 虚人感冒之柴胡桂枝汤证

找到中医治疗感冒的病人大多是已经经过西医输液治疗或自己口服西药或中成药一段时间未缓解的病人，这些病人里有的是麻黄附子细辛汤证，有的是补中益气汤证，有的是小柴胡汤证，更多的则表现为柴胡桂枝汤证。

可以说，虚人感冒表现为柴胡桂枝汤证的最多。

这些病人里很多都经过各种治疗方式，已经出过汗了，而表现为既有桂枝汤证的怕冷、怕风、出汗，又有小柴胡汤证的口苦、胸闷、纳差。此为太阳、少阳合病的柴胡桂枝汤证。因为是阳病，病人的脉总体来说沉按是有力的。

刘某，女，30多岁，平素体质差，容易感冒，每次感冒服西药无效。此次感冒，全身软瘫，已在家躺了3天，服苏叶苏梗水3天仍无好转。问之，服苏叶苏梗水出过汗，但症状仍然不缓解。电话问诊得知患者怕冷、怕风、有出汗、全身无力、无食欲、口苦、胸闷、头晕、口不渴，自己触摸额头感觉发烫，但没量体温。方药用柴胡桂枝汤。柴胡24g、黄芩9g、法半夏9g、红参9g、生姜3片、红枣3枚（掰开）、生甘草6g、桂枝9g、白芍9g。两剂。冷水泡半小时，水开后煮半小时，一天煮两次，喝两次。患者服头煎后打电话自诉有饥饿的感觉了，全身有点力气，能起身出门吃饭了。嘱咐患者勿食煎炸物，继续服完剩余中药。服完两剂后患者诉一切正常，已经上班去了。

刘某，女，24岁。感冒，服用复方氨酚烷胺胶囊两天，有出汗，但仍然发烧，体温38.7℃。刻诊：怕冷，怕风，出汗，口苦，胸闷，有黄黏痰，不咳嗽，咽喉微痛。方药用柴胡桂枝汤加石膏。柴胡24g、黄芩9g、法半夏9g、红参6g、生姜3片、红枣3枚、生甘草6g、桂枝9g、白芍9g、生石膏30g。两剂。患者服第一剂的头煎后，2小时后体温降至37.4℃，再服第二煎后，体温正常，诸症好转。第二天服第二剂后，诸症痊愈。

周某，女，52岁，感冒输液5天仍效果不佳。现症怕冷、怕风、出汗、口苦、胸闷、没胃口。方药用柴胡桂枝汤。柴胡24g、黄芩9g、法半夏9g、红参9g、生姜3片、红枣3枚、生甘草6g、桂枝9g、白芍9g。服两剂后愈。

## 半夏秫米汤治疗失眠之探讨

半夏秫米汤出自《黄帝内经·灵枢·邪客第七十一》："黄帝问于伯高曰：夫邪气之客人也，或令人目不瞑者，何气使然？

"伯高曰：五谷入于胃也，其糟粕、津液、宗气分为三隧，故宗气积于胸中，出于喉咙，以贯心脉，而行呼吸焉。营气者，泌其津液，注之于脉，化以为血，以荣四末，内注五脏六腑，以应刻数焉。卫气者，出其悍气之慓疾，而先行于四末分肉皮肤之间，而不休者也。昼日行于阳，夜行于阴，常从足少阴之分间行于五脏六腑。今厥气客于五脏六腑，则卫气独卫其外，行于阳不得入于阴，行于阳则阳气盛，阳气盛则阳跷满，不得入于阴，阴虚故目不瞑。

"黄帝曰：善。治之奈何？

"伯高曰：补其不足，泻其有余，调其虚实，以通其道而去其邪；饮以半夏汤一剂，阴阳已通，其卧立至。

“黄帝曰：善。此所谓决渎壅塞，经络大通，阴阳和得者也，愿闻其方。

“伯高曰：其汤方以流水千里以外者八升，扬之万遍，取其清五升煮之，炊以苇薪，火沸，置秫米一升，治半夏五合，徐炊，令竭为一升半，去其滓，饮汁一小杯，日三，稍益，以知为度。故其病新发者，覆杯则卧，汗出则已矣。久者，三饮而已也。”

文章中解释失眠的病机是阳不入阴，故目不瞑。治疗用半夏秫米汤。

对此我的看法是：①半夏化痰。治疗痰引起的失眠可以用半夏秫米汤。②半夏降逆和胃。治疗胃气上逆、饮食失调的失眠可以用半夏秫米汤。③把人体从上到下分成 6 个部分。分别为太阳、少阳、阳明、太阴、厥阴、少阴。半夏降阳明胃，能使阳明入太阴，也就是使阳入于阴。而《黄帝内经》里叙述失眠的病机就是阳不入阴，所以半夏秫米汤可以作为久治不愈之失眠的一首特效方。临证还可再根据情况加味。

半夏秫米汤在《黄帝内经》原文中叫半夏汤，后世为了与半夏汤区分，遂称半夏秫米汤。

半夏秫米汤中仅两味药——制半夏和秫米。半夏秫米汤用制半夏，那么这个制半夏可能是什么呢？关于《黄帝内经》成书年代有三种说法，一是成书于先秦、战国之时。二是成书于秦汉之间。三是成书于西汉时期。也就是说最早成书于先秦，最晚成书于西汉时期。而《伤寒论》成书于东汉末年，里面提到半夏的制法，在《伤寒论》处方里用到半夏时的描述都是“半夏（洗）”。炮制方法是热水洗十数次，令水清滑尽。而其他的炮制方法多出自后来的书籍，因此，《黄帝内经》里讲的制半夏，应该是烫洗后的生半夏。张锡纯谓秫米是高粱米。高粱的茎秆可榨汁熬糖，农民叫它“甜秫秸”。明代《本草品汇精要》云：“秫乃粟之黏者也，其苗高丈许，有节如芦，茎中有瓤，类通脱木而小白，叶长一二尺，实生茎端作穗。”清代程瑶田认为，高粱即古之稷，其黏者为秫。因此秫米应是高粱米，高粱米具有和胃、健脾、消积、温中、涩肠胃、止霍乱的功效。现代有用小黄米、糯米、薏苡仁的，也有效。高粱米在药店买不到，但在卖粮食的市场能买到。

半夏秫米汤用秫米一升、制半夏五合。有人做过实际称量，秫米一升是180g，半夏五合是65g。其中秫米用量是半夏的3倍。但临床发现不符合这个比例用这个方也有效，但是普遍用量要大才能起效，半夏至少要30g以上。煎服方法：煮甘澜水，水开后加半夏、秫米，慢火久煎后去掉药渣取药汤，睡前服用。

半夏秫米汤的应用有以下几种。

（1）吴鞠通《温病条辨·下焦》篇中条文："温病愈后，嗽稀痰而不咳，彻夜不寐者，半夏汤主之。"

《吴鞠通医案·卷四》载："秀氏，23岁。产后不寐，脉弦，呛咳。与《灵枢》半夏汤。先用半夏一两不应，次服二两得熟寐，又减至一两仍不寐，又加至二两又得寐，于是竟用二两。服七八帖后，以《外台秘要》茯苓饮收功。"

（2）唐代孙思邈在《千金要方·胆腑病》中立千金流水汤治虚烦不得眠，方中除半夏、秫米外，另增酸枣仁、生地黄、茯苓、炙远志、黄芩、生姜等。

（3）丁甘仁先生常以半夏秫米汤合温胆汤治疗胃不和导致的夜失眠症。

（4）施今墨先生常用半夏秫米汤合异功散治疗失眠症。

（5）《王修善医学笔记》中记述了一位干部因工作繁忙，用脑过度，昼夜不寐，已一周余，伴见干呕、厌食、体倦，脉滑。王氏治以半夏秫米汤，一剂而愈。

（6）贵州中医石恩骏老师经验："余治顽固失眠症，百方无效者，知其痰蕴胆腑，上扰元神，仿半夏秫米汤，用生半夏30g、薏苡仁120g、煎煮90分钟，服之常有良效。"

（7）万友生老师《伤寒知要》中有一则病案："金某某，女，21岁。久患失眠，每晚只能入寐三四小时，即使寐亦多梦易醒，醒时口苦，但不口渴，痰多食少，食后噫气，多食则吐，进干饭则梗阻胃脘，大便隔日一行而硬结涩痛难下，舌润，脉濡细稍数。1963 年 4 月 23 日初诊投以《灵枢》半夏汤加味（半夏一两、糯米二两、夜交藤一两），连服 3 剂，失眠显著好转，每晚上床不久，即能入寐直至天亮，只是稍有响声即被惊醒，但亦随醒随睡，不似过去醒则不能再入睡，大便虽仍硬而易出，不似过去艰涩难下，痰亦大减，食欲渐开，但食后仍感胃脘不适而时时噫气；复诊守上方加旋覆花、陈皮、甘草各五钱，再进 3 剂，大便通畅，失眠痊愈。

（8）王幸福老师经验：临床治疗严重失眠或经常服用大量安定类药物的病人，为了当晚起效，取得患者对中医之信赖，一般都是启用杀手锏——半夏秫米汤，患者服完即可以熟睡。应用半夏秫米汤要点，一是大量，二是晚服。大量是一剂少则 90g，多则 120g，量少疗效减半；晚服是白天不要吃，晚饭时吃一次，临睡前一小时吃一次。

（9）曾绍裘老师经验：加味半夏秫米汤可用于治疗失眠。加味半夏秫米汤组成：法半夏 12g、高粱米 30g、夏枯草 10g、百合 30g、酸枣仁（炒）10g、紫苏叶 10g。曾老师治伍某，男，51 岁。自诉起病不寐，逐渐加重，甚至通宵不能瞑目。届时已八月，伴见自汗濈濈，食欲不香，时吐涎沫。因不寐既久，精神日益倦怠，耳鸣头晕，脉象沉缓，舌质正常，舌苔薄白。曾先后服用温胆汤、养心汤及桂枝龙牡汤等镇静安神之剂，迄无效验。窃思：头晕不食而吐涎沫，乃痰浊中阻、胃失和降之故，自汗如注，系阴阳不交之象。从其伴随症状分析，不寐之因，端在阴阳失调。治法：宜调和脾胃，交通阴阳，以半夏秫米汤为首选。因疏本方重加百合：法半夏 12g、秫米（高粱米）30g、干百合 30g，水煎服。当晚患者即能安睡，但汗出仍多，原方重加茯苓，其汗亦止，自此食纳有加，精力日益振作而出院。

# 导赤散治心热移于小肠

我曾治过一个女病人，30 多岁，体形中等。患者刚开始是左下唇角生水疱疼痛两天，后来又因为出门旅游晒了一天的太阳，出现了尿道灼热感、解小便灼热感，但是无疼痛。舌质偏红苔偏少，脉数。病人要求中医治疗。我考虑为心热移于小肠，处方导赤散。木通 9g、生地黄 9g、生甘草 9g、竹叶 9g，又因患者平时容易心烦气躁，加黄连 6g。

当晚服头煎，第二天早上病人诉："昨晚喝药不久后就没有尿道灼热感了，早上起床，左下唇角水疱已经结痂，也不疼痛了。"

**【按】**导赤散出自钱乙的《小儿药证直诀》，用于治疗心热证。

原文如下："五脏所主——心主惊。实则叫哭发热，饮水而摇（聚珍本作搐）；虚则卧而悸动不安。五脏病——心病，多叫哭，惊悸，手足动摇，发热饮水。心热——视其睡，口中气温，或合面睡，及上窜切牙，皆心热也。导赤散主之。心气热则心胸亦热，欲言不能而有就冷之意，故合面卧。面上证——左腮为肝，右腮为肺，额上为心，鼻为脾，颏为肾。赤者，热也，随证治之。目内证——赤者，心热，导赤散主之。淡红者，心虚热，生犀散主之。肝有风——目连札，不搐，得心热则搐。治肝，泻青丸；治心，导赤散主之。肝有风甚——身反折强直不搐，心不受热也，当补肾治肝。补肾，地黄丸；治肝，泻青丸主之。

"凡病或新或久，皆引肝风，风动而上于头目，目属肝，肝风入于目，上下左右如风吹，不轻不重，儿不能任，故目连札也。若热入于目，牵其筋脉，两眦俱紧，不能转视，故目直也。若得心热则搐，以其子母俱有实热，风火相搏故也。治肝，泻青丸；治心，导赤散主之。日午发搐——因潮热，巳、午、未时发搐，心神惊悸，目上视，白睛赤色，牙关紧，口内涎，手足动摇。此心旺也，当补肝治心。治心，导赤散、凉惊丸；补肝，地黄丸主之。日晚发搐——因潮热，申、酉、戌时不甚搐而喘，目微斜视，身体似热，睡露睛，手足冷，大便淡黄水。是肺旺，当补脾治心肝。补脾，益黄散；治肝，泻青丸；治心，导赤散主之。夜间发搐——因潮热，亥、子、丑时不甚搐而卧不稳，身体温壮，目睛紧斜视，喉中有痰，大便银褐色，乳食不消，多睡，不纳津液。当补脾治心。补脾，益黄散；治心，导赤散、凉惊丸主之。导赤散——治小儿心热，视其睡，口中气温，或合面睡，及上窜切牙，皆心热也。心气热则心胸亦热，欲言不能，而有就冷之意，故合面睡（这里的合面睡即俯卧睡）。生地黄、甘草（生）、木通各等分，上同为末，每服三钱，水一盏，入竹叶同煎至五分，食后温服。”

原文说导赤散主治心经火热证。从原文来看，即心胸烦热、口渴面赤、口舌生疮，还有心热的目赤、额上赤，心热的惊哭、抽搐、咬牙。

例如治心热的小儿夜啼。《幼幼集成·夜啼证治》：“小儿夜啼有数证：有脏寒，有心热，有神不安，有拗哭，此中寒热不同，切宜详辨。脏寒者，阴盛于夜，至夜则阴极发躁，寒甚腹痛，以手按其腹则啼止，起手又啼，外症面青手冷、口不吮乳、夜啼不歇，加减当归散。心热烦啼者，面红舌赤，或舌苔白涩，无灯则啼稍息，见灯则啼愈甚，宜导赤散加麦冬、灯心草，甚则加川连、龙胆草。神不安而啼者，睡中惊悸，抱母大哭，面色紫黑，盖神虚惊悸，宜安神丸定其心志。有吐泻后及大病后夜啼，宜由心血不足，治同上。”

据以上条文还可以引申为凡是心经的火热证均可用，如心开窍于舌，舌肿重可用；腋下属于心经，腋下出汗，属热的也可以用。

如杨迪轶治重舌案：赵某，男，34 岁，1989 年 1 月 5 日就诊。舌生一肿物 9 天，初时无痛，只觉口腔不适而后肿物渐大，致口舌疼痛，面肿流涎，饮食困难，说话不清，夜间难眠，终日以手捂面，痛苦呻吟。人见之，皆以牙痛询之。在当地医院用青霉素等药物治疗1周，未见效果，故请中医治疗。

症见面肿唇红，舌下生一小舌，长约2.5cm，红赤肿胀，触之疼痛，口渴，苔黄脉数。中医诊为重舌，辨证为心火上炎。治法：清心泻火，方用导赤散合黄连解毒汤加减。生地黄15g、竹叶10g、木通15g、黄芩10g、黄连5g、连翘12g、栀子10g、荆芥10g、薄荷10g、牛膝9g、甘草8g。水煎服，每日1剂。

1月7日复诊，患者服用上方2剂后，面部肿消大半，疼痛减轻，舌下肿物缩小，纳寐好转，精神转佳，效不更法，守上方治疗3剂。

1月10日就诊，舌下肿物消失，诸症悉除，病人痊愈。

周永霞治小儿夜啼案：刘某，男，11个月，1966年10月3日就诊。患儿近日来每晚至12点即大声啼哭，连续数晚，半小时后即止，排除外科急腹症，查血常规正常，二便调，指纹青紫。诊为小儿夜啼。予以导赤散加味：生地黄4g、木通2g、竹叶4g、甘草3g、灯心草2把、钩藤6g、蝉蜕4g、菊花4g。每日1剂，水煎服，3日而愈。

周永霞治心热目赤案：张某某，男，25岁。主诉：两眼发红生眵将近一月，用过多种眼药水无效。检查：两眼睑结膜弥漫性充血，球结膜接近二眦部充血明显，舌赤，脉数。证由心火，治当清降。处方：导赤散加黄芩。5剂后复诊，充血减退，眼眵已无。再予原方5剂而愈。

后来《医宗金鉴》又发展了导赤散："心与小肠为表里也，然所见口糜舌疮、小便黄赤、茎中作痛、热淋不利等证，皆心移热于小肠之证。故不用黄连直泻其心，而用生地黄滋肾凉心，木通通利小肠，佐以甘草梢，取易泻最下之热，茎中之痛可除，心经之热可导也。此则水虚火不实者宜之，以利水而不伤阴，泻火而不伐胃也。若心经实热，须加黄连、竹叶，甚者更加大黄，亦釜底抽薪之法也。"

导赤散用于心热移于小肠之小便赤涩刺痛或口舌糜烂伴小便热痛，还可用于一些口腔溃疡病人和淋证病人，引申一下就是凡是心与小肠经的火热证均可用。

如赵尚华治赵某，男，9 岁，舌头边发红，有白色斑点，糜烂疼痛，搽过许多药不效，发病数月，小便涩而黄赤，脉沉，此乃膀胱移热于小肠。方药用生地 15g、木通 6g、甘草 6g、竹叶 9g。水煎空腹服，愈。

从舌象来说，舌尖属于心肺，心热则舌尖红；或者心开窍于舌，心热则舌红。

从脉象来说，热多脉数。另外从把脉‘察独’的角度来说，心与小肠在左寸部，脉应是左寸独数独有力。

## 方证治验与思考记录 4 例

**1. 产后首方小柴胡汤。**

医圣在写《金匮要略》时，是按照辨病的方式写的，往往把某个病最常用最多见的处方写在前面。如痰饮病的第一首方是苓桂术甘汤，胸痹病的第一首方是瓜蒌薤白白酒汤，虚劳病的第一首方是桂枝加龙骨牡蛎汤，黄疸病的第一首方是茵陈蒿汤。

而妇人产后病的第一首方是小柴胡汤。

原文如下："产妇郁冒，其脉微弱，不能食，大便反坚，但头汗出，所以然者，血虚而厥，厥而必冒。冒家欲解，必大汗出。以血虚下厥，孤阳上出，故头汗出。所以产妇喜汗出者，亡阴血虚，阳气独盛，故当汗出，阴阳乃复。大便坚，呕不能食，小柴胡汤主之。"

以前我在妇幼保健院的产科实习时，住院的都是剖宫产术后的产妇。这些新产妇中有的感冒发烧，有的便秘，有的食欲差不想吃东西，有的呕吐吃不下东西，我治疗了很多例，都是用的小柴胡颗粒，一次两包，一天三次，效果都非常好。一般一两天症状就缓解了，再多吃两三天就解决问题了。

**2. 鼻子有喷火感的妇人。**

我曾治杨某，女，60 岁，体形中等。主诉反复鼻子冒热气，有喷火感，鼻子里偶有血痂半年余，轻微口渴，平时出汗偏多，汗偏黏，大便 2～3天一次，但是肚子不胀。舌质红，苔薄黄，脉有力。予以葛根黄芩黄连汤治疗。葛根 30g、黄连 9g、黄芩 9g、生甘草 6g（中药浓缩颗粒）。一日一剂，一天两次。

次日患者诉鼻子灼热喷火感基本消失。我嘱其继续服药。

思考：《伤寒论》34 条："太阳病，桂枝证，医反下之，利遂不止。脉促者，表未解也；喘而汗出者，葛根黄芩黄连汤主之。"

临床上运用葛根芩连汤多用于热利，就是以下利、肛门灼热感、苔黄脉数为辨证要点。肺与大肠相表里，肺又开窍于鼻，鼻孔冒热气、有灼热感就相当于肛门有灼热感。

**3. 咳嗽伴痔疮特效方。**

《汉方诊疗三十年》里有一个这样的病例："有个 43 岁妇人，一周前患感冒，频繁咳嗽。也许与感冒有关，旧疾痔疮又疼痛，很难受，前来求诊。仍然咳嗽，说每次咳嗽都引起痔疮疼痛。食欲、大小便无异常，也无恶寒和发热。诊查发现痔疮为拇指头大的外痔核，发红，肿胀欲裂，用手指稍加触及便有痛感。

"我投麻杏甘石汤治疗，三天的药尚未服完，咳嗽已止，痔痛消失，痔核也缩小了。这是我第一次使用麻杏甘石汤治疗痔疮。麻杏甘石汤一般用于哮喘和支气管炎，但古矢知白在《古家方则》中记述了麻杏甘石汤治愈睾丸炎、痔疮的经验。我想起了这个记载，便使用了该方，的确是速效，方晓知白之言非虚。"

学习了大冢敬节治疗咳嗽伴痔疮红肿疼痛用麻杏甘石汤的经验，我也有机会验证了一下。

我治某女，40 岁，因天气降温未注意保暖，轻微感冒流鼻涕，吃了一包感冒灵，患者自认为体格健壮，感冒好得差不多了，没注意，喝了一碗别人的八珍汤而发咳嗽，痔疮疼痛。舌质红，脉有力。治疗用麻杏甘石汤颗粒，每天两次，每次6g，三日量。

三日后患者诉痔疮不疼了，仍有咳嗽，继续按原方治疗。

可见咳嗽伴痔疮红肿疼痛的特效方就是麻杏甘石汤。

**4. 阳虚寒结的胁痛便秘。**

一个男病人，40多岁，主诉便秘很多年。脉沉弦迟，舌淡紫苔薄白。

此为阳虚寒结之便秘，当用大黄附子汤，并嘱咐他不食生冷和水果。

思仲景之条文："胁下偏痛，发热，其脉紧弦，此寒也，以温药下之，宜大黄附子汤。"于是问病人是不是一侧胁肋部位有疼痛，患者很惊讶地说："是啊，左边胁肋下痛很久了，我没说你怎么知道?"我笑笑说："你得了书上的病。"于是处方：生大黄9g、黑附子9g、细辛5g。5剂而愈。

# 大黄䗪虫丸在皮肤科的应用

**1. 误打误撞治愈的脂溢性皮炎。**

那日与朋友聊起脂溢性皮炎、脂溢性脱发。我们说到曾学刘渡舟老师经验，用大黄黄连泻心汤治疗过一个脂溢性皮炎伴脂溢性脱发、脉有力的小青年有效。于是我们又聊到，如果是脉无力的脂溢性皮炎病人呢?

朋友回忆说，他曾诊治一脸部脂溢性皮炎的病人，久治不效，后来实在没办法，见其有浓重的黑眼圈，自诉脉搏跳动无力，让病人买同仁堂的大黄䗪虫丸服用，一天两次，一次一丸。结果十天后，病人黑眼圈没有好，反而脂溢性皮炎好了。

后来查阅大黄䗪虫丸的条文，方理解可把脂溢性皮炎理解为肌肤甲错，脉无力考虑为虚劳病。

《金匮要略·血痹虚劳病脉证治第六》中大黄䗪虫丸原文为："五劳虚极羸瘦，腹满不能饮食，食伤，忧伤，饮伤，房室伤，饥伤，劳伤，经络营卫气伤，内有干血，肌肤甲错，两目黯黑。缓中补虚，大黄䗪虫丸主之。"

推而言之，大黄䗪虫丸应能治疗多种脉无力的顽固性皮肤病，如银屑病、鱼鳞病、顽固性湿疹、顽固性皮炎、周围血管病、血栓闭塞性脉管炎、紫癜等。

刘渡舟治余某，男，42 岁。患脂溢性脱发，每日晨起，枕头旁落发成片，用梳子梳头时头发脱落更多，头顶部毛发稀疏见秃，头皮瘙痒难忍，以手指搔而嗅之，有一股难闻的臭味。舌质红绛，脉数。辨为心火上炎，血不荣发。方药用大黄6g、黄连6g、黄芩6g。3 剂。服药后，患者小便色黄如柏汁，大便泻痢，热从二便而去。从此，头皮痒止而发不再落。

**2. 肌肤甲错和鱼鳞病。**

大黄䗪虫丸由大黄十分（蒸）、黄芩二两、甘草三两、桃仁一升、杏仁一升、芍药四两、干地黄十两、干漆一两、虻虫一升、水蛭百枚、蛴螬一升、䗪虫半升组成。原文制作和服法为：上十二味，末之，炼蜜和丸小豆大，酒饮服五丸，日三服。

依据药物组成，体现其病机为阴血虚有热有久瘀。（一般新瘀会用到桃仁之类，久瘀血要用到水蛭、虻虫之类。）

大黄䗪虫丸所治疾病症状表现为肌肤甲错、两目黯黑、腹满、内有干血、虚极羸瘦。而鱼鳞病主要表现为皮肤干燥粗糙，伴有鱼鳞状脱屑，冬重而夏轻。

从鱼鳞病患者的皮肤表现来看，鱼鳞病就是典型的肌肤甲错。

《金匮要略》里关于肌肤甲错的条文和处方有大黄䗪虫丸、千金苇茎汤、薏苡附子败酱散。血痹虚劳病的条文中说大黄䗪虫丸证内有干血、肌肤甲错、两目黯黑。肺痿肺痈咳嗽上气的条文说千金苇茎汤证胸中甲错。

水气病篇说若汗出已，反发热者，久久其身甲错。疮痈肠痈浸淫病的条文说薏苡附子败酱散治肠痈。

鱼鳞病不属于肠痈病，不属于肺痈病，不属于黄汗病。那么，属于虚劳病大黄䗪虫丸证的可能性最大。

如高永祥治王某某，男，10岁，1987年6月5日就诊。病者出生3个月时，其母发现双下肢及腹部皮肤发硬、苍黑，触之刺手。5个月后，下肢及腹部皮肤呈鱼鳞状覆盖，僵硬，用温水洗后，部分脱落，两日后又呈鳞状。视其舌质淡蓝，诊其脉沉而涩，肤呈甲错状，瘀血证当无疑问。血瘀肌肤，肌腠失养而致上症。治以行其血、化其瘀，嘱服大黄䗪虫丸。每日两次，每次1丸。兼服苍术膏（苍术500g，水煎两次，去渣，浓缩成膏，加白蜜500g，搅匀）每日两次，每次两匙。1个月后鳞甲脱失，皮肤变柔软，症状缓解，追访4个月，患者再没鳞癣出现。

患者瘀血内阻，新血不生，肌肤失养，发为肌肤甲错。病延十年，舌质淡蓝，脉沉而涩，可知其瘀血之重，必致大实有羸状之候，正宜大黄䗪虫丸法。

**3. 重症黄褐斑。**

很多黄褐斑的患者都是生孩子或者人工流产以后出现黄褐斑并逐步加重的，可以说瘀血是引起黄褐斑的一个非常重要、常见的原因。很多黄褐斑患者服中药汤剂都很不方便，也比较难坚持。因此我给数位有生产史和流产史的重症黄褐斑（脸部60%以上都是黑斑，属于非常严重的黄褐斑）患者试用过大黄䗪虫丸。我让她们购买同仁堂的大黄䗪虫丸，用大蜜丸。平时大便干的每天吃两次，每次两丸；平时大便正常的每天两次，每次1丸。服后没有腹泻的患者可以加大量，月经期暂不服。

服一个月到一个半月这些患者多反映黄褐斑有不同程度的减轻。有的反映月经量有增多，排黑血块多，且反映药丸并不难吃。虽然有的患者并没有痊愈，但是症状都有不同程度的减轻。

大黄䗪虫丸的原文为："五劳虚极羸瘦，腹满不能饮食，食伤，忧伤，饮伤，房劳伤，饥伤，劳伤，经络营卫气伤，内有干血，肌肤甲错，两目黯黑。缓中补虚，大黄䗪虫丸主之。”

黄褐斑病人多表现有“两目黯黑，肌肤甲错”，且多有月经问题。黄煌老师运用大黄䗪虫丸为瘀体方，一般抓住干瘦人的地黄证 + 瘀血证。认为大黄䗪虫丸方的经典指针是少腹部疼痛或有硬块、胀满感或腹胀感，形体消瘦、面目晦暗、肌肤甲错如鳞甲、两目黯黑及唇舌紫暗等。

《中成药临床新用》所载《大黄䗪虫丸治疗重症黄褐斑一得》中讲道：“黄褐斑是一种色素障碍性皮肤病，其病因与妊娠、月经不调、慢性肝病、内分泌紊乱等有一定关系。有人以大黄䗪虫丸治疗重症黄褐斑 12 例，结果服药 2 个月治愈 4 例，3 个月治愈 5 例，服药 3 个月后褐色斑消退 70% 以上、色泽变浅者 3 例，总有效率达 100% 。用法是用大黄䗪虫丸内服，每次 1 丸，每日 2 次。

“如治杨某，女，34 岁，已婚。1989 年 8 月 10 日就诊。患者于 1987 年 2 月间，始在颧颊部发现淡褐色色素沉着，半年后色素加深，范围扩大到前额、鼻梁，每在月经前褐色斑加深，月经后褐色斑色素变浅。曾外敷祛斑膏、口服维生素类药物及中药逍遥丸效果不显而就诊。查面色灰暗，前额、两侧颧颊部、鼻梁呈蝶状黄褐色斑，舌质暗淡，脉沉涩。嘱其口服大黄䗪虫丸，每次 1 丸，每日 2 次，月经期停服。服药 10 天后黄褐色斑变浅变小，连服 3 个月后面部蝶状色素斑全部消退，肤色正常，随访 1 年无复发。”

大黄䗪虫丸寓破瘀、濡润之品为一体，具有祛瘀生新、缓中补虚、攻血养血之效。

## 吴茱萸汤治头痛

我曾治疗阳某，女，30多岁，体形中等。主诉：头痛3天。以前也发过。

问：头哪里痛？有没有像戴了一个帽子被箍住的感觉？

答：说不清楚，头顶也痛，后脑勺也痛。有。

诊见舌淡红苔白微腻。脉偏无力。

问：有没有干呕？

答：有。

问：口水多不多？

答：多，要吐口水。

问：手脚凉不凉？

答：不凉。

问：烦躁吗？

答：不烦躁。

按压胃脘部患者诉按压时胃部胀。方药用吴茱萸汤6g。

当时药房只有6g吴茱萸汤经方颗粒了，于是嘱咐她让人去街上买吴茱萸9g、生姜18g、红参9g、大枣4枚，3剂。现在先泡水吃一顿中药颗粒。

结果患者吃了6g吴茱萸汤颗粒，不头疼了，就没再去买药了。现在已经过去两年了，患者没再发过头痛。

**【按】** 干呕，吐涎沫，头痛者，吴茱萸汤主之。患者头痛、干呕、吐涎沫、脉偏无力，属于厥阴病吴茱萸汤证。

《伤寒论》涉及吴茱萸汤的条文有：“食谷欲呕，属阳明也，吴茱萸汤主之。”“得汤反剧者，属上焦也。少阴病，吐利，手足逆冷，烦躁欲死者，吴茱萸汤主之。”“干呕，吐涎沫，头痛者，吴茱萸汤主之。”

《金匮要略》中载：“呕而胸满者，吴茱萸汤主之。”

吴茱萸汤方组成为吴茱萸一升（汤洗七遍）、人参三两、大枣十二枚（擘）、生姜六两（切）。上四味，以水七升，煮取二升，去滓，温服七合。日三服。

对于条文多的经方方剂，我习惯把所有条文放在一起看。从以上吴茱萸汤的条文可知吴茱萸汤所有条文均有呕或吐，即上逆的症状。

从病机角度来说，吴茱萸汤的头痛是肝胃虚寒、浊阴上逆的病机。那么四诊一般是有头痛伴干呕、吐涎沫、四肢欠温、舌质淡苔白滑、脉沉弦或弦迟。但是临床上我碰到的吴茱萸汤证头痛的病人舌象反而不是这样的。下面举两例。

一个舌红质微嫩苔少偏干的女性患者，40 岁，头痛剧烈几十年，从小就经常发作，头部如被箍感，整个头难受，需服止痛药方能稍缓解，每次发作服数次止痛药，久治不愈，头痛时烦躁、想呕吐，但是并没有口水多的情况，手脚不凉。脉寸浮，关、尺偏沉无力。

从舌象看，不属于肝胃虚寒、浊阴上逆的吴茱萸汤证。但是询问患者小时候的饮食习惯，因其母溺爱，冰棒、水果等寒凉饮食只要小孩想吃就可以随便吃，不管控。

再看脉象的关、尺沉无力，还是属于肝胃虚寒、浊阴上逆的吴茱萸汤证的头痛。其舌象恐为久病浮热之假象，投吴茱萸汤原方，吴茱萸 9g、生姜18g、党参 9g、红枣 3 个，3 剂。患者服 1 剂头痛即止，继服余 2 剂。

一个舌红苔黄腻的女性患者，30 多岁，忽起头痛欲裂，头部如被箍感，头顶痛，干呕，吐口水，口水多，按压胃脘部诉胃脘部胀痛。头痛时人没精神，脉偏无力。亦属于干呕吐涎沫头痛，是肝胃虚寒、浊阴上逆的吴茱萸汤证。处方吴茱萸汤原方 1 剂而痛止。

吴茱萸汤的头痛，舌象经常出现不典型的状态，甚至不典型的舌象才是临床上中医见到的吴茱萸汤证的常态（因多数来找中医的头痛病人基本都久病数年甚至数十年）。临床上，大家需要注意，运用此方不可囿于舌象。

除了我遇到的吴茱萸汤证的这些舌象以外，还有很多老师也经常碰到这样的吴茱萸汤证的舌象情况。

如刘景祺老师治疗一例精神分裂症的患者。方某某，男，47 岁，1979 年 10 月初诊。患病 8 年，精神长期处于愤懑抑制状态，久之心烦易怒，恶心吐涎沫，巅顶痛不可忍，近两年病情加重，失眠多梦易惊，记忆力减退，精神恍惚，性情暴躁，多猜善疑，甚则厌世，胃纳日减。苔黄厚腻，脉左沉弦滑，右沉紧。中医诊断：癫证。辨证：肝寒脾弱、神明失守。治则：暖肝健胃、降逆安神。处以吴茱萸汤。服 30 剂后诸症基本消失，寝食良好。服至 60 剂，临床治愈。

**【按】**刘景祺老师这个患者就是舌苔黄厚腻，但是巅顶痛、恶心吐涎沫、胃纳减。尤其脉象，沉弦为饮，沉紧为寒，均为肝胃虚寒、浊阴上逆的吴茱萸汤证状态。患者整体状态也还是阴证之厥阴病。

## 常用方之逍遥散

逍遥散是《太平惠民和剂局方》里的一首方子。组成是炙甘草半两，当归、茯苓、白芍、白术、柴胡各一两，上为粗末，每服二钱，水一大盏，烧生姜一块切破，薄荷少许，同煎至七分，去渣热服，不拘时候服。功用：疏肝解郁、养血健脾。主治：肝郁血虚脾弱证。症见两胁作痛、头痛目眩、口燥咽干、神疲食少，或有月经不调、乳房胀痛。舌淡红，脉弦而虚者。

本方是疏肝健脾的代表方，又是妇科调经的常用方。方解：柴胡疏肝解郁，当归、白芍补血养肝，白术、茯苓健脾理中，薄荷、生姜疏散调达，甘草和中健脾，可治疗肝郁血虚脾弱证。加减：肝郁化火者，加牡丹皮、栀子，即丹栀逍遥散。血虚甚者，加熟地黄，即黑逍遥散。《太平惠民和剂局方·卷九》："治血虚劳倦，五心烦热，肢体疼痛，头目昏重，心悸颊赤，口燥咽干，发热盗汗，减食嗜卧，及血热相搏，月水不调，脐腹胀痛，寒热如疟，又疗室女血弱阴虚，荣卫不和，痰嗽潮热，肌体羸瘦，渐成骨蒸。"

我常用逍遥散来治疗经期头痛、痤疮、失眠、精神异常等疾病。也常用逍遥散来治疗妇科疾病，尤其是治疗肝郁脾虚为主的月经不调和带下病。举3例如下。

我曾治一个考研的女学生，因要考研，情绪紧张，两个月未来月经，服完两盒逍遥丸，月经至。

我又治过一对姐妹，其姐姐30多岁，短暂心理障碍性疾病，西医诊断为精神分裂症，服奥氮平等精神类药，因担心长期服西药不良反应大，由精神科医生推荐来我处就诊。患者睡眠不好、胸闷、心烦。舌淡红偏胖，苔薄白尖红，脉弦缓。辨证为肝郁化火证，处方丹栀逍遥丸改汤。牡丹皮9g、栀子9g、柴胡12g、当归12g、白芍12g、茯苓12g、白术12g、甘草6g、薄荷6g、生姜9g。

服用30剂诸症好转，再服10剂巩固。其间，有一次她发信息说要带其妹来看诊，说她妹妹吃了我开给她的药效果非常好。后来一问，原来她的妹妹神经衰弱，长年睡不着觉，一天晚上喝了姐姐的一袋中药（一剂中药代煎成两袋），当天晚上就睡着了。于是让姐姐带着她来开中药。其妹舌质淡红，苔薄白微腻，舌尖微红。又开了丹栀逍遥散原方7剂给她妹妹服用。

我还治过一女，28岁，面部痤疮，脉弦微滑力度偏弱，舌淡红苔薄白，平素易郁闷。处方：逍遥散改汤加丹参、连翘。柴胡10g、赤芍10g、茯苓 10g、白术 10g、当归 10g、甘草 6g、生姜 2 片、薄荷 4g、丹参 8g、连翘 8g。5 剂。

服至 3 剂患者诉，痤疮基本已愈，还剩下点红印子，问还需不需要继续服药。嘱其继续服药。



## 治喉咙有痰而频繁清嗓之半夏散及汤

一位朋友分享给我她看的一个病案。

一个女病人感冒后遗留每天上午 10 点左右定时发作喉咙有痰、频繁清嗓。患者平素工作讲话多，频繁咯痰很不方便，因此来就诊。望诊发现患者咽喉不红，平素睡眠较差，脾胃功能不太好。

治疗的过程中，初用含有半夏的其他处方无效，用桂枝甘草龙骨牡蛎汤合半夏剂微见效（此合方中含有半夏、桂枝、甘草）。后用半夏散及汤原方治愈。

半夏散及汤的条文是："少阴病，咽中痛，半夏散及汤主之。"我们很容易只在咽痛的情况下想到这个处方。这个病案给我们提供了一个新的想法，即咽喉不痛，仅仅咽喉不适，符合风寒夹痰湿的情况就能用这首方。

我也曾治疗过一个这样的患者。

患者王某，女，35 岁。初为感冒 1 周不愈，先后服麻黄附子细辛汤 1 剂、柴胡桂枝汤加石膏两剂后感冒愈。感冒好了以后，遗留有痰在嗓子的感觉，需要偶尔咳两下清一清，有点怕风，舌淡红胖大。诊断为风寒夹痰湿水饮。

这个患者的症状里，怕风是桂枝证；喉咙有痰感是半夏、甘草证；舌

头胖大是有水湿，用茯苓。处方：半夏散及汤加茯苓。法半夏 10g、桂枝 10g、生甘草 10g、茯苓 15g。3 剂。嘱咐加水 800ml 左右煮 40 分钟，煮到 300ml 左右，分两次喝。3 日后回访，所有症状均消失，舌头仍有点胖大。

这里我们再提两点。我们前面提到原文里半夏散及汤治疗少阴病咽中痛，半夏散及汤治疗的咽中痛是少阴病的咽喉痛，少阴病是阴病，脉一般沉按是无力的。半夏散及汤治疗风寒客于少阴经脉兼痰湿阻络的咽喉痛。方中半夏辛散涤痰散结、桂枝通阳散寒、炙甘草缓痛，常用来治疗慢性咽喉炎及喑哑等病。

我们来看两个病例就知道了。

（1）门纯德老师治疗喑哑病例。赵 × ×，女，56 岁。自述两年前的隆冬嗓子肿痛，口干，咽燥，身微热，喜冷饮。食一冰凉罐头泻火后疼痛减轻，却喑哑至今，时轻时重，诸药不效。诊其脉沉弱，故以半夏散及汤，3 剂，令其缓缓咽之，服 3 剂后已能发音，后用苦酒汤 3 剂而愈。

这个患者就是脉沉弱无力的咽喉痛、喑哑。脉无力，尤其是脉沉取无力是三阴病，是虚证。半夏散及汤的主治病是少阴病，所以脉是沉取无力的。李士懋老师曾在其著作《平脉辨证脉学心得》一书中阐述以脉的有力无力定虚实。脉以沉候为准，沉取有力为实，沉取无力为虚。

（2）游建熙治疗咽痛医案。郑某某，女。身体素弱，有痰嗽宿疾。家中娶媳期间，心力俱劳，引起恶寒、发热、头痛等症，咽喉疼痛尤剧，卧床不起，吞咽困难，脉象两寸浮缓，咽部颜色不变。诊断：三阴中少阴主枢，少阴之经循于咽喉，枢机失常，邪气怫逆不能外达而发生咽痛。治以《伤寒论》半夏汤原方。义取桂枝以解肌、甘草以清火、半夏以散结降逆，表里兼治方法，嘱其徐徐咽下。患者服 2 剂，寒热、痰嗽、咽痛等顿消，继以扶正而愈。

这个患者咽喉疼痛，咽喉颜色不变。半夏散及汤所治的咽喉痛是阴证，咽喉局部是白色或者颜色不变的，咽喉局部颜色不会红。辨证时，我们还要注意局部情况的辨证，比如治疗咽喉病时咽喉部的望诊、治疗鼻炎时鼻黏膜的望诊。

# 瓜蒌红花甘草汤治疗带状疱疹思考



郭永来的经验认为瓜蒌甘草红花汤是一首治疗带状疱疹的专方，他在著作中提及此经验的原文如下："我到书店闲玩，偶翻邹孟城老中医所著《三十年临证研探录》一书，见书中论及治疗此证之内服验方一首，乃是遵照孙一奎《医旨绪余》一书中治胁痛（此案乃典型的带状疱疹）的验方，并说自得此方后，治带状疱疹，几无不验者，并节录《医旨绪余》一书原案以证明之。余归家后急检《四库全书》光盘，果见此案。今录之于下，以资参考。

"余弟于六月赴邑，途行受热且过劳，性多躁暴，忽左胁痛，皮肤上一片红如碗大，发水疱疮三五点，脉七至而弦，夜重于昼。医作肝经郁火，治之以黄连、青皮、香附、川芎、柴胡之类。进一服，其夜痛极且增热，次早看之，其皮肤上红大如盘，水疱疮又加至三十余粒。医教以白矾研末，井水调敷，仍于前方加青黛、龙胆草进之。其夜痛苦不已，叫号之声彻于四邻，胁中痛如钩摘之状，次早观之，其红已及半身矣，水疱疮又增至百数。予心甚不怿，乃载归以询先师黄古潭先生。先生观脉案药方，哂曰：切脉认证则审矣，制药定方则未也。夫用药如用兵，知己知彼，百战百胜。今病势有烧眉之急、叠卵之危，岂可执寻常泻肝之剂正治耶？是谓驱羊搏虎矣。且苦寒之药，愈资其燥，以故病转增剧。水疱发于外者，肝郁既久，不得发越，乃侮其所不胜，故皮腠为之溃也，至于自焚即死矣，可惧之甚。为定一方，以大瓜蒌一枚，重一二两者，连皮捣烂，加粉草二钱，红花五分，戌时进药，少顷就得睡，至子丑时方醒，问之，已不痛矣。乃索食，予禁止之，思邪火未尽退也，急煎药渣与之。又睡至天明时，微利一度，复睡至辰时，起视，皮肤之红皆已冰释，而水疱疮也尽敛矣，后亦不服他药。

“夫病重三日，饮食不进，呻吟不辍口，一剂而愈，真可谓之神矣。

“夫瓜蒌味甘寒，经云泻其肝者缓其中，且其为物，柔而滑润，于郁不逆，甘缓润下，又如油之洗物，未尝不洁。考之本草，瓜蒌能治插胁之痛，盖为其缓中润燥以至于疏通，故痛自然止也。

“邹孟城说：余得此方，喜不自禁，盖‘医家之病，病道少’。为医者能多一治病法门，则病家少一分痛苦……未几，疱疹流行，余于数日内接治五六人，无论证之轻重，皆以上方加板蓝根 15g，唯全瓜蒌不用如许之多，改为重者 30g，轻者 15g，中者 21～24g，其收效之速，‘真可谓之神矣’。轻者二三日，重者四五日，率皆痊可。

后凡遇此证者，概以此方投之，无一例不效者。余所治病例中，病灶面积最大者几达胸部之半，理疗一月未愈，服上方一周即退净。而其得效之迟速，与瓜蒌用量极有关系，故凡体质壮实者，瓜蒌用量宜适当加重，药后若轻泻一两次，则见效尤速……关于甘草，余有时仅用 3g，同样有效，而红花每以 1.5g 为率，并不多用，而屡收捷效。”

后来尚见有很多同道治疗带状疱疹用瓜蒌红花甘草汤取效。为什么用瓜蒌红花甘草汤能治疗带状疱疹呢?

首先，瓜蒌红花甘草汤中有少量红花，红花是活血化瘀的。带状疱疹病人的疼痛多表现为刺痛，这是有瘀血的表现。我临床治疗带状疱疹后遗神经痛发现疗效最好的治疗方式是梅花针刺络拔罐放血，且放出的血均血色偏暗。因此，带状疱疹病人均内有瘀血，需要用小量红花活血化瘀。

其次，为什么选用瓜蒌有特效，而不是蒲公英、大青叶之类呢?《金匮要略》中的胸痹三方，瓜蒌薤白白酒汤、瓜蒌薤白半夏汤、枳实薤白桂枝汤均有瓜蒌。“胸痹之病，喘息咳唾，胸背痛，短气，寸口脉沉而迟，关上小紧数，瓜蒌薤白白酒汤主之。”“胸痹不得卧，心痛彻背者，瓜蒌薤白半夏汤主之。”“胸痹心中痞，留气结在胸，胸满，胁下逆抢心，枳实薤白桂枝汤主之。人参汤亦主之。”“小结胸病，正在心下，按之则痛，脉浮滑者，小陷胸汤主之。”“往来寒热，胸胁苦满的小柴胡汤方后加减，若胸中烦而不呕者，去半夏、人参，加瓜蒌实一枚。”可见瓜蒌可治疗胸部及上腹部闷或痛。

广义的胸部包括胁部，带状疱疹好发于胸胁部位，表现为胸胁部刺痛，有的也表现为胸痛或背痛或胸背痛，可以按照胸痹病或小结胸病治疗，用全瓜蒌。

想到这里，我又仔细看了看胸痹三方的条文。分析这三条条文，发现这三个方不仅能治疗冠心病、心绞痛、心肌梗死，还能治疗其他疾病。如气管炎、慢性阻塞性肺病、肺源性心脏病、心力衰竭、肺气肿等也会喘息咳唾、胸背痛、短气。胃溃疡、十二指肠溃疡等也会不得卧、心痛彻背。肝炎、胆囊炎、胆结石、脾肿大、胸膜炎、气胸等也会胸痹心中痞、留气结在胸、胸满、胁下逆抢心。其他如肋间神经痛、肋软骨炎、带状疱疹、胸部外伤后遗痛，也会有胸背痛的情况。

例如瓜蒌薤白白酒汤加味治疗胆结石案。

傅灿鋆治陶某，男，54 岁，1993 年 5 月 21 日初诊。患者胃脘稍偏右疼痛，反复发作 3 月多。疼痛向背部放射，从 1 月 25 日起就在市内某医院诊治，经 B 超检查，诊断为胆结石，经打针、输液治疗 2 个月余无效，患者要求手术治疗，医生告之泥沙样结石手术效果不佳，故一直未手术。后又经他医用中药治疗近 1 月，疼痛也未见好转。患者胃脘稍偏右疼痛，疼痛时向背部放射，无寒热呕吐，稍吃油腻饮食则剧痛，3 个多月来不敢吃油腻饮食。苔白腻，舌质正常，脉沉微弦。此乃胸痹之病，治宜温通心阳、散寒止痛。方药用瓜蒌、薤白、桂枝、枳壳各 10g，生姜 3 片。白酒煎服，2 剂。服药 1 剂，当晚已不痛，2 剂服完，疼痛未再发作，再处原方 2 剂，疼痛已停止。嘱用四川大金钱草 250g，水煎当茶饮，连用半月，后 8 个多月未出现疼痛，1 周前又发病，仍处以瓜蒌薤白白酒汤加味，3 剂而愈。以后以平肝疏气饮和四川大金钱草煎服，以巩固疗效，追访至今未再发作。

瓜蒌薤白白酒汤加味治疗肺源性心脏病案。

李长青治黄某某，男，47 岁。患者患咳喘多年，每逢秋末冬初病情加重，用西药消炎镇咳只能缓解，曾服中药效果不显。症见形寒畏冷、面容憔悴、晨起颜面浮肿、口唇发绀、呼吸困难、张口抬肩、夜不能平卧、咳吐白沫痰。舌质紫暗，苔淡白，两寸脉沉迟，关脉紧数，两尺无力。此乃虚寒咳喘之证，肺为寒邪侵困，故短气不足以息。肺为娇脏，沉寒痼冷，日久天长，尤逢夜半阳气衰弱之时则病情加重，日中阳旺之时则稍缓解，故投瓜蒌薤白白酒汤。全瓜蒌 75g、薤白 40g、干姜 20g、细辛 5g、五味子 20g、白酒 10ml。每剂煎后分两次温服。服药一次后即咳吐大量白痰，气短随之好转，按上方共服 14 剂，后又服真武汤 20 剂，如今咳喘均愈，能参加劳动。

瓜蒌薤白白酒汤加味治疗陈旧性胸内伤案。

焦鼎九治张某，男，17 岁，1991 年 5 月就诊。患者诉两年前练习举重用力不当，致胸部疼痛不敢深呼吸，咳嗽震痛，但外无肿胀及固定压痛点，经服用跌打丸、云南白药、百宝丹等药后缓解，但遗留胸部闷胀感伴短气，劳累后症状加重。此次推车拉煤后出现胸部胀痛而就诊。检查见两侧胸廓对称，自感右侧胸部疼痛不舒、呼吸不畅，语声低微，时需深吸一口长气方觉舒适。脉细弱涩滞，苔薄白。心电图检查无异常。临床诊断为陈旧性胸内软组织损伤而胸阳不振、气机结滞，治宜通阳散结、行气止痛。全瓜蒌 15g、薤白 12g、广木香 9g、枳壳 9g、青皮 9g、陈皮 9g、延胡索 9g、炙甘草 9g、白酒 30ml，水煎，饭后服。服药 3 剂后症状大部缓解而停诊。3 个月后因劳累又复发，继按上方嘱服 8 剂而痊愈，至今未见复发。

瓜蒌薤白半夏汤加味治胆囊炎案。

亢海荣治缑某某，女，54 岁，干部，1978 年 4 月 3 日就诊。主诉：6 年来每遇生气、受凉即右上腹痛，阵发加剧，肩背束困，气短胸闷，嗳气纳差。经胆囊超声、造影诊断为慢性胆囊炎。门诊医生始用柴胡疏肝饮 6 剂未效，又改用一贯煎 4 剂仍未见效。患者来诊时手按胁肋，苦闷不乐。脉象沉细，舌质淡、苔薄白。辨证为阳虚气机阻滞，脾失温煦。方药用瓜蒌 60g、桂枝3g、薤白15g、半夏10g、枳壳15g、大腹皮15g、葛根30g、丹参30g、鸡内金15g、陈皮12g。服上方3剂后诸症好转。效不更方，继用20余剂后诸症悉除。后经B型超声检查，胆囊炎症消失。5年未见复发。

瓜蒌薤白半夏汤加味治乳腺增生案。

王秀玉治陈某某，女，34岁，农民，就诊于1986年3月18日。患者右侧乳房内有一肿物，近似橄榄大小，随月经周期而时大时小约两年。乳房肿物增大时，胸闷胀痛，触之移动，肤色正常，拟诊为右乳腺小叶增生。患者素有情志不畅史，易怒，难眠。舌质淡白，苔薄，脉弦细。诊为肝郁伴痰浊阻滞所致乳癖，治宜疏肝理气、化痰散结。方药用瓜蒌20g，薤白、夏枯草各15g，柴胡、郁金各10g，半夏8g，王不留行12g，牡蛎30克（先煎），甘草4g，煎服。连服7剂，局部肿物缩小，胸闷痛亦明显减轻。按上方加路路通10克，连服10剂。至4月17日诊察，月经正常来潮，乳腺肿物消失，照上方去柴胡，加当归10g，每日1剂，前后共服40剂，乳癖未再发作。

瓜蒌薤白半夏汤加味治非化脓性肋软骨炎案。

金万斌治某男，36岁，1973年7月23日初诊。胸痛已半年余，痛甚时胸痛彻背，伴有短气咳嗽，胸痛多呈刺痛，有时不得卧床，右侧第二肋软骨部有突出物如桃核大，按之固定不移。患者曾在天津某医院被诊为非化脓性肋软骨炎。脉细涩，舌暗苔薄黄。辨证为痰浊血瘀型胸痹。投以瓜蒌薤白半夏汤加当归、川芎、桃仁、红花、制乳香、制没药等活血之品，共服37剂胸部肿物消失，其余症状痊愈。随访两年未复发。

枳实薤白桂枝汤加味治渗出性胸膜炎案。

刘善志治张某，女，37岁，农民，1979年3月7日初诊。患者患慢性咳嗽两年余，感冒或天冷易发。近十多日咳嗽引及胸背痛胀。现症：咳嗽痰清稀量多，咳时牵及胸背疼痛，气短，睡时向右侧卧则憋闷气喘，口不渴，肠鸣，食纳少。舌苔白而滑，脉沉。X线片示：左肋膈角变钝，并有少量积液。血沉76mm/h。西医诊断：渗出性胸膜炎。辨证：饮停胸胁。治法：温阳逐饮。方药用全瓜蒌、葶苈子、茯苓各15g，半夏12g，枳壳、薤白、厚朴、桂枝、椒目各9g，3剂。

3月11日二诊：患者服后觉尿量增多，气喘胸背痛均减轻，上方去厚朴，加杏仁、泽泻各9g，续服5剂。

3月16日三诊：偶尔只轻微咳嗽，胸背不痛，已能向两侧卧，精神渐好，食纳增加。方用六君子汤加倍茯苓、白术之量，加桂枝，连服20剂；金匮肾气丸10盒，早晚各服一粒。5月中旬复查，已无自觉症状，能做家务劳动。X线胸透检查发现已无积液，左侧胸膜增厚。血沉正常。

枳实薤白桂枝汤治胃炎案。

晏士慧治宋某，男，42岁，军人，1991年11月23日初诊。患者系外地人，初到本地，主诉3天来胃痛、腹胀、胸满、恶心呕吐、大便溏泻不爽、不欲食。曾服胃友、胃复安，肌肉注射解痉止痛药，效不佳，要求服中药治疗。症见形体较胖，面色赤，表情痛苦，上腹部压痛明显。舌质淡，苔白润，左脉弦紧，右脉滑数有力。辨证分析：素为痰湿之体，饮食不当，损伤脾胃，痰湿中阻，气机不通。治宜涤痰降逆、通阳化气。方药用枳实10g、姜川朴12g、薤白15g、桂枝9g、瓜蒌实12g（捣）。患者服用1剂后，胃疼减，呕吐止；3剂后诸症消除，纳食转佳。

临床上我们见到有胸痛或者有胸背痛的病人就要考虑胸痹病，考虑《金匮要略》中胸痹病的处方，考虑有瓜蒌的处方。

## 治顽固性失眠的血府逐瘀汤

我曾治疗一个50多岁的失眠多年的男性患者。患者体形黑壮，为体力劳动者，面色红黑，脖子粗短。

患者此次生病起因于某次在医院做超声心动图以后即开始失眠、急躁、忧虑。平素血压偏高，见到穿白大褂的医生容易紧张，穿白大褂的医生给他量血压时，血压升高得更厉害。后脑勺胀闷多年，晚上睡觉说梦话。患者平素精神可，胃部没有不适。大便每天1～2次，大便黏，难冲马桶。饮食可，有口臭。平素多疑多虑，不吃安眠药整晚都睡不着，已服用安眠药数年，但因担心安眠药有不良反应，每天只吃1片。患者有阳痿早泄，因此一直乱服补药数年。舌淡红苔根黄腻，舌下络脉青粗，脉偏沉力度一般。辨证用柴胡加龙骨牡蛎汤合桂枝茯苓汤7剂，同时用大柴胡丸每次4g，每天3次，桂枝茯苓丸每次2g，每天3次。7天量。

患者服药以后，睡眠没有改善，大便每天拉稀2～3次，但血压降至正常，黄腻苔消失。复诊时，诉说这段时间吃中药睡眠没改善，甚至现在吃安眠药也睡不着，但白天精神尚可。问之得知会有困意，但因务农夜里2～3点要起来摘菜，遂不便入睡。嘱咐其等不用摘菜了再来看诊。

再来就诊时见：舌暗红苔薄苔少，舌下络脉青粗。余症如前。辨证：气滞血瘀夹阴血虚证。方药用血府逐瘀汤加百合。

桃仁10g、红花10g、生地黄20g、赤芍10g、川芎10g、当归10g、川牛膝10g、柴胡6g、枳壳6g、桔梗6g、甘草6g、百合30g。7剂。

患者服药后诉，前三天服用安眠药和中药，能从晚上十点半睡到夜里一两点，醒来然后还能继续睡到早上四点。后来停了安眠药，只吃中药，也能从十点半睡到早上四点了。原方再开7剂。

**【分析】**这个顽固性失眠的患者就是一个气滞血瘀夹阴血虚的血府逐瘀汤证。生地黄可滋阴养血、清热凉血，百合滋阴除烦，因此，重用了生地黄，加了百合。

顽固性失眠常见血府逐瘀汤证。顽固性失眠运用血府逐瘀汤的常见运用要点是：①临床辨证为血瘀内阻者；②常规方法如滋阴养血、和解少阳、清热化痰等法无效之失眠患者；③失眠伴有心理问题（急躁、瞀闷）及头痛、胸部不适表现者。

写到这儿，我们来聊聊血府逐瘀汤吧。血府逐瘀汤出自王清任的《医林改错》。书中立血府逐瘀汤用于治胸中血府血瘀之证。原文写了血府逐瘀汤治疗的 19 种疾病。

原文如下（我们学一首方一定要从创方作者所写的原文学起，这样才能知其原本的方意）："血府逐瘀汤所治之病，开列于后。

"头痛。头痛有外感，必有发热、恶寒之表证，发散可愈；有积热，必舌干、口渴，用承气可愈；有气虚，必似痛不痛，用参、芪可愈。查患头痛者，无表证，无里证，无气虚、痰饮等证，忽犯忽好，百方不效，用此方一剂而愈。

"胸疼。胸疼在前面，用木金散可愈；后通背亦疼，用瓜蒌薤白白酒汤可愈。在伤寒，用瓜蒌、陷胸、柴胡等皆可愈。有忽然胸疼，前方皆不应，用此方一服，疼立止。

"胸不任物。江西巡抚阿霖公，年七十四，夜卧露胸可睡，盖一层布压则不能睡，已经七年。召余诊之，此方五服痊愈。

"胸任重物。一女二十二岁，夜卧令仆妇坐于胸方睡，已经二年，余亦用此方，三服而愈。设一齐问病源，何以答之？

"天亮出汗。醒后出汗，名曰自汗；因出汗醒，名曰盗汗，盗散人之气血，此是千古不易之定论。竟有用补气固表、滋阴降火，服之不效，而反加重者。不知血瘀亦令人自汗、盗汗。用血府逐瘀汤，一两服而汗止。

"食自胸右下。食自胃管而下，宜从正中。食入咽，有从胸右边咽下者，胃管在肺管之后，仍由肺叶之下转入肺前，由肺下至肺前，出膈膜入腹。肺管正中，血府有瘀血，将胃管挤靠于右，轻则易治，无碍饮食也；重则难治，挤靠胃管弯而细，有碍饮食也。此方可效，痊愈难。

"心里热（名曰灯笼病）。身外凉，心里热，故名灯笼病，内有血瘀。认为虚热，愈补愈瘀；认为实火，愈凉愈凝。三两服血活热退。

"瞀闷。即小事不能开展，即是血瘀。三服可好。

"急躁。平素和平，有病急躁，是血瘀。一两服必好。

"夜睡梦多。夜睡梦多，是血瘀。此方一两服痊愈，外无良方。

"呃逆（俗名打咯忒）。因血府血瘀，将通左气门、右气门归并心上一根气管从外挤严，吸气不能下行，随上出，故呃气。若血瘀甚，气管闭塞，出入之气不通，闷绝而死。古人不知病源，以橘皮竹茹汤、承气汤、都气汤、丁香柿蒂汤、附子理中汤、生姜泻心汤、代赭旋覆汤、大小陷胸等汤治之，无一效者。相传咯忒伤寒，咯忒瘟病，必死。医家因古无良法，见此症则弃而不治。无论伤寒、瘟疫、杂症，一见呃逆，速用此方，无论轻重，一服即效。此余之心法也。

“饮水即呛。饮水即呛，乃会厌有血滞，用此方极效。古人评论全错，余详于痘症条。

“不眠。夜不能睡，用安神养血药治之不效者，此方若神。

“小儿夜啼。何得白日不啼？夜啼者血瘀也。此方一两服痊愈。

“心跳心忙。心跳心忙，用归脾、安神等方不效，用此方百发百中。

“夜不安。夜不安者，将卧则起，坐未稳，又欲睡，一夜无宁刻。重者满床乱滚，此血府血瘀。此方服十余服，可除根。

“俗言肝气病。无故爱生气，是血府血瘀，不可以气治，此方应手效。

“干呕。无他症，唯干呕，血瘀之证。用此方化血而呕立止。

“晚发一阵热。每晚内热，兼皮肤热一时。此方一服可愈，重者两服。

“血府逐瘀汤方

“当归三钱，生地三钱，桃仁四钱，红花三钱，枳壳二钱，赤芍二钱，柴胡一钱，甘草一钱，桔梗一钱半，川芎一钱半，牛膝三钱。

“水煎服。”

我一般这样记忆这首方：凉血的桃红四物汤 + 牛、柴、枳、桔、甘。也可以这样记忆：凉血的桃红四物汤 + 四逆散 + 桔梗、牛膝。

方中含有可疏肝解郁，用于治疗阳郁厥逆的四逆散，还有滋阴活血化瘀的桃红四物汤，以及调节气机升降的一对药，升的桔梗和降的牛膝。教材阐述本方可治疗气滞血瘀证。临证阴虚的可加大生地黄和白芍的用量，既能疏肝解郁，又能活血化瘀、滋阴清热凉血。

从《医林改错》原文可总结出王清任血府逐瘀汤所治 19 种病是：头痛、胸疼、胸不任物、胸任重物、天亮出汗、食自胸右下、心里热（名曰灯笼病）、瞀闷、急躁、夜睡梦多、呃逆（俗名打咯忒）、饮水即呛、不眠、小儿夜啼、心跳心忙、夜不安、俗言肝气病者、干呕、晚发一阵热。

# 第二部分

# 疾病治疗经验

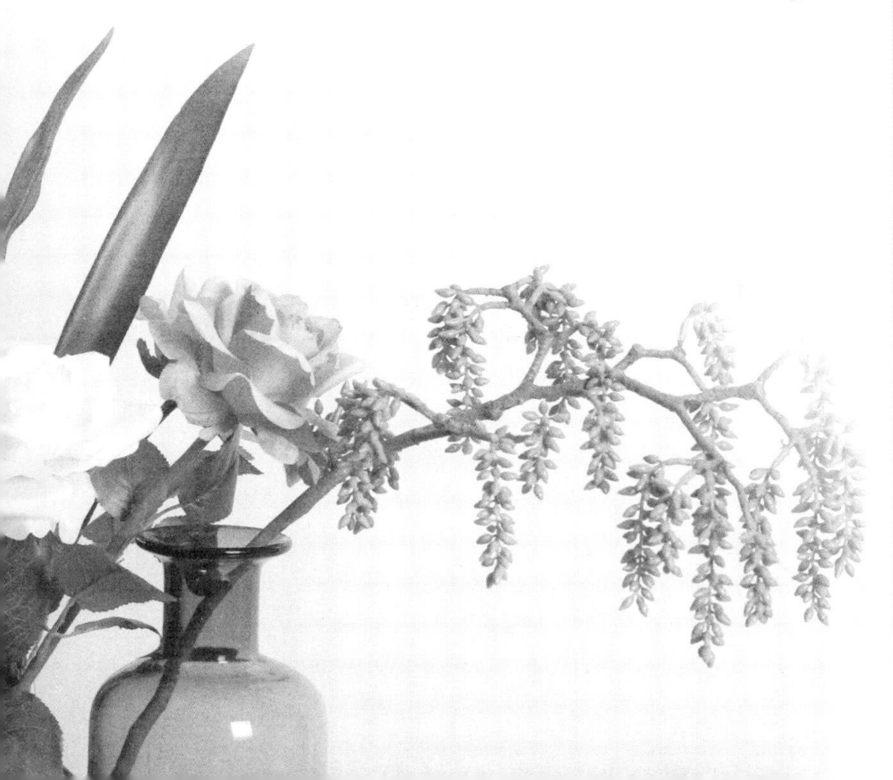

# 保和丸治疗小儿夜咳高热

我曾治疗一个小女孩，5 岁半。其母诉：孩子开始是发烧，在医院检查后诊断为肺炎，输液输了 6 天阿奇霉素才好。接下来孩子就每到晚上发高热、咳嗽。不用退热药第二天早上就退热了，也不咳嗽了，白天没有症状，大小便都很好。孩子平素不爱吃饭，零食也不怎么吃。舌质淡红稍偏红，苔微黄腻。诊断为食积咳嗽、发热。方药用保和颗粒，每次一包，每天两次。

吃了两顿后，孩子当天晚上就不咳嗽，不发烧了，食欲也开始好转了。嘱其母保和颗粒改为每次半包，每天两次。再服 3 天，痊愈。

儿科病里，食积非常常见，是一个不可忽视的病因，尤其现在生活条件普遍都很好，小孩子的零食也多了，小儿不知饥饱，很容易出现食积。

食积咳嗽的特点为舌苔腻、吃饭不好、饭后咳嗽加重，尤其晚饭后咳嗽加重、夜间咳嗽加重或只夜里咳嗽，有的孩子咳嗽到呕吐了就能缓解一会儿。

如苏永泉治赵某之孙，1 岁 2 个月。因咳嗽 1 月余转治 3 家医院，并住院大量输用抗生素，花费 1 万余元不愈来诊。诊见：咳嗽声频而重，问知夜间咳重，到下半夜三四点或更甚，又问知咳前曾吃香肠等难消化食物，近时食欲不振，便干不畅。此乃饮食积滞于三焦所引发的伤食咳嗽。药用保和丸加减 1 剂配合小儿推拿。第二天来说当天晚上咳嗽顿减，再单独每天推拿 1 次，3 天而愈。

余国俊治一男孩，4 岁，夜间咳嗽 2 个月。初为不慎受凉，昼夜均咳。

服西药、输液 7 天后，昼咳已缓，而夜咳依然。服中药金沸草散、止嗽散加减及急支糖浆、蛇胆陈皮液等中成药 10 余天，夜咳不减。经胸部拍片及化验，提示肺部无病变。更医数人，有谓肺燥津伤者，有谓阴虚火旺者，用方皆无效，病情迁延 2 个月。

刻诊：夜卧不安，呛咳频繁，上半夜尤甚，食欲明显下降，口干思饮，大便干燥。舌质红，苔黄厚腻，脉滑数。

此显系食积咳嗽，治宜消食化痰、清热和胃，进而引邪外出。予自拟“小儿食积咳嗽方”（即小柴胡汤合保和丸加减）。方药用柴胡 10g、法半夏 10g、茯苓 15g、枳壳 10g、白术 6g、焦四仙各 12g、连翘 15g、酒大黄 3g（后下）。2 剂，浓煎频喂。若服第 1 剂后大便已通畅，第 2 剂去酒大黄。

二诊：服 1 剂后，当晚泻下臭秽粪便 2 次，呛咳大减。服 2 剂（去酒大黄）后黄腻苔消退近半，不再喜饮，而知饥索食，夜间仅偶尔咳嗽几声。转用《慎柔五书》六和汤加味。太子参 10g、白术 6g、茯苓 12g、甘草 3g、山药 12g、扁豆 2g、浙贝母 10g、桔梗 6g、杏仁 10g、枇杷叶 15g。服 4 剂，夜咳消失，安卧达旦。

小儿病里，除了食积的咳嗽、食积的发热，还会有食积的腹痛、腹泻，以及食积的呕吐，甚至一些肾病综合征等重病大病也要考虑食积。食积咳嗽我常用保和丸治疗。保和丸的组成是山楂、莱菔子、神曲、半夏、陈皮、茯苓、连翘。

我们再来聊聊保和丸。保和丸治疗的是食积轻症，那么食积重症呢？我们可以用保和丸加大黄、枳实导滞汤、大承气汤。我们学习枳实导滞汤的时候会发现，运用枳实导滞汤的要点就是脘腹胀满、大便失常，以及舌苔黄腻、脉有力。

治疗食积最重的一首方子就是大承气汤了。《金匮要略》里治疗宿食病，宿食在上面的用瓜蒂汤催吐，宿食在下面的用大承气汤通下。大承气汤也是既能治疗便秘，也能治疗腹泻。不过这个腹泻是热结旁流，临床上中医门诊很难碰到。但是临床上会遇到一些大便干伴见的咳嗽，通大便治疗咳嗽也是一个非常需要注意的要点。

保和丸里面为什么除了帮助消化的药和化痰的药，还加了连翘呢？这就要从保和丸的创造者谈起了。我们学习一首方，经常要看看这首方出自哪里，我们要学习作者的原意。

保和丸出自《丹溪心法》。原文：“保和丸，治一切食积。”“保和丸亦治因积作后重者。”这说明什么呢？第一，保和丸治疗一切食积引起的肿块。保和丸里配连翘能清热散结消肿块，配莱菔子、半夏、陈皮能散痰结，山楂能消食积和活血化瘀。第二，保和丸治因积作后重者。后重就是形容便后仍有便意，便出不爽，总有“排便不尽感”。湿热病经常出现大便黏腻，排便不爽。这样的情况伴有饮食积滞的，要用保和丸来治疗。

赵绍琴老师在治疗湿热病见舌苔厚腻的情况时就常加保和丸。同时大家可以看到，保和丸的创造者用这首方来治疗积聚痞块，也证实了我们刚刚说的保和丸的适用范围很广，除了食积咳嗽、食积发热外，还能治疗很多其他属于这个病机的疾病。小孩的很多病都有食积的因素，比如甘肃的叶盛德老师就在《黄河医话》里分享过保和汤治愈肾病综合征的案例。

小儿肾病综合征是临床上一个比较疑难的疾病了。主要特点是出现大量蛋白尿、低白蛋白血症、严重水肿和高胆固醇血症。叶盛德老师的文章里分享了他治疗小儿肾病综合征的一个经验。

有一年冬季最冷的时候，病房里收治了一个肾病综合征的孩子。小患者姓张，诊断为肾病综合征。来的时候全身都是浮肿的，小便很少，叶医生曾经用过治疗水肿的常规方法，如滋阴益肾利水之类的，结果都不见效。无奈之下，只能暂时用激素维持治疗。用了激素就好点，但是小孩的病情依然反反复复，甚至因为用激素形成了满月脸、水牛背。之后就到了过春节的时候了，过春节期间家里好吃的很多，小孩又因为一直用激素，特别能吃。于是拼命地吃，还一顿吃了两个猪蹄，结果就得食积病了，也没食欲了，全身肿得更厉害了。

叶医生一看，舌苔是黄厚腻的，脉象是弦滑的，就诊断为食积病，开了保和丸改汤剂 3 剂，还加重了山楂的用量，因为山楂善于消肉食的积滞。结果吃完药以后，出乎意料，小患者不仅吃饭好了，而且水肿减轻了，小便增多了，化验尿蛋白由两个加号以上变成了阴性。这是住院 4 个多月以来从来没有过的情况。大家就担心是不是化验错了，于是又重新化验了好几次，结果显示都是阴性。

后来不吃保和汤了，患者尿蛋白又出现一个加号。于是坚持用保和汤治疗，并且停用了激素，病情就这样逐渐好转，直到痊愈出院了。出院时化验尿蛋白阴性，血胆固醇由入院时的 17. 29mmol/L 变成出院时的 5. 2mmol/L，血浆总蛋白由入院时的 38g/L 变成出院时的 62g/L，肾功能正常。出院以后又交代患者继续服用保和汤加减一段时间。

两年以后，科室给患者父母打回访电话，患者父母千恩万谢，说："两年来小孩一直没复发，情况很好。"病人治好以后，叶医生陷入了深思，辨证用保和汤治疗肾病综合征患儿的食积病，竟然使蛋白尿消失、肾病综合征痊愈了。肾病综合征在中医里叫"水肿"病，明代的著名医家张介宾说这个病的病机"乃肺、脾、肾三脏相干之病"，临床辨证也多以脾肾两虚为常见。然而小孩子常常不知饥饱、恣食无度，以致消化不良，形成食积，伤害了脾的运化功能。脾虚则不能运化水液，上不能输精以养肺，下不能助肾以制水，就影响了身体水液的代谢，形成了水肿，造成了肾病综合征。从这个病案以后，叶医生凡是遇到肾病的小患者，都用保和汤加水蛭、白术、萆薢等药来治疗。治疗 36 例都取得了比滋阴益肾利水的方法更好的疗效。

关于保和丸加减治疗肾病综合征，我和网友分享了这个经验以后，有的大人的一些肾病综合征用了也有效果不错的。食积病的特点就是舌苔厚腻（黄腻或白腻均可，黄腻居多）、纳差、饭后症状加重。当今物质生活丰富，治疗疾病一定不能忽视食积的因素，尤其是孩子的病。

# 被误诊的慢性阻塞性肺病病人

肖某，男，60 多岁。主诉气急，活动后加重，吃药治疗无效，要求住院，西医诊断为慢性阻塞性肺病、冠心病、高血压、支气管扩张。

患者自诉气急，动就加重，肚子胀，肚子越堵塞得难受就越气急，稍动一动也气急（诉说的时候病人摸着肚子），口干，吃饭不好，睡觉不好，平素大便难解。舌质暗，苔黄腻，唇色暗，脉滑。肚子胀满、结实，自诉特别容易上火。输液输地塞米松、氨茶碱、头孢硫脒、左氧氟沙星、奥美拉唑，口服吗丁啉 3 天，寸效不见。遂开中药，先是按照体形、症状和胡希恕老师治支气管哮喘用大柴胡汤合桂枝茯苓丸经验，处方大柴胡汤合桂枝茯苓丸。柴胡 24g、黄芩 9g、白芍 9g、法半夏 9g、枳实 9g、大黄 6g、桂枝 9g、茯苓 9g、桃仁 9g、牡丹皮 9g、生姜 5 片、大枣 3 枚。两剂，水煎服。

两剂服完后除了大便 1 天解了 3 次以外，症状如前，寸效不见。再合上半夏厚朴汤，即大柴胡汤合半夏厚朴汤合桂枝茯苓丸。服完两剂，依然寸效不见。

患者仍气急，活动后加重。诉肚子胀，不想吃饭，口干得厉害，睡不着觉，和入院时一样。病人不愿意再煎药，问有没有什么别的办法。只好又重新看诊一遍，做腹诊。按压患者腹部时发现，病人说的肚子胀，竟不是腹部，而是心下胃脘的部位，也就是说病人是心下满闷，是个痞证。处方半夏泻心汤加味，因患者不愿意煎中药，遂开了中药颗粒剂。法半夏 9g、黄芩 9g、黄连 9g、干姜 2g、党参 9g、甘草 6g、瓜蒌 30g、乌梅 15g、酸枣仁20g。两剂。

医院药房的中药颗粒中没有大枣，所以没开大枣。因患者平素特别容易上火，一点易致上火的饮食都不能沾，因此调整寒热比例，干姜改为2g。因平素便秘，又舌苔黄腻，故加瓜蒌30g，等于又合了化痰热的小陷胸汤，因为口干加了乌梅15g，因失眠又加了酸枣仁15g。岂料患者仅服1剂，第二日便诉好了一半，心下胀满好了很多，能吃饭了，气急也减轻了，睡觉也好了，但仍口干。患者唇干、唇暗、舌质暗红，此为瘀血，遂在上方中加川芎9g、丹参9g、桃仁6g，以活血化瘀，又吃了两剂，服后基本症状已消，舌苔黄腻退，唯还有轻微口干，再吃两剂，痊愈出院。

此例经过西药和4剂中药治疗而寸效不见，实是因为初被固定思维局限而没有细致地做腹诊，没有注意到病人是痞证。我们临床上，一定要重视腹诊，结合腹诊治疗疾病可以少犯很多错误。对疾病虚实的判断，对瘀血、水饮、燥屎的判断，对处方的判断，都有很大的鉴别和诊断意义。

举个例子。胡希恕老师治疗陈慎吾先生的母亲患痢疾一两个月。老太太说胡话，舌苔黄干，脉偏迟，下重。一看是个大承气汤证，但由于老太太70多岁了，不敢贸然用攻下剂，于是按按她的肚子，结果一上手她就嗷嗷叫唤，明显拒按。于是用大承气汤少量频服。刚开始服药后她不泻，全剂吃完了才泻出来干大便，泻完后腹泻就好了。

我们常用脉沉按有力无力来判断机体的虚实状态，但是有时候一些体形偏胖的病人，把脉时要用好大的力气才能把到脉搏跳动，甚至有时候你用力也感觉很难把到脉。这时候，腹诊就是判断虚实的一个很重要的依据，腹部按之有底力就是实，按之无底力就是虚。比如汉方里讲的大柴胡汤的腹证，腹部结实，抵抗感强。而黄芪剂的腹证则是腹部绵软无力。虚实立分。腹诊里的内容多而细致，可以参看伤寒派医家的腹诊经验，如大塚敬节的《汉方诊疗三十年》、高山宏世的《中医方剂病症图解》、稻克叶的《腹证奇览》等汉方腹诊相关的书，也可以学习王宁元老师和娄绍昆老师关于汉方腹诊的一些讲解。

另外，腹诊里会有很多特异性的腹诊症候来帮助诊断某个病理因素或者判断使用某些处方，更好地治疗疾病。如抑肝散加半夏、陈皮的腹证可见从脐左侧至心窝部触及弯曲的黄瓜形状的悸动，全腹部呈软而凹陷的状态；四逆散证有胸胁苦满+腹直肌绷紧凸出，硬如木棒；大柴胡汤证有胸胁苦满+腹部膨隆+心下急；回盲部抵抗压痛、乙状结肠部抵抗压痛，都提示有瘀血。

# 辨方证治失眠

经方家胡希恕老师称辨方证是辨证论治的尖端。下面以失眠为例来谈谈如何用方证相对来辨证治疗。

失眠，属于虚劳病，虚烦、睡不着、头疼的，用酸枣仁汤。《金匮要略·血痹虚劳病脉证治第六》：“虚劳虚烦不得眠，酸枣仁汤主之。”如彭坚治周某，女，42 岁。头痛，昏胀，头部不清醒，睡眠差，梦多，月经量少，大便偏干，面色憔悴，已经持续了半年。舌红无苔，脉弦细数。方药用川芎 30g、知母 10g、酸枣仁 30g、炙甘草 10g、茯神 30g、香附 10g、白蒺藜 30g、夜交藤 30g、丹参 15g、合欢皮 10g、生地黄 30g。7 剂。

二诊：上方效果显著，连续睡了 7 天安稳觉，头部也轻松许多，面色与精神状态都有改善。原方不变，加柏子仁、灵芝，做成蜜丸善后。

这个患者头痛、睡眠差、脉弦细数、体虚，用酸枣仁汤，故服后连续睡了 7 天安稳觉，头部也轻松许多。

失眠，在床上翻来覆去睡不着的，用栀子豉汤。《伤寒论》第 76 条：“发汗吐下后，虚烦不得眠，若剧者，必反复颠倒，心中懊憹，栀子豉汤主之。”如湖北一中医治袁某，男，24 岁。患伤寒恶寒，发热，头痛，无汗，予麻黄汤1剂，不增减药味，服后汗出即瘥。历大半日许，患者即感心烦，渐渐增剧，自言心中似有万虑纠缠，意难摒弃，有时闷乱不堪，神若无主，辗转床褥，不得安眠，其妻仓惶，恐生恶变，乃复迎该中医，同往诊视。见其神情急躁，面容怫郁。脉微浮带数，两寸尤显，舌尖红，苔白。身无寒热，以手按其胸腹，柔软而无所苦，询其病情，曰心乱如麻，言难表述。此余热扰乱心神之候，乃书栀子豉汤1剂：栀子9g、淡豆豉9g。先煎栀子，后纳豆豉。一服烦稍安，再服病若失。

这个患者睡不着，就是辗转床褥，在床上翻来覆去睡不着，所以用了栀子豉汤。

失眠，翻来覆去睡不着且腹胀的，用栀子厚朴汤。《伤寒论》第79条："伤寒下后，心烦腹满，卧起不安者，栀子厚朴汤主之。"如刘渡舟治董某某，女，37岁。症见心中懊侬不能自控，昼轻夜重，甚则奔出野外空旷之处方觉稍安，并有腹胀满如物阻塞之感，小便色黄，但大便不秘。舌尖红绛，舌根有腻苔，脉弦数。此属心火内盛而有下移之势，然未与肠中糟粕相结。用生山栀9g、枳实9g、厚朴9g。服药1剂而愈。这个患者心烦腹胀，夜重则奔出野外空旷之处方觉稍安，也就是心烦，翻来覆去睡不着，又腹胀，用栀子厚朴汤。

失眠、心烦的同时又胆小易惊的（烦惊），用柴胡加龙骨牡蛎汤。《伤寒论》第107条："伤寒八九日下之，胸满烦惊，小便不利，谵语，一身尽重，不可转侧者，柴胡加龙骨牡蛎汤主之。"如闫云科治马某，女，34岁，娄烦县人。夏季病胆结石。冬日因家事不遂，积忧成疾，病失眠。原籍一医予镇静药治疗月余，时效时不效。易医，予归脾汤加莱菔子，仅1剂，烦躁益甚，通宵达旦难以成寐，遂来求诊。患者精神萎靡，表情淡漠，闷闷不乐，郁郁寡欢，胸满心烦，胆怯易惊，喜欢独处，厌扰之情及于幼子。胸背部如火烧焚，思饮喜冷，口苦。舌尖红，苔薄白，脉来弦滑。诊腹，右胁下有抵抗，脐上动悸。胸满不欢者，肝气郁结也；脉象弦滑者，痰气交阻也；口苦思冷者，肝胆火旺也。《丹溪心法》云："气血冲和，百病不生，一有怫郁，百病生焉，故人身诸病，多生于郁。"张景岳亦云："神安则寐，神不安则不寐，其所以不安者，一由邪气之扰，一由荣气之不足耳。"由是观之，本案之失眠乃肝气郁结，火生于内，痰聚于中，痰火扰心，神明不安而起。正所谓痰因火而壅，火因痰而盛。治当舒肝解郁、清热化痰。拟柴胡加龙骨牡蛎汤加减：柴胡 12g、黄芩 10g、半夏 15g、党参 10g、龙牡各 30g、茯苓 15g、大黄 6g、胆南星 6g、白金丸 3g。3 剂。

患者服药当晚仍不能寐，躁懊若丧。自视病属不治，绝望之至，跳楼自杀，幸其丈夫早有防备，使之未遂，急愦中用指甲自毁其面，来诊时犹血迹缕缕。医生以宽言慰之，并以《皇汉医学·柴胡加龙牡汤》治愈病例示之，以坚其必愈信念。令守方续服，至 7 剂时，每晚可睡五六小时。胸背部烧灼感消失，口苦止，胸满烦惊诸症减轻。继进 3 剂，每晚可寐七八小时，情绪亦恢复如初，唯感疲倦而已。嘱其淡漠宠辱，自我调理。

这个失眠患者心烦、胆怯易惊，即具烦惊特点，用柴胡加龙骨牡蛎汤疗效很好。

失眠，伴有痞证即胃胀，用甘草泻心汤。《金匮要略·百合狐惑阴阳毒病脉证治第三》："狐惑之为病，状如伤寒，默默欲眠，目不得闭，卧起不安。蚀于喉为惑，蚀于阴为狐。不欲饮食，恶闻食臭，其面目乍赤、乍黑、乍白。蚀于上部则声喝（一作嗄），甘草泻心汤主之。"如李秀华治张某某，女，58 岁，1989 年 6 月 14 日入院。患者 4 年来夜不能寐，每晚服用安定片或水合氯醛等西药维持才能入睡 2 ~ 3 小时，但稍闻声响便醒而不寐，屡治鲜效。近 20 天来彻夜不寐，虽加倍服用安定片亦目不能瞑，不得卧，心烦易躁，疲倦乏力，两目胀满仍突，胸脘痞满嘈杂，口干苦，纳呆不食。症见身体消瘦、面色不华。舌苔黄厚，脉沉细。此病乃脾胃虚弱，寒热内蕴中焦，上扰心神所致。治宜调理中焦、开结除痞。初用归脾汤、安神定志丸等方治疗不效。复以甘草泻心汤化裁：甘草 18g、黄芩 10g、半夏 10g、干姜 10g、党参 15g、黄连 5g、大枣 4 枚、鸡内金 10g、陈皮 10g。服药 1 剂，诸症皆除。这个病人失眠，又有胃脘痞满的痞证，用甘草泻心汤。这里我们要区别甘草泻心汤治的是痞证，即胃胀；栀子厚朴汤治的是腹胀，位置不同。

失眠、心烦，不能躺在床上，需要走一走或活动一下，用黄连阿胶汤治疗，但是最根本的特征还是舌红绛少苔或无苔。《伤寒论》第303条："少阴病，得之二三日以上，心中烦，不得卧，黄连阿胶汤主之。"如赵明锐治乔某某，女，19岁。患发热病后，发生心中烦，躁扰不宁，睡卧不安，忽坐忽起，忽在炕上乱滚，无宁止时，狂呼怒骂，但神志十分清楚，不是神昏谵语。如此日夜不休，凡九日九夜，头晕，口苦，身热面赤。脉浮数，舌质红绛、少苔、津枯。遂投以黄连阿胶汤，每日服1剂，共4剂后，诸症悉愈。这个患者，其失眠特点是心烦，睡卧不安，不能在床上，忽坐忽起，忽在炕上乱滚。舌象为舌质红绛、少苔。用黄连阿胶汤。

**【总结】**失眠后头疼厉害的，用酸枣仁汤；翻来覆去睡不着的，用栀子豉汤；翻来覆去睡不着伴有肚子胀的，用栀子厚朴汤；失眠时见到心烦，同时胆小易惊的，用柴胡加龙骨牡蛎汤；失眠伴有胃胀的，用甘草泻心汤；失眠，舌红无苔的，用黄连阿胶汤。当然还有桂枝加龙骨牡蛎汤、猪苓汤、桂枝去芍药加蜀漆牡蛎龙骨救逆汤等治疗失眠的处方，辨六经病和金匮病以后，均具有其固定的失眠特点和伴随症状，有待我们继续探索。

## 补阳还五汤治疗带状疱疹后遗神经痛1例

颜某，女，43岁。主诉：带状疱疹后遗神经痛3个月。左侧胸背部带状疱疹治疗后遗留刺痛，住院输液效果不明显，喜按。其他病史：患系统性红斑狼疮3年，目前每天服用1片激素类药物。怕冷怕风，夏天能吹空调，但是不能对着风吹。食欲不好，怕热，不口渴，大便每天一次。精神差，乏力，全身酸软。有子宫肌瘤切除史，不吃激素类药物会四肢关节痛。容易上火，容易打哈欠，莫名哭泣，偶有咳嗽。脉中取有力，重按力度偏弱。舌淡红苔薄白微腻。方药用黄芪60g、当归6g、赤芍5g、地龙3g、川芎3g、桃仁3g、红花3g、陈皮3g。5剂。

吃药5天后，患者诉疼痛好了80%，吃药后感觉原来疼痛处麻麻的，感觉像被包裹住了，很舒服。

患者输着液，且服用了3年激素类药物，舌脉症状容易出现假象。患者疼痛处喜按，考虑为虚证。治疗带状疱疹后遗神经痛很多文章写用梅花针放血拔罐疗效佳，而治疗带状疱疹发作期经多人验证有效的瓜蒌红花甘草汤中也有活血药，说明带状疱疹患者都有瘀血。患者精神差、乏力、喜按，以气虚表现为主，因此用补阳还五汤大量补气，少量活血。《医林改错》用补阳还五汤治半身不遂、口眼歪斜、语言謇涩、口角流涎、大便干燥、小便频数、遗尿不禁。黄芪四两（生）、归尾二钱、赤芍一钱半、地龙一钱（去土）、川芎一钱、桃仁一钱、红花一钱。水煎服。

患者诉这两天咳嗽加重，咳嗽牵扯左胸背部后遗症处轻微疼痛。要求治疗咳嗽。现症喉咙痒，有气上冲感，咽喉部有痰，痰多，容易咯清稀白痰，不口渴，不爱喝水，身上疼，不出汗。咳嗽加重以来，胁痛亦较前加重，但比没吃之前那5剂药时好多了。处方小青龙汤合半夏厚朴汤两剂。

服药后咳嗽较前稍好转20%，今日右眼睑红肿严重，眼屎多，自诉以前也是先一个眼睑红肿，后来两个眼睑都红肿，吃了药一个星期才好。现在右眼睑红肿，眼屎多，自觉左眼眼屎也多，眼睑快要肿了。处方越婢加半夏汤两剂。麻黄9g、石膏18g、生姜6g、大枣3枚、甘草6g、半夏9g。

又来复诊时，眼睑红肿消失，依旧咳嗽。问之，喉咙痒，不出汗，手痛，全身有酸感，左胁部刺痛，改变体位则加剧，左侧胸胁部满胀，左侧背部轻微刺痛。患者胸背痛考虑为胸痹病；胁部刺痛，改变体位加剧考虑为悬饮病；胸胁满胀考虑为痰饮病。处方用香附旋覆花汤合瓜蒌薤白半夏汤合旋覆花汤合苓桂术甘汤。香附10g、旋覆花10克（包）、苏子10g、陈皮 10g、半夏 10g、茯苓 15g、薏苡仁 20g、桂枝 8g、白术 8g、甘草 6g、瓜蒌 12g、薤白 8g、茜草 6g。两剂。

服用两剂后基本不咳嗽了，胁痛减轻。用原方继续治疗。

思路：《金匮要略》："饮后水流在胁下，咳唾引痛，谓之悬饮。"《温病条辨·下焦》第 41 条："伏暑、湿温胁痛，或咳或不咳，无寒但潮热，或竟寒热如疟状，不可误认柴胡证，香附旋覆花汤主之。久不解者，间用控涎丹。"《金匮要略》："心下有痰饮，胸胁支满，目眩，苓桂术甘汤主之。""胸痹之病，喘息咳唾，胸背痛，短气，寸口脉沉而迟，关上小紧数，瓜蒌薤白白酒汤主之。""胸痹不得卧，心痛彻背者，瓜蒌薤白半夏汤主之。"



## 不能被误治的急性肾炎

有些患者说自己有点感冒了，没注意，第二天起床后忽然发现两个眼睑肿了，甚至脸也肿，手臂也肿，全身都肿了，有的还出现小便少。

这样的情况，检查结果多是西医的急性肾炎。临床上，急性肾炎病人初起大多是越婢加术汤证。越婢加术汤用于治疗风水夹热证。《伤寒论》原文如下。

"风水恶风，一身悉肿，脉浮不渴，续自汗出，无大热，越婢汤主之。

"越婢汤

"麻黄六两，石膏半斤，生姜三两，大枣十五枚，甘草二两

"上五味，以水六升，先煮麻黄，去上沫，纳诸药，煮取三升，分温三服。恶风者，加附子一枚，炮；风水加术四两。"

急性肾炎的这种情况要及时运用越婢加术汤，一般三五剂就好了，常按照原方比例，麻黄六两，石膏半斤是八两，即麻黄和石膏的比例是3∶4，如麻黄18g、生石膏24g、生姜9g、生甘草6g、白术12g、红枣5个。

我曾治疗过一个30多岁的女性，患者有一天早上起来发现眼睑浮肿，色微红，手前臂也有点肿胀感，小便有点少。最后处方越婢加术汤原方3剂，服后小便次数增多，肿消，未遗留其他情况。

后来我又治疗了几例这样的患者，都是用的越婢加术汤三五剂而愈，均未留后遗症，小便常规也检查正常。

这时如不用越婢加术汤治疗，而去西医院住院治疗，往往是用消炎药、利水药，没有发表，即使当时肿消了，病人也会因表不解而使病邪慢慢内陷成慢性肾炎，然后形成慢性肾衰竭、尿毒症。很多人的慢性肾炎都是这么来的。

慢性肾炎的发病多源于急性上呼吸道感染、急性扁桃体炎或皮肤病内陷性肾炎或急性肾炎误治。

## 不用药解决空调病

夏季，人们常常感觉暑热难耐，于是很多人长时间甚至一整天都待在开空调的房间中，并且空调温度调得很低。很多人因此而得了空调病，表现为头昏、乏力、全身肌肉和关节紧绷酸痛，有种说不出的难受。

原因是什么呢？我们来看《黄帝内经》关于四季养生的条文：“夏三月，此谓蕃秀。天地气交，万物华实；夜卧早起，无厌于日；使志无怒，使华英成秀，使气得泄，若所爱在外，此夏气之应，养长之道也。逆之则伤心，秋为痎疟，奉收者少，冬至重病。”

所以最好的养生方式应该是天人合一，符合自然规律，春生夏长秋收冬藏，夏季炎热，人体腠理应该开泄，《黄帝内经》所说“夏三月……使气得泄”，就是说让汗出来。我们夏季应该顺应自然规律，让腠理开泄，出点汗。而人们现在夏天多开着空调，不仅不出汗了，而且寒气把腠理闭住了，这样人就会生病，快的马上就会出现空调病，表现为头昏、乏力、全身肌肉紧绷，甚至酸痛，有种说不出的难受。慢的到了秋天就会出问题，也就是肺、皮肤、呼吸系统出问题，如过敏、哮喘、花粉症等。

那么，怎么解决空调病呢？那就是恢复腠理开泄，让病人出出汗。最快的开腠理方式是什么呢？最快的开腠理方式就是刮痧。如果现场没有工具，还可以采用揪痧或者拍痧的方法。

我治过一个病人，30 多岁，体形偏瘦，夏季办公室空调温度调得低，在办公室空调环境下工作了两天以后，全身有种说不出的难受，肌肉紧绷，头昏，想吐。予以揪印堂与背部刮痧。先用拇指和食指揪其两眉毛之间的印堂穴，一两分钟印堂穴就发胀、出痧了，印堂出痧以后，病人头昏、想吐的感觉就减轻了。然后进行背部刮痧，由于当时没有刮痧油和刮痧板在身边，就用清水先在背部涂抹，然后用陶瓷菜碗顺着背部中央的督脉（沿脊柱）和两侧的膀胱经（脊柱两侧肌肉）从上到下反复地刮，根据病人的反应由轻到重上下刮动，刮痧一会儿以后，就出现了紫红色的痧点，有大有小，颜色也深浅不一，刮了将近 20 分钟以后，背部就满布痧点了，患者自诉刮痧过程中出了很多汗，舒服多了。我嘱咐患者别再吹空调了，也不能一直对着风扇吹，当天不能洗澡，之后几天洗澡也要用热水洗。

我自己也得过一次空调病，不过表现还有点特殊，夏天在办公室里连续吹了半个月空调，觉得头胀、肌肉紧绷难受，连带着月经也推迟了 10 多天没来。因为当时正紧张地准备一场考试，没想太多，以为是太紧张了才月经推迟，自服了两天小柴胡颗粒加益母草颗粒，月经仍然没来，这才开始有点担心。后来就想肌肉紧绷感就是寒邪束了表，相当于风寒感冒了，身上不出汗，月经也没来。如果想办法出出汗，应该月经也会来。当时身边没什么工具，只有一同备考的小伙伴，于是让小伙伴帮我在两个手的肘窝拍痧，拍痧过程中，明显感觉到身上在微微出汗，肘窝除了痧点，还出现一大块一大块微凸起的青紫色瘀块。最后拍到两个肘窝都出了很多瘀块和痧点，既解了表寒，又散了瘀血。当时就觉得头胀和肌肉紧绷感基本消失了，只留下身上还稍有点怕吹风。结果，当天晚上做的拍痧，第二天早上就来了月经。

解决空调病的最好方式就是刮痧，不过刮痧以后一定要注意别再继续吹空调、吃冷饮，洗澡也要用温水洗。

## 多囊卵巢综合征常见的两种体质

多囊卵巢综合征常表现为闭经、月经量少和功能失调性子宫出血、多毛、成年女性痤疮，伴有皮肤粗糙、毛孔粗大、皮脂溢出、头面部油脂过多、头皮鳞屑多，以及胸、背部油脂分泌增多，出现男性化表现，还有肥胖，多为腹型肥胖，也会有不孕、抑郁等表现。

多囊卵巢综合征的体质常见防风通圣散体质和五积散体质。治疗常用防风通圣散或五积散长期服用。防风通圣散体质的患者多为体形壮实肥胖，或体形中等但腹部充实，面色黄暗或暗黑、暗红，有油光，结膜易充血，毛发浓密，体毛明显，较少出汗，食量大且以肉食为主，性格开朗或急躁，胆量大，易大便秘结，易生痤疮、毛囊炎、湿疹，容易过敏或瘙痒，四肢皮肤干燥粗糙，女性常月经后期、闭经，唇暗红，舌红或暗红，脉实有力。

五积散体质的患者多面色黄暗，精神萎靡，恶寒不易出汗，皮肤多干燥粗糙，关节、肌肉常有疼痛，常有食欲不振、恶心呕吐、腹胀腹痛，易头晕目眩，妇女多有月经不调、闭经。

总结来说，防风通圣散用于体质壮实、肤黑毛多的热性体质壮胖子，五积散用于寒湿体质的怕冷“偏虚”胖子。

除了这两个方，黄煌老师还常用葛根汤合桂枝茯苓丸、葛根汤加大黄及川芎、麻黄附子细辛汤、麻黄温经汤、桂枝茯苓丸、当归芍药散等加减合方治疗多囊卵巢综合征。

我曾治疗过一个36岁的女患者，矮胖体格，面色黄暗，体毛多，患多囊卵巢综合征，月经半年未至，白带量多，平素非常怕冷，易出凉汗，不能吃凉东西，吃凉东西腹泻，身体重，胸闷，易腹胀，恶心，食欲一般，咽喉有痰感，大便偏稀，一日两次。舌淡红苔白腻。用五积散加神曲、香附等药治疗3个多月，治疗过程中，症状逐渐消失，白带转正常，服药3个月左右月经至，嘱间隔服用五积散颗粒，后每月均有行经。

## 广络原野法治疗更年期综合征

我治疗的第一个更年期综合征患者，某女，40多岁。患者症状很多，怕冷，阵发性烘热汗出，口苦，心烦，心情差，不能吃凉东西，手脚凉。脉细无力。当时错用了柴胡桂枝干姜汤合当归芍药散，病人服药1剂后诉服药后流鼻血、鼻干，不敢再服。

当时深为对此病研究少、了解不透彻、辨证不准确而自责。这之后我开始思考更年期综合征的治疗。

刚开始学的二仙汤。更年期综合征的患者大多年届五十，天癸绝，身体亏虚而出现一系列症状。二仙汤用于阴阳两虚，偏阴虚火旺的状态。方中仙茅、仙灵脾、巴戟天温肾阳、补肾精；黄柏、知母泻肾火、滋肾阴；当归温润养血、调理冲任。全方配伍，壮阳药与滋阴泻火药同用，以适应阴阳俱虚于下，而又有虚火上炎的复杂证候。

这之后来了一位患者。患者刘某，女，58 岁。主诉：下嘴唇白癜风。

问：还有没有其他不舒服？

答：手心、脚心热，怕冷，大便紧，难解，口渴，能喝很多水，口苦，胸闷，睡眠差，一阵阵感觉骨头里透出来的热，爱出汗，小便频。

望之脸色差，形容苍老，像 70 岁之老妇，诊之两脉无力，用二仙汤合二至丸加减。仙茅 9g、巴戟天 9g、当归 12g、黄柏 6g、知母 6g、仙灵脾 9g、柴胡 10g、夜交藤 12g、红花 6g、女贞子 12g、墨旱莲 12g、山茱萸 20g、熟地黄 15g、生地黄 20g、郁金 9g、川芎 10g、合欢皮 12g、茯苓 10g、麻黄 3g、红花 6g、补骨脂 12g。5 剂。

二诊：患者精神、脸色较前好多了。患者神采奕奕地来了，像变了一个人，手心不热，脚心还有热，口渴减轻，大便通畅，偶有阵发性骨蒸热，无之前频繁，仍有出汗，睡眠较前好转。继续用原方 10 剂。

前方共服 30 剂，所有症状均消失，精神好，白癜风范围缩小十分之一。患者不想再服药，遂停药。

此患者即表现为更年期综合征阴阳两虚的二仙汤证。因阴虚较严重而合了二至丸，又因为伴有肝郁血瘀而加了舒肝活血药。

更年期综合征症状甚多，病机复杂，在系统的研究过程中，我考虑这个病适合用广络原野法。

在中医里，经络辨证对经络病有特效，时间辨证对时间病有特效，而广络原野法对多系统复杂病有高效。

那么，什么是广络原野法呢？广络原野法即集寒热温凉、气血阴阳、升降攻补于一方，是治疗临床上一些疑难杂症的一种方法。

关于广络原野法，裘沛然老师的《壶天散墨》里讲到，其早年学医，致力于仲景学说为多，药味简洁明净，但后来在长期临床实践中，渐渐体会到“多安药味”的特殊作用，尤其是对一些疑难杂症，取效者为数不少。并举例用广络原野法治疗顽固性偏头痛、难治性慢性肾炎等多种疑难病取得意外之效。由此总结，对一些顽固性疾病或疑难病症，思路可以广一些，用药可以复杂一些，不一定要受某些临床医书对某些疾病分型分类的限制。

有时一个疾病很复杂，像乌梅丸证，寒、热、虚、实、表、里的药物都用了，却能治很多疑难杂症。治疗疾病，最终有效才是硬道理，无须以药味多寡定医技高低。治病就像射箭，准确辨证就能用一支箭正中靶心，广络原野法就是用很多箭，最终也可以中靶心。

我们来看看女性更年期综合征。女性更年期综合征是女性卵巢功能逐渐衰退至完全消失的过渡时期，多发生于40岁至60岁，由于生理和心理改变而出现一系列临床症状，常表现有烘热汗出、烦躁易怒、心悸失眠或忧郁健忘等。

临床上，女性更年期综合征最主要的症状就是阵发性潮红出汗和失眠，多发于40岁至60岁，也有特殊情况，有的40岁之前的女性会有，有的会持续到60岁以上仍然有症状。患者往往主诉繁多，症状也很多，十分难受。这个疾病在西医也经常出现误诊或遗漏的情况，患者往往做了各种检查，被诊断为各种疾病。临床我们治疗主诉多、症状多的病人多从肝郁入手，用舒肝解郁的中药。更年期综合征也是这样，但治疗中也发现常常疗效不理想，于是就考虑用广络原野法来解决。

治疗更年期综合征，名家医案中用得比较多的处方是二仙汤、六味地黄丸、甘麦大枣汤、桂枝茯苓丸、血府逐瘀汤、逍遥丸、二至丸、温经汤、柴胡加龙骨牡蛎汤、桂枝加龙骨牡蛎汤、黄连解毒汤、百合地黄汤、酸枣仁汤、栀子豉汤。当然，还有很多关于更年期综合征的方子。总的来说，基本治则就是滋阴补阳、活血解郁、清热安神。

更年期综合征多表现出阵发性潮红出汗、心烦抑郁、失眠症状突出。从这些方面总结，取以下几个处方：二仙汤、血府逐瘀汤、二至丸、百合地黄汤、酸枣仁汤、甘麦大枣汤、桂枝加龙骨牡蛎汤。主要用药有仙茅、仙灵脾、巴戟天、当归、黄柏、知母、百合、生地黄、墨旱莲、女贞子、酸枣仁、浮小麦、甘草、大枣、桂枝、白芍、龙骨、牡蛎、栀子、桃仁、红花、柴胡、枳壳、川芎、牛膝。再根据阴虚、阳虚、气滞、血瘀、实热、虚热、神志不安的程度来决定用量。临床上阴虚的更年期综合征患者最多，患者多易上火，因此补阴量要大一些。伴有手脚麻木的加乌鸡白凤丸；舌尖红的加栀子豉汤；失眠心烦严重的加黄连；爱生气的加逍遥丸。

然后进行验证。

某女，52 岁。体瘦，阵发性烘热出汗，怕热，怕冷，容易感冒，失眠，容易生气，动不动就烦躁，一身没劲，浑身难受，容易上火。舌质暗红苔薄白。方药用墨旱莲 15g、女贞子 15g、百合 20g、生地黄 20g、酸枣仁15g、仙茅 9g、仙灵脾 9g、巴戟天 9g、当归 9g、黄柏 6g、知母12g、浮小麦 10g、甘草 10g、大枣 3 枚、桂枝 9g、白芍 9g、龙骨12g、牡蛎 12g、栀子 10g、桃仁 3g、红花 3g、柴胡 6g、枳壳 6g、川芎 6g、牛膝 9g、合欢皮 9g。5 剂。5 剂后患者诉症状好了 70%，继续用药。患者又服 7 剂，症状基本消失。

曾某，女，52 岁。心烦，睡不着觉，夜里一两点才能睡一会儿，睡觉也老是梦到鬼和死人，头前额痛，全身疼痛，胸部疼痛，肛门有胀、灼热感，大便难解，阵发性烘热出汗，头晕，口干，耳鸣，怕冷。自诉浑身上下哪里都不舒服，有很多奇怪的症状。脉偏沉无力，舌淡红苔薄黄偏干。处方更年期综合征广络原野方。二仙汤合百合地黄汤合二至丸合桂枝加龙骨牡蛎汤合酸枣仁汤合血府逐瘀汤合甘麦大枣汤。仙茅 9g、仙灵脾 9g、巴戟天 9g、当归 9g、黄柏 6g、知母 12g、百合 30g，生地黄 30g、墨旱莲 15g、女贞子 15g、酸枣仁 15g、浮小麦9g、甘草 6g、大枣 3 枚、桂枝 9g、白芍 9g、龙骨 12g、牡蛎 12g、栀子 9g、桃仁 6g、红花 6g、黄连 9g、柴胡 9g、枳壳 9g、川芎9g、牛膝 9g、葛根 24g、黄芩 9g。服方两剂后，患者大便通畅，能睡了。服至 6 剂，留下胸部偶有疼痛，其余诸症基本消失，睡眠好了，没有再梦见可怕的东西。

后来我又用该方治疗了好几个更年期综合征有潮热出汗的患者，疗效都很好。更年期综合征的典型症状就是阵发性潮红出汗、失眠抑郁，治疗用更年期综合征广络原野方。更年期综合征广络原野方为二仙汤合血府逐瘀汤合二至丸合百合地黄汤合酸枣仁汤合甘麦大枣汤合桂枝加龙骨牡蛎汤。

## 桂枝加葛根汤治疗颈椎病

我们先来看一则病案。

刘某，女，34 岁，肤白，体形中等。主诉：脖子转动不利，后脑勺疼好几年。两脉有力，舌淡红苔薄白。

问：还有其他的不舒服吗？

答：没有。

两脉有力，为三阳病。问三阳病提纲。

问：怕冷还是怕热？怕不怕风？容易出汗吗？口苦不苦？喉咙干吗？头晕吗？胸闷吗？胁部胀痛吗？心烦吗？吃饭怎么样？口渴吗？爱不爱喝水？下雨天会加重吗？大便怎么样，有没有肛门灼热感，有没有拉不干净感？小便怎么样？

答：怕风，比别人容易出汗，大便一天一次，正常。其他的都正常。

方药用桂枝加葛根汤。桂枝汤 6g、葛根 2g，10 剂。（用的中药颗粒剂，8g 为一次的量，一天两次。由于病人家比较远，故开了 10 剂。）

嘱患者第一次喝药在晚上洗澡后再喝药（目的是避免喝药后出汗了再洗澡受凉或受湿），喝完后喝一杯热开水，盖被子，头也闷在被子里，令微微出汗，擦干，避风而睡。往后服药注意洗澡后再服药，服药后禁沐浴。出门注意避风，天气冷时要戴围巾，注意适当运动颈项，少吃油腻食物。

吃了6剂药后患者打电话说："已无后脑勺疼，脖子舒服了。"问是否继续服药，嘱其继续服完剩余4剂。

思路：病人脉有力，属于三阳病。怕风、爱出汗，为桂枝汤证。后脑勺疼、脖子不舒服，为葛根证。病人没有少阳病，也没有阳明病，所以选用了桂枝加葛根汤。

《伤寒论》第14条："太阳病，项背强几几，反汗出恶风者，桂枝加葛根汤主之。"方后如桂枝法将息及禁忌。

医圣的大部分处方都是一天治愈，有时一天服几剂，这主要在于精准的辨证和服药方法。虽然有时有临床实际条件限制，但是依据仲景原法效果应该更佳。桂枝汤所有的药都要打碎或切碎。原文说生姜切、大枣擘，其他三个药㕮咀，即打碎成小块。此外药渣是不喝的，药要温服。原文说："去滓，适寒温，服一升。"服用桂枝汤以后要喝热粥，盖被子，令遍身微微出汗，不可大汗。原文说："服已须臾，啜热稀粥一升余，以助药力，温覆令一时许，遍身漐漐微似有汗者益佳，不可令如水流漓。"服桂枝汤如果没有汗出，病没有好，可以再喝，如果还不出汗，可以两小时吃一次，缩短服药间隔时间，半天吃掉1剂药，或者1天吃几剂药。原文说："若一服汗出病瘥，停后服，不必尽剂。若不汗，更服依前法，又不汗，后服小促其间，半日许，令三服尽。若病重者，一日一夜服。周时观之，服一剂尽，病证犹在者，更作服。若汗不出，乃服至二三剂。"不能吃生冷食物、黏滑食物、肉面、五辛、酒酪、臭恶食物，以免病不愈或出现食复。原文说："禁生冷、黏滑、肉面、五辛、酒酪、臭恶等物。"

# 桂枝加龙骨牡蛎汤合苓桂术甘汤治疗脱发治验

我们先来看一则病案。

刘某，女，23 岁。体形中等偏胖，肤白。主诉：脱发严重。察之发丝细而稀少，色褐，质软。其他情况：轻微怕冷，轻微怕风，容易出汗，睡觉可，梦多。不口渴，头不晕。蹲久了再站起来会头晕、眼前发黑。脉力度中等。舌淡红苔薄白有津液，舌体轻微胖大。用桂枝加龙骨牡蛎汤合苓桂术甘汤。方药用桂枝 15g、白芍 15g、生姜 15g、大枣 6 枚、炙甘草 10g、龙骨 20g、牡蛎 20g、茯苓 15g、白术 10g。6 剂。

服完 6 剂后患者诉已经不怎么掉头发了，但仍有做梦。续服 9 剂，患者诉新长了一些小绒毛一样的头发。原方再开 7 剂。

思路：《金匮要略·血痹虚劳病脉证并治》："夫失精家，少腹弦急，阴头寒，目眩，发落，脉极虚芤迟，为清谷，亡血失精。脉得诸芤动微紧，男子失精，女子梦交。桂枝加龙骨牡蛎汤主之。"

患者怕冷、怕风、出汗，是桂枝汤证，爱做梦是龙骨牡蛎证，体质为虚胖，其脉力度中等是因为患者为年轻女性，本质还是偏虚。桂枝加龙骨牡蛎汤为虚劳病，发落即为脱发。综合以上，患者为虚劳病之桂枝加龙骨牡蛎汤证。

《伤寒论》第 67 条："伤寒若吐，若下后，心下逆满，气上冲胸，起则头眩，脉沉紧，发汗则动经，身为振振摇者，茯苓桂枝白术甘草汤主之。"

患者舌质轻微胖大，蹲久了再站起来会头晕、眼前发黑，为起则头眩，属于痰饮病之苓桂术甘汤证。

岳美中亦有经验用一味茯苓饮治疗水湿脱发。

后来我又治了几个脱发患者。一女，24 岁。主诉脱发，体形中等偏胖，睡觉爱做梦。脉大无力，舌微胖大，舌淡红苔白。此为虚劳病，处方桂枝加龙骨牡蛎汤颗粒 3g、苓桂术甘汤颗粒 2g，一天两次，一次 5g。连吃 10 天后患者诉已不掉头发，再吃半个月诉长出绒毛样头发，遂停药。

还有一个患者，女，30 多岁。体形中等偏瘦，主诉脱发，睡觉爱做梦，精神也不好。舌淡红苔薄白，其他均正常，唯两脉无力。诊为虚劳病，处方桂枝加龙骨牡蛎汤颗粒，一天两次，一次 5g。服一周后患者诉睡眠好转，再服 10 天，诉没怎么掉头发了，遂停药。

脉无力、梦多，属于虚劳病的脱发患者常用桂枝加龙骨牡蛎汤治疗，有水饮的再合苓桂术甘汤。

## 谈黄汗治疗

黄汗的治疗有虚有实。脉有力的实证按黄疸湿热治疗，用茵陈蒿汤等治疗。脉无力的虚证的按《金匮要略》中的方法治疗，用桂枝加黄芪汤和芪芍桂酒汤。

宁为民治李某某，女性，43 岁。患者素体肥胖，喜食油腻辛辣之品，自诉 1 月前食用不少油腻辛辣之品后，翌日即觉汗出不畅，逐渐汗出变黄，并染黄内衣，经西医内分泌和皮肤科诊治，效果不佳。查患者汗出不畅，汗色带黄，内衣多处被染成黄色，小便黄，大便不畅。舌质红暗，舌苔黄腻，脉滑数。中医辨证为湿热内蕴。治以茵陈蒿汤加味，以清热利湿、疏通经络。茵陈蒿30g、栀子15g、大黄12g、防风10g、金钱草15g、姜黄15g、甘草6g。服用上方7天后，黄汗明显减少，小便变清，大便通畅。上方加益母草10g、香附6g，调理1周痊愈，随访半年未见复发。

胡希恕治黄汗两则。

韩某，女，41岁，哈尔滨人，以肝硬化来门诊求治。其爱人是西医医生，检查详尽，诊断肝硬化已确信无疑。其人面色黧黑，胸胁串痛，肝脾肿大，腰髋痛重，行动困难，必须有人扶持。苔白腻，脉沉细。黄疸指数、胆红素检查皆无异常，皮肤、巩膜无黄染。曾在当地服多年中西药不效，特来京求治。初因未注意黄汗，数予舒肝和血药不效，后见其衣领黄染，细问乃知其患病以来即不断汗出恶风，内衣每日重换，每日黄染，遂以调和营卫、益气固表以止汗祛黄为法，予桂枝加黄芪汤治之：桂枝三钱、白芍三钱、炙甘草二钱、生姜三钱、大枣四枚、生黄芪三钱。嘱其温服之，并饮热稀粥，盖被取微汗。结果：上药服3剂，汗出身痛减，服6剂黄汗止，能自己行走，继依证治肝病乃逐渐恢复健康，返回原籍。两年后患者特来告知仍如常人。

**【按】**本例是肝硬化并见黄汗之证，黄汗不去，则肝病长期治疗不效，提示了仲景学说的“先表后里”治则的正确性、重要性。也提示医者必须掌握黄汗的证治。因本患者有汗出恶风、身痛身重等，为桂枝汤的适应证，故治疗以桂枝汤调和营卫。因表虚湿踞，故加黄芪益气固表，使营卫协和，正气固于皮表，汗止湿消，黄汗自除，此是黄汗的正证和正治的方法。对于黄汗的变证和变治也应当熟悉。

李某，女，30岁，工人。因长期低热来门诊治疗，屡经西医检查未见何器质性病变，经服中药未效。症见口渴、出黄汗、恶风、虚极无力、下肢肿重。舌苔薄白，脉沉细。查黄疸指数正常，身体皮肤无黄染。此为黄汗表虚津伤甚者，拟黄芪芍药桂枝苦酒汤：生黄芪五钱、白芍三钱、桂枝三钱、米醋一两。上药服6剂，诸症尽去。

**【按】**黄汗因表虚汗出，汗出而津伤，但因津伤不重，又兼内有寒湿，故其正症不见口渴（如韩某）。若病久汗出多，津液大伤，则可见口渴。本例即属于此，故治疗重用黄芪益气固表，复以桂枝、芍药调其营卫。又特用米醋敛汗救液。因方药对证，使二年不愈之证得以治愈。值得说明的是：原文有“此劳气也”，有的书认为“这是虚劳病的荣气内虚”。但从本例有“虚极无力”来看，当是黄汗的见症。

# 经方治疗前列腺癌1例

彭某，男，80岁，体形中等，农民。

主诉：大便秘结，频频要去上厕所，但是又拉不出来，只能解出一点点大便，大便不干不稀，有里急后重感，解大便后肛门有灼热感，小便频急。一般喝凉水，不喝热水，睡眠一般，饮食正常，体力正常。舌红苔黄腻，脉滑有力，指诊前列腺部按之如石头一样硬，推不动（当时担心摸错了，让几个同事都指诊了一下，感觉相同），家属要求办理住院。

2016年5月5日腹部彩超示：前列腺轮廓欠清晰，形态规则，大小约42mm×74mm×63mm。

2016年5月7日总前列腺特异性抗原测定TPSA 49.580ng/ml（正常范围0~4.0ng/ml），游离前列腺特异性抗原测定FPSA 10.460ng/ml（正常范围0~0.93ng/ml）。

未做前列腺穿刺。病情未告知病人，与家属交代，考虑为前列腺癌，建议去上级医院检查确诊。家属不愿意，继续在本院治疗。2016年5月10日处方白头翁汤合当归贝母苦参丸加味。白头翁8g、黄连12g、黄柏12g、秦皮8g、当归12g、浙贝母12g、苦参12g、全瓜蒌12g、白花蛇舌草12g、半枝莲12g、半边莲12g。3剂。

患者服后感觉舒服，无不适，诸症状稍微减轻。原方不变，每日1剂。服至2016年5月22日，复查TPSA 17.250ng/ml，FPSA 3.720ng/ml。

至2016年6月11日，患者一共服药30剂。患者本人诉：症状全部没有了，大小便都很好。1个月期间西药只间断使用，未用其他药物。指诊前列腺硬块消失。继续巩固，再服30剂。

2016年6月14日复查，TPSA 3.250ng/ml，FPSA 0.510ng/ml，均在正常范围。

继续服用原方。患者诉每天喝药，喝得想吐了，难以下口。嘱喝3天，停1天。

2016年7月1日复查彩超：前列腺轮廓清晰，形态规则，大小约23mm×33mm×22mm，实质光点均匀，内未见明显异常。

2016年7月2日出院带药，原方，嘱咐3天吃1剂药，吃半个月后，改为1周吃1剂药。

思路：《伤寒论》第371条："热利下重者，白头翁汤主之。

"白头翁汤方

"白头翁二两，黄柏三两，黄连三两，秦皮三两

"上四味，以水七升，煮取二升，去滓，温服一升，不愈，更服一升。"

《金匮要略》："妊娠小便难，饮食如故，当归贝母苦参丸主之。

"当归贝母苦参丸方，男子加滑石半两。

"当归、贝母、苦参各四两

"上三味，末之，炼蜜丸如小豆大，饮服三丸，加至十丸。"

有书示，此为妊娠大便难，饮食如故，当归贝母苦参丸主之，而非小便难。

患者解大便有里急后重感就是下重，解大便后肛门有灼热感就是热利。热利下重者，白头翁汤主之。患者脉滑有力，属于实证、阳证。患者平素一般喝冷水，不爱喝热水，为热证无疑，舌红苔黄腻更证明患者有湿热，用白头翁汤对证。

患者大便秘结，吃饭正常，即"大便难，饮食如故"。仲景原文说：

"妊娠小便（大便）难，饮食如故，当归贝母苦参丸主之。男子加滑石半两。"也就是说男子妊娠小便（大便）难，饮食如故，当归贝母苦参丸加滑石主之。男子是不可能怀孕的，那么男子妊娠指的是什么呢?

孕妇妊娠是腹内有胎，男子妊娠也就是男子腹内有物，只可能是男子腹内有肿块。因此，根据仲景条文男子腹内有肿块，小便难或大便难，饮食正常，就可以用当归贝母苦参丸。因此这个病人用白头翁汤合当归贝母苦参丸治疗。未加滑石是因为第一次开方时我忘记了加滑石，后已见效，遂效不更方。加瓜蒌清湿热通便，加白花蛇舌草、半枝莲、半边莲抗癌。

## 颈部淋巴结炎、颈部淋巴结肿大之验证

经方大家胡希恕老师运用柴胡剂的概述里有阐述腮腺炎、乳腺炎、淋巴结炎等多属于小柴胡加石膏汤方证。

一个颌下淋巴肿大的患者，胡老给予了小柴胡汤加生石膏，学生不解其意，问道："该患者无口渴为什么加生石膏啊?"胡老师说："这里的生石膏不但起清热作用，而且还有解凝作用。"

胡希恕先生认为，生石膏可以解热凝，即解除因热而形成的凝结，具体表现为淋巴结肿大及局部的红、肿、热、痛等。细读胡老师的医案，不难发现，只要见到上述情况，胡老师常用生石膏。如急性腮腺炎常用小柴胡汤加生石膏，急性化脓性扁桃体炎常用小柴胡汤加生石膏、蒲公英、桔梗等，急慢性睾丸肿大常用小柴胡汤加生石膏、陈皮、生薏苡仁等，所用治例皆收捷效。关于石膏解热凝，张锡纯先生也曾用石膏治"其颌下连项，臃肿异常"之蛤蟆瘟，用生石膏四两主治而愈，而小柴胡汤常用于淋

巴系统疾病。

近来我有机会验证了一下小柴胡加石膏汤治疗淋巴结肿大，确实疗效很好，方知小柴胡加石膏汤治疗淋巴结肿大经验可靠，石膏解热凝之言不虚。

附案如下：

刘某，女，40 多岁。诉左侧颈部淋巴结红肿疼痛 6 天，触之有压痛，有一蚕豆大淋巴结，头晕。

按六经提纲问诊得知患者不怕冷、不怕风、出黏汗多、口不苦、咽喉不干、胸不闷、胁部不胀不痛。口干喜饮，喝鱼腥草水觉得舒服。大小便尚可。两脉有力，舌淡红苔黄微腻。

患者脉有力，属于三阳证。颈部淋巴结处于身体的一侧，在“柴胡带”上，淋巴系统疾病多考虑用小柴胡汤。患者口干喜饮、出黏汗多，属于阳明病石膏证，用小柴胡加石膏汤。柴胡 24g、黄芩 9g、法半夏 9g、党参 9g、生姜 3 片、大枣 3 枚、生甘草 6g、生石膏 30g。5 剂。

服完 5 剂后患者来复诊，恰好我休假不在，又没留电话号码，药房说医生过两天就会来。遂按照原方再抓 2 剂，吃完 2 剂后，患者来诊，说颈部已经不红、不肿、不痛，触摸也没什么感觉了。后予原方再加皂角刺、穿山甲、海藻等软坚散结药，再服一段时间以消除所触之蚕豆大淋巴结。

陈某，女，73 岁，右侧颈部疼痛 1 个月，摸之有黄豆大小的淋巴结数个。口苦，口干，大小便正常。两脉有力，舌淡红苔薄黄。

口苦、脉有力，为小柴胡汤证。口干、颈部淋巴结肿大，应该用石膏解热凝。方用小柴胡加石膏汤。柴胡 24g、黄芩 9g、法半夏 9g、党参 9g、生姜 3 片、大枣 3 枚、生甘草 6g、生石膏 30g。5 剂。

服完 5 剂后患者诉口苦减轻，口干减轻，颈部疼痛减轻。再服 5 剂，颈部无疼痛，原方再加软坚散结药以消其所触之淋巴结。

后来我又治一患者，男，30 多岁，颈部淋巴结炎 1 个月。在西医院用阿莫西林等抗生素无效，目前伸脖子则疼痛，按压疼痛，来咨询怎么治疗。嘱用小柴胡加石膏汤。柴胡 24g、黄芩 9g、法半夏 9g、党参 9g、生姜

3片、大枣3枚、生甘草6g、生石膏30g。

大火煮开，关小火煮40分钟，一天煮两次喝两次，喝到痊愈为止。过了几天，患者诉其服了几天就好了。

# 酒渣鼻治疗总结

酒渣鼻古名鼻赤。《素问·热论》："脾热病者，鼻先赤。"又名肺风、赤鼻、鼻准红、鼻齇。虽为小疾，也并不影响健康，但缠绵不愈，殊失雅观。病因一般由脾胃湿热上熏于肺所致，治宜清热、散结、凉血。《经方发挥》用桃核承气汤加当归、川芎治疗，《医宗金鉴》认为治疗此病应内服凉血四物汤，外搽颠倒散，经过临床实践也有一定疗效。

另外还有一种因瘀血、热邪郁于经脉，循经上冲面部所造成的酒渣鼻，临床颇为多见。这种证候多见于青壮年妇女患者，症状的特点是月经来前比较严重，月经过后就自然好转。仲景用本方治下焦蓄血，此证也多由于下焦瘀血导致，故用本方解郁活血，使瘀血热邪不致上冲，此即治本之法。

典型病例：刘某，女，24岁，未婚。鼻尖部及环口布满鲜红疹子，已经3年多了。每逢月经前更为增重，经后逐渐好转，夏季加重，冬天较好，并伴有行经时腹痛、头晕，余无异常。曾外搽、内服各种药物无效，患者颇为此苦恼。投以桃核承气汤加当归、川芎，共服一个半月，诸症痊愈。随访1年未见复发。（注：还有同道用市售桂枝茯苓丸治疗酒渣鼻效佳。）

《医宗金鉴》记载内服凉血四物汤、外搽颠倒散治疗酒渣鼻。

原文说："酒渣鼻生准及边，胃火熏肺外受寒，血凝初红久紫黑，宣郁活瘀缓缓痊。此证生于鼻准头及鼻两边。由胃火熏肺，更因风寒外束，血瘀凝结。故先红后紫，久变为黑，最为缠绵。治宜宣肺中郁气，化滞血，如麻黄宣肺酒汤、凉血四物汤俱可选用，使营卫流通，以滋新血。再以颠倒散敷于患处。若日久不愈，以栀子仁丸服之，缓缓取愈。

"凉血四物汤：当归、生地、赤芍、川芎、黄芩（酒炒）、赤茯苓、陈皮、红花（酒洗）、甘草（生）各一钱，水二盅，姜三片，煎八分，加酒一杯，调五灵脂末二钱，热服。气弱者，加酒炒黄芪二钱，立效。

"凉血四物渣鼻红，散瘀化滞又调营，芩苓四物陈红草，姜煎加酒入五灵。

"颠倒散：大黄、硫黄各等分，研细末，共合一处，再研匀，以凉水调敷。

"颠倒散敷功效极，大黄硫黄各研细，等分再匀凉水调，专医酒渣肺风刺。

"栀子仁丸：栀子仁研末，黄蜡熔化为丸，如弹子大，每服一丸，茶清嚼下，忌辛辣之物。

"栀子仁丸渣鼻赤，紫黑缠绵皆可施，栀子为末黄蜡化，丸似弹子茶清食。"

另外，《医宗金鉴·肺风粉刺》："肺风粉刺肺经热，面鼻疙瘩赤肿疼，破出粉汁或结屑，枇杷颠倒自收功。"

《汉方诊疗三十年》用葛根红花汤治疗酒渣鼻。葛根红花汤为酒渣鼻的专用药方。重症酒渣鼻宜内服本方，外用四物硫黄散，中度或轻度的单用本方长期服用即可，此外还可配合刺络法，以去恶血，或长期服用黄连解毒汤。

《赵炳南临床经验集》认为酒渣鼻好发于青壮年。本病的发生多因肺胃积热，复感风热之邪，血瘀凝结而致。根据病情的发展，可分为三期。

（1）红斑期：开始时鼻部表面油腻发亮，红斑时隐时现，以后红斑可以扩大，持续不退。法宜清宣肺热、凉血活血。方用枇杷叶五钱、桑白皮五钱、黄芩三钱、黄连一钱半、赤芍三钱、白茅根一两、龙胆草二钱、菊花三钱、生甘草二钱、地骨皮三钱。外用颠倒散，凉开水调敷。

（2）毛细血管扩张期：在红斑的地方出现扩张的毛细血管，毛囊孔扩大，可经常出现针头至高粱粒大小样红色丘疹或脓疱，治宜清热凉血、活血化瘀。方用当归三钱、生地黄三钱、赤芍三钱、川芎一钱半、黄芩三钱、生栀子三钱、桃仁三钱、红花一钱半、丹参三钱，外用大枫子油加珍珠散。

（3）肥大期：鼻部逐渐肥厚变大，陈鼻赘。治宜活血化瘀、通络散结。方用大黄䗪虫丸加减：大黄三钱、䗪虫三钱、桃仁三钱、红花三钱、甘草三钱、丹参三钱、牡蛎四钱、川贝母三钱、蒲公英四钱、生地黄四钱、茯苓五钱、黄芩三钱。体质好的加三棱、莪术，体弱有虚象的加生黄芪、党参补气扶正。外治可用三棱针放血后，加脱色拔膏棍贴敷。

《朱仁康临床经验集》记载酒渣鼻一例：内服凉血四物汤，日久不愈，加用大黄䗪虫丸，每日 2 丸。便秘者宜加通便药。外用颠倒散或去斑膏。

我以前治疗一个年轻的酒渣鼻患者，除鼻部红疹外没什么别的症状，用枇杷清肺饮，没加活血药，也没用外用药，吃了 10 天没什么效果人家就不来复诊了。由此我悟出酒渣鼻治疗应以凉血活血为主，必用活血药。

## 类风湿性关节炎与金匮风水病

《金匮要略》记载：“风水，其脉自浮，外证骨节疼痛，恶风。”

类风湿性关节炎的病人关节疼、肿、晨僵、活动不利，即关节疼、肿、重。金匮风水病表现为关节疼、肿、重。因此有一部分类风湿性关节炎病人是属于金匮风水病的。治疗选用防己黄芪汤加减或越婢加术汤加减。

《金匮要略》："风水（其脉自浮，外证骨节疼痛，恶风），脉浮身重，汗出恶风者，防己黄芪汤主之。腹痛加芍药。

"防己黄芪汤

"防己一两，甘草半两炒，白术七钱半，黄芪一两一分去芦

"上四味，剉麻豆大，每抄五钱匕，生姜四片，大枣一枚，水盏半，煎八分，去滓。温服，良久再服。喘者，加麻黄半两；胃中不和者，加芍药三分；气上冲者，加桂枝三分；下有陈寒者，加细辛三分。服后当如虫行皮中，从腰下如冰，后坐被上，又以一被绕腰以下，温，令微汗，瘥。"

《外台秘要》防己黄芪汤："治风水。脉浮为在表，其人或头汗出，表无他病，病者但下重，从腰以上为和，腰以下当肿及阴，难以屈伸。"

如《金匮名医验案精选》收录李现林医生用防己黄芪汤加味治疗的一例类风湿性关节炎：王某，女，24 岁，1989 年 4 月 20 日初诊。患者四肢多发性关节肿痛 1 年半，双手小关节先发病，晨僵感明显，曾服用炎痛喜康、布洛芬、昆山海棠等药效果欠佳。查双手指间关节呈梭形肿胀，有压痛，双腕关节肿胀、压痛，活动受限。舌质淡红，苔白腻，脉细滑。血沉 76mm/h，RF（+）。X 线示：双腕关节间隙变窄，关节面被破坏，周围骨质疏松。诊断为类风湿性关节炎。处方防己黄芪汤加味：黄芪 30g、防己 20g、白术 10g、甘草 6g、寻骨风 20g、秦艽 10g、徐长卿 20g、生姜 3 片、大枣 3 枚。服用本方 20 剂，肿痛减轻，继续巩固治疗 20 天，诸症消失，功能恢复而痊愈。2 年后随访未见复发。

表虚风湿留着关节，发为痹证，用防己黄芪汤治疗有效。据李医生经验，寒盛痛重者常加川乌、草乌各 6g；关节热痛者常加连翘 30g、栀子 10g。

吴洋医生治疗一类风湿性关节炎病，患者为女性，48 岁，2012 年 5 月初诊。患者因四肢关节反复对称性肿痛 10 余年，加重 1 个月就诊。患

者10年前被确诊为类风湿关节炎，服用甲氨蝶呤、醋酸泼尼松治疗，病情虽有好转，但时有复发，1个月前受凉后症状加重，遂求中医协助治疗。就诊时患者双手近端指间关节、双腕肿胀疼痛，活动困难，双肘、双膝、双踝关节冷痛，遇寒加重，得温稍减，恶风畏寒，晨僵时间>1h。舌苔白腻，脉沉紧。中医诊断：痹证（卫表虚，风寒湿痹）。方选防己黄芪汤加味，药用防己15g、黄芪30g、白术15g、桂枝20g、茯苓15g、细辛6g、羌活15g、独活15g、秦艽15g、怀牛膝15g、川芎15g、海桐皮10g、海风藤10g、大枣10g、甘草10g、生姜3片。7剂，水煎服，每日3次。

2周后患者复诊，诉四肢关节肿胀、疼痛减轻，活动较前好转，现感双下肢酸重疼痛，久行后症状加重。舌红，苔白腻，脉沉紧。原方去细辛，加千年健10g、木瓜20g。

继服10剂后，四肢关节疼痛、晨僵明显减轻，活动改善，嘱患者注意保暖，适当进行功能锻炼，继续规律服药治疗。

华英医生治疗类风湿性关节炎患者林某，72岁。患者双手关节对称性肿痛2年，服用甲氨喋呤（7.5mg/周）4周后，症状无明显改善。查血白细胞$2500 \times 10^9$/L，血沉40mm/h，类风湿因子450IU/L。西医诊断：类风湿性关节炎。刻下乏力头晕，面色少华，关节肿胀疼痛，晨僵。舌淡紫苔白，脉细涩。中医诊断为痹证，证属气虚血瘀。治拟益气活血祛风通络，用防己黄芪汤合四物汤加减。组方：汉防己、白术、羌活、独活各12g，生黄芪、鸡血藤各30g，当归、川芎、赤芍、桂枝、地龙、伸筋草各10g。服药14剂后，关节疼痛、晨僵缓解，复查血白细胞恢复正常，类风湿因子300IU/L。

《金匮要略》记载："风水恶风，一身悉肿，脉浮不渴，续自汗出，无大热，越婢汤主之。

"越婢汤

"麻黄六两，石膏半斤，生姜三两，大枣十五枚，甘草二两

"上五味，以水六升，先煮麻黄，去上沫，纳诸药，煮取三升，分温三服。恶风者，加附子一枚，炮；风水加术四两。"

如矢数道明治疗类风湿性关节炎用桂枝二越婢一加术附汤案。小某，女，29 岁。1974 年 12 月初诊。本病例为坚持 10 年服用同一处方的患者。1968 年起，患者全身关节肿痛，风湿症反应（+），1971 年发热 40℃，全身出疹，有剧烈关节痛，多次住院治疗。经某医院诊断为胶原病，曾服倍他米松每日达 16 片。现在营养一般，面色苍白，脉弱，血压 100/60mmHg。舌有白苔，有轻度口渴感，手足发凉，全身倦怠感严重，有肩凝及腰背痛，躺卧时自己不能翻身。每日仍服 1 片倍他米松，满月脸不太明显。

初诊时处方为桂枝二越婢一汤加白术、附子各 1g，《图说东洋医学》中指出，对于体力在中等或稍低下的虚证倾向者有关节肿痛、全身倦怠，患处有热感，非患处不热，有时反而轻微恶寒的急慢性类风湿症，常用此方。

服药后，患者感到疼痛减轻，情绪改善，食欲增加，2 个月后体重增加 2kg，而倍他米松用量减到每天半片，病情逐步好转。其间方中的附子量始终保持为 1g。服药 1 年后，全身症状明显好转。因服药后患者感到身心均良好，故而继续服用了 10 年，同时早已停用了激素制剂。到 1984 年 4 月时，自觉症状基本消失，家务活动也逐渐能够承担了。

从上面的这些病案中，我们知道治疗类风湿性关节炎，也不能忽略金匮风水病，不能忽略防己黄芪汤和越婢加术汤、越婢加术附汤。如属金匮病，可先辨为金匮某某病后再详细鉴别。

# 类风湿性关节炎与金匮溢饮病

《金匮要略》的辨证方式是先辨某某病再辨属何证，所以《金匮要略》的撰写体例是“×××病脉证治”。

我们来说说《金匮要略》所述痰饮咳嗽病中的溢饮病与类风湿性关节炎的关系。

“饮水流行，归于四肢，当汗出而不汗出，身体疼重，谓之溢饮。”

什么是溢饮呢？仲景说了，饮水在四肢，不出汗（或者说身体应该出汗的地方无汗），身体疼（四肢疼），身体重（四肢重）。我们再来看看西医对于类风湿性关节炎的症状、体征定义。类风湿性关节炎受累关节以腕关节、掌指关节和近端指间关节最常见，其次为足、膝、踝、肘、肩、颈、颞颌及髋关节。关节病状表现为晨僵、疼痛和压痛、肿胀、较晚期关节畸形和关节功能障碍。关节外表现为类风湿结节、类风湿血管炎，以及肺、心脏、神经系统的其他症状。

类风湿性关节炎患者往往表现为关节疼、肿、晨僵、活动不利。类风湿的晨僵和关节活动不利，都属于重。所以类风湿病的典型症状就是关节疼、肿、重。

四肢关节肿胀疼重，关节疼痛部位无汗的病人有一大部分就属于“饮水流行，归于四肢，当汗出而不汗出，身体疼重”的溢饮。

怎样治疗呢？

“病溢饮者，当发其汗，大青龙汤主之。小青龙汤亦主之。

“大青龙汤方

"麻黄六两（去节），桂枝二两（去皮），甘草二两（炙），杏仁四十个（去皮尖），生姜三两（切），大枣十二枚，石膏如鸡子大（碎）

"上七味，以水九升，先煮麻黄，减二升，去上沫，纳诸药，煮取三升，去滓。温服一升，取微似汗。汗多者，温粉粉之。

"小青龙汤方

"麻黄三两（去节），芍药三两，五味子半升，干姜三两，甘草三两（炙），细辛三两，桂枝三两（去皮），半夏半升，（洗）

"上八味，以水一斗，先煮麻黄，减二升，去上沫，纳诸药，煮取三升，去滓，温服一升。"

小青龙汤治疗外寒里也寒的溢饮，外寒用麻黄，里寒用干姜。

大青龙汤治疗外寒里热的溢饮，外寒用麻黄，里热用石膏。

这是溢饮病的两个类型。

现在治疗类风湿性关节炎很多人认为是历节病，用桂枝芍药知母汤、乌头汤，有的还用白虎桂枝汤，但是类风湿性关节炎应该还有溢饮的类型。

我曾治疗一个女病人，30 多岁，得类风湿性关节炎好几年了，现在的症状是手指关节疼痛、肿胀、僵硬。病人的血压正常，心脏也正常。饮食偏凉有不舒服，胃口正常，大小便正常，平时不容易出汗，怕冷。脉浮，重按无力，舌苔水滑湿润。诊断：金匮溢饮病，外寒里寒饮型，用小青龙汤加黑附子。

按照原方要求盖被子，微微出汗，尤其是疼、肿、重的关节处。出汗后要避风，即温覆，出汗，避风。服药 5 剂，症状基本消失。又吃 5 剂巩固疗效。

我还治疗过一个类风湿性关节炎的病人，也是女病人，30 多岁，患类风湿性关节炎很多年了。这次踝关节肿胀疼痛急性发作，其他和上面那个病人情况一样，不同的地方是脉浮有力，并且这个病人有口渴、舌苔黄。也是不出汗。处方用大青龙汤原方 3 剂。服药后关节疼痛、肿胀、沉重感就消失了。

我们再来看甘肃中医学院学报上朱莹医师治疗类风湿性关节炎的一个病案。王某，男，31 岁。患肢体关节疼痛 2 年余，曾在当地医院诊断为“风湿性关节炎”，经中西药治疗，效不明显，时轻时重，于 1990 年 6 月 12 日来我院就诊。经详细检查诊断为“类风湿性关节炎”。症见双手腕、手第一指关节、右脚跖骨处肿胀、疼痛，活动受限，遇冷水后加重，二便调。舌淡红，苔白润，脉弦细。此乃痛痹之顽证，着力温通除湿，以小青龙汤化裁：麻黄 6g、桂枝 15g、赤白芍各 15g、生姜 15g、细辛 10g、五味子 10g、姜半夏 10g、附子 12g、炙甘草 12g、羌活 12g、独活 12g、木瓜 15g、木防己 10g。6 剂，1 日 1 剂。服药后，关节肿胀明显减轻，继服 16 剂。病愈，以后未再复发。

所以，治疗类风湿性关节炎急性发作期，我们不能忽略金匮溢饮病，不能忽略小青龙汤和大青龙汤。

## 慢性疲劳综合征之李氏清暑益气汤

《温病方证与杂病辨治》一书的作者张文选老师在应用清暑益气汤类方治疗脾胃内伤病时发现，现代临床上有一种新的内伤脾胃病。西医常诊断为慢性疲劳综合征。其表现有三个方面：第一是劳伤气津的疲劳证。主要表现为异常疲倦、四肢沉重无力、头脑昏昏沉沉、胸闷气短、精力不足、嗜睡或失眠等；第二是火证，也可叫火郁证，表现为舌红赤或绛或起刺、心烦异常、急躁易怒、心中愦愦然、口苦、咽喉干燥、眼睛干涩、大便干燥或黏滞不爽或数日不大便；第三是湿证，也可叫湿郁证，主要表现为舌苔厚腻，或黄或白或黄白相间而厚腻、口气浊臭、口中无味、胃脘痞满、腹胀、无食欲、小便黄短等。

每组证的具体表现可多可少，但这三组证必同时并见。男性还可兼见性功能障碍。主要见于中青年男性，特别是公司职员或者老板，工作紧张，压力过大，应酬频繁，喝酒抽烟，夜晚忙于工作而睡眠不足者。对于这一种内伤脾胃病，若只考虑疲劳，纯用甘温补气药，则火、湿更盛，更加烦躁，舌苔更腻，纳食更差；若仅从郁火考虑，纯用苦寒泻火药，则损伤元气阴液，加重疲劳；若只看到舌苔厚腻，纯用芳香化湿药，则更加燥热。

由于这类患者初诊时，多数把疲劳倦怠列为主诉，自认为太虚，希望吃补药，因此，经验不足的医生多用温补处方，或者补脾，或者补肾，结果越治患者越难受、越疲劳。这种病症类似于暑湿损伤元气病，暑为火邪，暑多夹湿，本病虽然不是暑湿所致，但却由内生之火、湿相结，火湿损伤元气、津血而发。鉴于这类病已经是一种常见的现代病、难治病，因此，将其称为“内生火湿损伤元气病”。对其辨治，主要用东垣清暑益气汤法化裁。

东垣清暑益气汤出自《内外伤辨惑论·暑伤胃气论》。原文是：“时当长夏，湿热大胜，蒸蒸而炽，人感之多四肢困倦，精神短少，懒于动作，胸满气促，肢节沉疼，或气高而喘，身热而烦，心下膨痞，小便黄而少，大便溏而频，或痢出黄糜，或如泔色，或渴或不渴，不思饮食，自汗体重，或汗少者，血先病而气不病也。其脉中得洪缓，若湿气相搏，必加之以迟，迟病虽互换少瘥，其天暑湿令则一也。宜以清燥之剂治之，名之曰清暑益气主之。”

组成及服法为“黄芪（汗少减五分）、苍术（泔浸去皮）以上各一钱五分，升麻一钱，人参（去芦）、白术、橘皮、神曲（炒）、泽泻以上各五分，甘草（炙）、黄柏（酒浸）、当归身、麦门冬（去心）、青皮（去白）、葛根以上各三分，五味子九个。上㕮咀，作一服，水二盏，煎至一盏，去渣，稍热服，食远。”

其加减法为“如汗大泄者，津脱也，急止之，加五味子十枚、炒黄柏五分、知母三分，此按而收之也。

“如湿热乘其肝肾，形步不正，脚膝痿弱，两足欹侧，已中痿邪，加酒洗黄柏、知母各五分，令两足出气力矣。

“如大便涩滞，隔一二日不见者，致食少，乃血中伏火而不得润也，加当归身、生地黄各五分，桃仁泥、麻仁泥各一钱以润之。”

本方原为暑湿伤气而设，一些慢性病患者在夏暑湿盛之季，多会出现疲倦不堪、四肢倦怠、头晕目昏、食欲减退，或不思饮食、大便溏、心烦、舌苔腻等症。遇此，用东垣清暑益气汤有效。本方化裁治疗临床的慢性疲劳综合征患者效果很好。

下面我们分析一下这首方。

李东垣清暑益气汤组成为黄芪、当归、人参、麦冬、五味子、甘草。湿浊阻滞证加苍术、白术、青皮、陈皮、泽泻、神曲。火热证加黄柏。清阳不升证加升麻、葛根。

张文选老师总结李东垣清暑益气汤的方证特征是气短、汗出、倦怠无力、脘腹痞胀、不思食、心烦、苔腻。

我也用清暑益气汤治疗过疲劳综合征的病人。

某患者，女，30 多岁。体形中等偏瘦，面色青黄。平素工作繁忙，且要带两个小孩。主诉：整个人觉得非常累，只要蹲下 3 秒眼前就发黑晕，持续时间 2 个月，一上楼梯腿就像灌铅一样累，同时喘不过气来，持续 1 个月左右。患者感觉脚软，很讨厌爬楼梯，现在爬一层楼都觉得痛苦，有低血糖反应半年。患者平素全身都不舒服，右脚和脚底怕风怕冷，一吹就觉得疼，易出汗，在办公室只微微开空调，每天早上感觉微微口苦，近半个月来感觉心里很烦躁，不怎么怕热，喜欢喝水，大便大概两天一次，成形，最近几天有夜尿，小便这两天有点灼热感，很想睡觉，精神不济。患者吃冷的胃不舒服，但是想吃冷的。一个月来一次月经，量多，有很多血块，上一次月经有腹部下坠感，腰部和腹部任何时候都是冷的。即使很饿，饭量也很小，否则胃感觉非常不舒服。舌淡红嫩有齿痕，苔微黄腻中少苔，脉弦无力。诊断为慢性疲劳综合征。证属气阴两虚、湿热夹杂、气机郁滞。处方：李氏清暑益气汤加黄连。生黄芪 15g、苍术 15g、升麻 10g、西洋参 5g、生白术 5g、陈皮 5g、炒神曲 5g、泽泻 5g、生甘草 3g、黄柏 3g、当归身 3g、麦冬3g、青皮 3g、葛根 6g、五味子 3g、黄连 1g。5 剂。

患者服完药观察了三四天后和我联系，说疲劳感减轻，无口苦，无小便灼热感，蹲下后眼前发黑晕时间能延迟到 12 秒。上楼感觉比之前轻松很多，无喘不过气感。我嘱咐其多休息，因无法煎药，前方去黄连，做中药丸继续服用。临床中这样的疲劳综合征在都市白领中非常常见。

## 泌尿系统结石治疗经验总结

泌尿系统结石包括肾结石、输尿管结石、膀胱结石、尿道结石。临床表现可见腰腹绞痛、血尿，或伴有尿频、尿急、尿痛等泌尿系统梗阻和感染的症状。

肾结石急性期，即有症状期，是临床最多见的类型。治疗时湿热阴虚用猪苓汤，实寒用大黄附子汤，气虚用补中益气汤，肾虚用八味肾气丸或煨肾丸。各证型均可再加三金排石汤。若疼痛剧烈、腹肌紧张者，可再合芍药甘草汤。出血的再加白茅根、三七等活血止血凉血药。

肾结石慢性期消石可用硝石矾石散，以大麦粥汁冲服，同时可再配入鸡内金、海金沙、金钱草等排石通淋药。

**1. 猪苓汤。**

《门纯德中医临证要录》中说："猪苓汤主治水热互结，小便不利。症见发热，口渴欲饮，或见心烦不寐，或兼咳嗽、呕恶、下利者。"书中附有病案如下。

“贾某，男，44岁。右侧输尿管上中部有一直径约0.5cm大小结石，患者后腰肾区疼痛，经常发作。诊见心烦低热，口渴能饮，脉细数。以猪苓汤煎汤送服化石丹半月后，疼痛次数减少，后坚持服药3月余，诸症悉除。”

“戈某，男，9岁。腹痛，小便不利，食差，消瘦，手足心热，诊为尿路结石。余以猪苓15g、泽泻12g、茯苓12g、滑石6g、阿胶9g、远志6g、白茅根15g、金钱草12g、生甘草3g，4剂，隔日1剂，水煎服，尿量大增，尿出大小石头四五块，又处以轻剂归脾汤与上方轮服，小儿用成人量，其效如神。”

我曾治疗3例泌尿系统结石。第一例是一侧肾和另一侧输尿管结石，第二例是双侧肾盂均有结石，第三例是输尿管结石，在输尿管上三分之一处。我用的方子基本上以猪苓汤为底方，此方治疗接近肾盂部的炎症、结石，表现为尿频、尿急、尿痛、尿红状。如果血尿严重，就加凉血止血的药物。疼痛重，就加清热解毒药物，以解决泌尿系统感染问题，此外，这两例患者方中都加远志6g，远志治疗尿痛效果好。

任某，男，小便疼痛，血尿，面色潮红，手心发热，脉搏滑数，尿频，尿急，尿痛，特别是尿红，化验红细胞满视野。我先用了八正散、小蓟饮子，无效，后处以猪苓汤加石韦10g、海金沙10g、瞿麦10g、白茅根30g，此外因肉眼血尿很明显，还加了三七粉3g。患者服3剂后，诸症缓解。服了第4剂后，第二天黎明急欲小便，蹲在便盆上疼痛非常剧烈，小便出后，疼痛有些缓解，随后小便鲜红，像血一样，小便后，从血尿中找到一块半个黄豆粒大的棕色石头。之后就结合滋阴补肾的左归丸、一贯煎等方药加车前子进行治疗，后来患者就逐渐痊愈了。

王某，男，剧烈腰痛，不伴尿痛，化验小便红细胞（++），确诊为双侧肾盂结石。用猪苓汤加石韦9g、海金沙9g、郁金9g、大黄5g。5剂后，排出右肾结石。后来患者又服了10余剂药，用上方加白芍，以养阴缓急，后来又排出石头。

贾某，男，44 岁，右输尿管上三分之一处有黄豆大结石，腰痛剧烈，小便不舒，有轻微淋证症状，无尿痛。用猪苓汤送服化石丹半月后，患者疼痛次数减少。坚持服 3 月余，诸症消失，排石头时亦不疼，后经查输尿管结石消失。

泌尿系统结石，常以化石丹（火硝 60g、郁金 60g、肉桂 30g，捣细过筛，每次服 6g，午、晚饭后各服 1 次）为基础加海金沙 30g，嘱患者用猪苓汤送服。

《黄煌经方使用手册》说：“尿路结石，腹痛腰痛者，猪苓汤合四逆散。”

《伤寒名医验案精选》说：“腰痛结石案：陈某，女，26 岁。左腰痛向小腹尿道放射痛，二便频数量少，彻夜不眠。脉沉滑，苔薄黄。处以猪苓汤 2 剂。服 1 剂后，先是疼痛增剧，约 1 小时后，腰即不痛，次日膀胱突然尿意窘迫，似有物堵塞尿道感，小便后即不痛，后调理而愈。”

2. **大黄附子汤。**

“胁下偏痛，发热，其脉紧弦，此寒也。”此胁下偏痛可以是一侧胁痛或一侧腹痛或一侧坐骨神经痛。治疗泌尿系统结石寒实内结之证，一侧胁腹部疼痛，脉紧弦或沉弦迟，可伴腹痛喜温、畏寒肢冷、便秘、舌白。

验案如陈隐漪治张某，男，61 岁，11 月 21 日初诊。自诉 3 日前无明显诱因突发左侧腰部酸胀痛并牵及同侧少腹，小便时茎中涩痛，伴泛恶欲吐，肢冷，喜温不思饮食，大便 4 日未行。视其面色苍白少华，舌质淡红，苔薄白微腻，脉沉细。查体：腹平软，左下腹压痛，左肾区明显叩击痛。B 超示左侧肾盂积水，左侧输尿管扩张，其中段见一 1. 1cm × 1. 2cm 之增强光团，伴有声影，诊为石淋，左侧输尿管结石。治以温阳利水、行气排石止痛。方选大黄附子汤加减。制附片 10g（先煎），茯苓 30g，赤白芍各 25g，泽泻 20g，枳实、桃仁各 15g，橘核、荔枝核各 12g，干姜、制大黄各 10g，桂枝 8g。两剂。11 月 23 日复诊：服上方后，日间解大便两次，量多，先硬后软，腹胀痛趋缓。23 日晨 7 时许，突感左侧腰腹疼痛剧烈，约半小时后解小便时茎中刺痛难忍，后豁然畅达，尿后诸痛皆消，检查尿液发现黄豆大小石子1枚，色微黄。上方去制大黄，再进3剂后复查尿常规、血常规均恢复正常。B超示双肾及输尿管未见明显异常。

陈玉川治马某，男，29岁，小学教师。于1987年9月14日夜突然发病，当时症状表现为左胁腰部持续性剧烈疼痛，恶心呕吐，手按腰胯呻吟翻转，出冷汗，本夜经服用解痉镇痛药无效，15日送住南阳地区医院，经B超检查诊断为左肾结石0.6cm×0.8cm，用排石汤后病情依然如故，整天靠注射止痛针暂缓疼痛。此时患者家属邀陈玉川诊治，根据患者脉象沉紧、四肢厥冷、舌苔薄白、不喜冷饮、痛而喜按等症状，遂遵《金匮要略·腹满寒疝宿食病脉证治篇》之治疗旨义，取法温下，拟大黄附子汤加减。患者服药后病痛基本解除，药已对证，第二剂又增大黄，服药后病人在小便时稍觉尿道有异常感，发现一棉籽大小的圆石从尿道冲出，再经B超检查左肾已无异常，自此痛除病愈，至今身体健康状况良好。

**3. 补中益气汤。**

补中益气汤治疗泌尿系统结石气虚证，表现为乏力、少气懒言，或腰腹下坠感。舌淡苔白有齿痕，脉虚软无力。

验案如路国森治刘某，女，30岁。患者于3月前突发腰痛，大汗出，伴呕吐而急诊入院，腹平片提示右侧肾结石，经治疗疼痛暂时缓解。复查腹平片：结石影存在。患者仍时有腰痛腰酸，前医以总攻疗法、输液、消炎及清热利湿通淋中药等治疗3月余，症不见减，邀路国森会诊。诊见：患者面色㿠白，神疲懒言。舌淡胖，脉沉细无力。证属气虚下陷，清阳不升，浊阴不降。投补中益气汤加海金沙、金钱草各30g。服5剂后，患者自觉精神好转，体力增加。当服至14剂时，夜晚突然腰胀疼痛，约半小时后转移至阴部疼痛，尿道有异物感，其爱人以人工方法从其尿道取出一枚约7mm×3mm大小之红色结石，表面粗糙，X线复查：结石影消失，病告痊愈。1年后随访，未复发。

聂赛清治刘某，女，55岁，因右肾区间歇性疼痛伴血尿3个月余就诊。经静脉肾盂造影诊断为右肾盂结石0.8cm×0.6cm，伴头痛、乏力、饮食欠佳、易出汗。查体：面色㿠白，语音低微，舌体偏胖，边有齿痕，舌质淡苔薄白，脉细无力。患者曾在外院服排石利尿类中药治疗1个月余，无效。辨证为中焦脾胃气虚，升降失调。治拟补中升阳、降逆排石。方选补中益气汤加减。北黄芪20g、党参15g、当归10g、升麻5g、柴胡5g、枳壳5g、白芍15g、牛膝15g、车前草15g、炙甘草5g、连服7剂，患者精神明显好转，饮食渐增，小便清，舌脉同前，续服上方加金钱草20g，5剂。于服药后第3天患者突发右肾绞痛，小便涩痛，嘱其服药后多饮水，并做跳绳运动，之后患者小便时排出1粒黄豆大黑色结石，诸症自消。复查腹部平片，见原结石阴影已消失。

**4. 肾气丸，煨肾丸。**

《金匮要略》："虚劳腰痛，少腹拘急，小便不利者，八味肾气丸主之。"肾气丸治疗泌尿系统结石久治不愈，症见怯冷、腰腿酸软、小便不利，脉沉迟、舌胖润，属肾阳虚衰者，临证可再加三金排石汤、牛膝、车前子。

煨肾丸，治泌尿系结石之肾虚证，症见腰腹隐痛、头晕耳鸣、脉无力。

验案如余国俊治输尿管结石女患者，45岁，1986年9月5日初诊。患者右腰腹隐痛1年余，偶尔小便淋沥。经多次镜检，红细胞（+），尿蛋白（+），B超显示右输尿管上端有1粒结石（大小约0.2cm×0.5cm）。曾用通淋排石及活血化瘀、软坚散结方药40余剂，不仅未见结石排出，且腰痛加重，身体日渐尪羸，而不敢继续服中药。而医者有鉴前失，乃于上述方中加入补气养血或补肾填精之品。但数次更医，皆因服药后产生不良反应而辍服，特来商治。刻诊：右腰腹隐痛，小便微黄，稍感淋漓涩痛，纳差，气短乏力，头眩耳鸣。舌淡，脉沉弱。据临床观察，肾虚尿石病患者，其临床表现以腰腹部隐痛或酸痛为主，伴腿膝乏力、神疲易倦，亦可伴小便淋涩、血尿或尿浊。尺脉重按无力。此因肾之精气不足，或久服通淋排石药物耗伤肾气。治宜温肾益气合滋肾填精，以固其根本。但结石久滞，络脉不通，亦宜辅以化瘀通窍，以有利于消除结石，拟诊为"肾虚尿石"，治宜温肾益气合滋肾填精，辅以化瘀通窍。方选张景岳"煨肾丸"化裁：杜仲12g、肉苁蓉15g、巴戟天12g、熟地黄30g、核桃仁30g、怀牛膝12g、黄芪20g、当归6g、穿山甲片6g、王不留行子15g、金钱草15g、海金沙10g（包煎），6剂。患者次日复来，言第一剂尚未服完，便不得已而辍服，原因是服头煎后约半小时，患者便耳鸣如潮，头眩欲仆，腰痛加重，同时感觉有一股气流从腰腹部冲向少腹，顿时迷离恍惚，不能自持，约20分钟方止。遂不敢服二煎，且疑配方有误，而将所剩5剂药全部带来查对。因思患者服药后竟发生此等不良反应，虽属意料之外，却在医理之中。遂将化瘀通窍药物全部捡出，留下杜仲、肉苁蓉、巴戟天、熟地黄、核桃仁、黄芪、当归7味，嘱其放心服用。

效果：服完5剂，患者腰腹痛减轻，无不良反应。效不更方，续服30剂，腰腹痛消失，饮食正常，精神振作，若无病之象。虽未见结石排出，但经B超复查，未发现结石，镜检红细胞及尿蛋白（－）。迄今6年，患者身体一直健康。

余国俊治疗肾虚尿结证经验，常用煨肾丸化裁。如偏肾阴虚者，兼心烦夜热，舌嫩红无苔，脉细数无力，去黄芪、当归、核桃仁，加生地黄、二至丸；偏肾阳虚者，兼畏寒溲频，舌淡胖大，边有齿痕，脉沉迟无力，加鹿角霜、补骨脂（畏寒甚，再加肉桂、附子，减轻则去之）；血尿加琥珀末、三七粉（吞服）；尿浊加萆薢、石菖蒲；少腹痛则合芍药甘草汤。倘服药期间腰腹痛加重，且向少腹放射者，提示结石活动而下移，可重加芍药甘草汤缓急止痛，并酌加大黄因势利导，促使结石排出。如此填精益气为主，化瘀通窍为辅，治疗肾虚尿石之常证，恒有效验。石淋的基本治法就应当是补肾之虚、清膀胱之热。

**5. 其他。**

还有如桃核承气汤、四逆散合蒲黄滑石散、大建中汤等治泌尿系统结石有症状期。

桃核承气汤用于尿路结石剧烈疼痛，同时腹证有少腹急结的瘀血征象，伴有便秘等。

王三虎据孙思邈经验，将蒲黄滑石散作为治疗尿结石的处方。王三虎治一患者，腰胁拘胀，右侧为主。B超示直径0.6cm的光团，诊断为输尿管结石嵌顿并右肾积水。病人形体壮盛，声高气粗，自诉腰胁胀疼，右侧为主，小便不利，肾区叩痛明显。舌暗红，苔薄黄稍腻，脉沉弦。辨为水湿不行，瘀而化热生石，影响血行，治以利水通淋、化石活血、清热解痉。方用蒲黄10g、滑石20g、金钱草30g、海金沙12g、鸡内金12g、猪苓15g、核桃仁15g、柴胡10g、黄芩12g、威灵仙12g、白芍30g、生甘草10g。服后右肾功能恢复，结石消失。

大建中汤用于虚寒型泌尿系统结石，汉方经验用于泌尿系统结石疼痛发作，遇寒加重，腹部因气积而苦紧满，腹痛剧烈者。大冢敬节自身曾患肾结石并苦于剧烈疝气疼痛，当时腹部膨膨地紧张着，充满了气体，使用大建中汤后排出小豆大小的结石两颗而愈。

而硝石矾石散（硝石用火硝，矾石用绿矾）多用于慢性期不发作而仍显示有结石者，为避免其不良反应，宜用仲景之法，制为散剂，用大麦粥汁送服。现在硝石矾石散多用于治胆结石，因为肾结石都在用体外震波碎石的方法。

徐书老师总结了他临床治疗泌尿系统结石最常见的几个类型。该病总的病机为肾虚为本（肾阴虚、肾阳虚、肾精虚等），膀胱湿热，清浊相干以成石。①结石在肾时，无症状，或伴肾积水，按照阴寒治，重在温肾排石（如大黄附子细辛汤）。②结石在输尿管时，重在疏肝理气解痉（如四逆散），气行则血行，迅速解除输尿管痉挛。③结石在膀胱时，重在滋阴清热通利（如治阴虚夹湿水停的猪苓汤）。但临床有很多复合情况的，可存在大黄附子细辛汤合四逆散合猪苓汤的情况。治疗顽固结石有一经验药对——桂枝助阳化气助膀胱开合，芒硝咸寒软坚排石，二药相配，调和寒热，去性存用。

当然，中医治疗泌尿系统结石归根结底还是要辨证治疗的，辨证论治才是中医的灵魂。

# 治疗乳腺增生的特殊处方

一个女性病人，30 多岁，两侧乳腺增生，摸之有肿块，可移动，按压两侧乳房均有疼痛。病人两侧乳房不按压不痛，一按压就疼痛难受，经前及经期乳房胀痛，很怕癌变，要求治疗。患者自诉吃过逍遥丸和乳癖消片，均无效。舌淡红苔薄白微腻，脉微沉细弦偏无力。用柴胡桂枝干姜汤合当归芍药散无效。

于是我思考，患者脉无力，显属阴证，阴证的乳腺增生肿块用了治疗厥阴病的柴胡桂枝干姜汤无效，那该用什么处方呢？

查找书籍，看到杨吉相老师的《乳癖诊治心悟》一文中提到，杨老师曾治疗一个 30 多岁的乳腺增生患者，双乳肿块疼痛，用逍遥散加减，疏肝理气、化痰消坚 1 个月，痛略减轻，而肿块坚硬不软。后又四处求医，用药百余剂而无效。杨老师根据患者面白形瘦、乳房皮色不变、肿块质地坚实且触之拒按、胀痛缠绵、心悸肢冷、脉沉弦滑、舌淡苔白而腻，认为是血虚寒凝、气滞痰结证，用阳和汤加三棱、莪术、夏枯草、香附等温经通络、化痰消结。患者服 6 剂药后，疼痛大减，肿块不再拒按，但质地仍坚，未见缩小，这是寒痰初化，经络略通，因此在前方倍用白芥子，重用三棱、莪术、鹿角胶，以温阳补血、行气化痰。服药 15 剂后，患者疼痛消失，肿块消散大半，推之移动，质地变软，继用前方，两乳痊愈。

学习了杨老师的这篇文章，我考虑这个患者就是一个阴证、寒证的乳癖，就给这个患者用了阳和汤加三棱、莪术、香附、浙贝母。患者服了 15 剂后基本治愈。

后来我又猜想，治疗阳证痈疡的仙方活命饮的原文煎煮方法是用酒一大碗，煎五七沸服，也就是直接用酒煎药。那么寒凝引起的肿块用阳和汤的同时再加白酒煎煮是不是可以更快治愈呢？有待以后再验证。

阳和汤温阳补血、散寒通滞，用于治疗阴疽，以患处漫肿无头、皮色不变、酸痛无热、舌淡苔白、脉沉迟细无力为辨证要点。阳和汤出自清代王洪绪的《外科证治全生集》。原文是："阳和汤治鹤膝风、贴骨疽及一切阴疽。如治乳癖、乳岩，加土贝五钱、熟地一两、肉桂一钱（去皮，研粉）、麻黄五分、鹿角胶三钱、白芥子二钱、姜炭五分、生甘草一钱，煎服。马曰：此方治阴证，无出其右，用之得当，应手而愈。乳岩万不可用。阴虚有热极破溃日久者，不可沾唇。"

乳癖，现代医学一般认为就是乳腺增生症。原文除讲到阳和汤治疗乳癖，还讲到治疗一切阴疽，那么什么是阴疽呢？原文《外科证治全生集·阴疽论》指出贴骨疽、脱疽、流注、痰核、鹤膝风等都属于阴疽。

《外科证治全生集·阴疽治法》解释"初起之形，阔大平塌，根盘散漫，不肿不痛，色不明亮，此疽中最险之症。倘误服寒凉，其色变如隔宿猪肝，毒攻内腑，神昏即死。夫色之不明而散漫者，乃气血两虚也；患之不痛而平塌者，毒痰凝结也。治之之法，非麻黄不能开其腠理，非肉桂、炮姜不能解其寒凝。此三味虽酷暑，不可缺一也。腠理一开，寒凝一解，气血流行，毒亦随之消矣。"即肿块皮色不变，疼痛无热，就是阴疽。辨为阴疽，属于阴寒证的，即可用阳和汤治疗。由此推之，不仅是一些肌肉深部脓肿，如淋巴结核、骨结核、慢性骨髓炎，体表无热肿块也属于阴疽。

乳腺增生、乳腺纤维瘤、乳腺结节的肿块都表现为皮色不变，按之疼痛无热，都是阴疽。还有一些卵巢囊肿、子宫肌瘤的腹痛病人也可诊断为阴疽，如果患者表现无热象，属于阴寒者，即可用阳和汤治疗。

如崔立兰、吴书晓用阳和汤治疗58例年龄为25～42岁乳腺增生症患者，痊愈48例，好转7例，无效3例。

阳和汤组成：熟地黄15g、肉桂6g、麻黄6g、鹿角胶12g（烊化）、白芥子12g、姜炭6g、生甘草6g。

肿块范围大、质硬者加浙贝母10g、牡蛎30g、穿山甲15g；肿块刺痛明显，脉沉涩，舌质紫者加三棱15g、莪术15g、延胡索20g；乳汁不行者加通草12g、王不留行15g；气滞者加郁金15g、青皮12g、柴胡12g。每日1剂，水煎服。

杜某，女，37岁，1995年4月初诊。乳房有包块伴胀痛1年，每遇情绪波动或月经期胀痛加重，伴有月经不调，月经色黑、有血块。经B超检查诊断为乳腺增生症。予西药治疗，疗效不显。诊见：面色青黄，舌淡红，苔薄，脉沉弦。左右乳房分别有3cm×3.5cm和2.5cm×2cm大小肿块，表面光滑，触痛明显。诊断为乳癖，证属阴寒凝结、气滞血瘀。方药用熟地黄15g、肉桂6g、麻黄6g、炮姜6g、鹿角胶（烊化）2g、白芥子12g、穿山甲15g、浙贝母10g、牡蛎30g、郁金15g、青皮12g、王不留行15g、三棱15g、莪术15g、通草12g、生甘草6g。上方共服20余剂，肿块消失，月经恢复正常而愈。

## 治疗长期失眠的经验

李某，男，48岁，体形中等，方脸。主诉：失眠8年。睡着了一两个小时就会醒，醒了就很难再睡着，有时醒后能再睡半个小时就醒了。一个晚上最多只能睡3个小时。其他情况：右脉弦而有力，左脉细数力度较右脉弱很多，力度属中等。舌淡红苔薄黄。没有明显的怕冷、怕热，平素容易出汗。有口苦，太阳穴痛，咽喉不干，头晕，胸闷，爱叹气，胁肋部没有不适，睡觉时心烦，饮食可，无胃胀。不口渴，大便一天一次，不干不稀，没有拉不干净的感觉，没有肛门灼热感，有小便拉不干净感，夜尿每晚两三次，白天有时尿频。睡觉容易惊醒，爱做梦，平素有全身沉重感。平素容易发生口腔溃疡，容易上火。方用柴胡加龙骨牡蛎汤。北柴胡24g、黄芩9g、法半夏9g、党参9g、桂枝9g、茯苓9g、龙骨9g、牡蛎9g、大黄6g、磁石9g、远志6g、生姜3片（切成条状）、大枣6枚（掰开）。3剂。

冷水浸半小时，水开后小火煮半小时，一天一剂，一日两次，早晚饭后服。

三诊：3剂后患者诉，现在每晚能睡5个小时了，但中间还会醒，太阳穴痛减轻，口苦减轻，胸闷消失。上方再开5剂。

复诊：5剂后患者诉，睡眠好多了，一个晚上一共能睡5个多小时，中间仍会醒，但醒的次数少了，醒后还能再睡着。上方再开7剂。

思路：患者脉有力，属于阳证、三阳病。阳证的口苦里，除了柴胡剂的口苦，多见于痞证的三泻心汤证，但患者没有胃胀等痞证的典型表现，仅有口苦、太阳穴痛，考虑用柴胡剂。胸闷、心烦、易惊、做梦、身重，考虑用柴胡加龙骨牡蛎汤。

《伤寒论》第107条："伤寒八九日，下之，胸满烦惊，小便不利，谵语，一身尽重，不可转侧者，柴胡加龙骨牡蛎汤主之。

"柴胡四两，龙骨、黄芩、生姜（切）、人参、桂枝（去皮）、茯苓各一两半，半夏二合半（洗），大黄二两，牡蛎一两半（熬），大枣六枚（擘），上十二味，以水八升，煮取四升，纳大黄，切如棋子，更煮一两沸。去渣，温服一升。"

患者症状正合本条条文。

本例病患我用远志加磁石代替铅丹。远志祛痰安神，磁石镇惊安神，而铅丹能够坠痰镇惊。两药代铅丹之作用正好。

# 误寒为热的外阴瘙痒

一个 20 多岁的年轻女性，电话里和我讲她外阴瘙痒难忍、白带多、带下黄稠且味腥。从舌象照片可看出舌苔黄厚腻。口服甲硝唑，外用甲硝唑栓 7 天无效。不但没效，反而瘙痒加重了，还偶尔胃痛，后来又用达克宁栓、洁尔阴洗剂、高锰酸钾外洗，以及用食醋外洗、口服妇科千金片均无效。问诊得知患者不口渴，不爱喝水，吃了凉东西后拉肚子。我嘱咐患者用仲景的附子理中丸，以热水送服，要吃到觉得胃里有点热度。于是病人吃附子理中丸，1 次 25 小丸，胃里才有点热的感觉，让她 1 天服 3 次，1 次 25 小丸。1 天后患者说瘙痒减轻，3 天后瘙痒消失，白带亦减轻。让她再服 1 瓶后停药。

思路：甲硝唑属于抗生素，性凉，病人用了无效且反加重，口服妇科千金片亦无效。虽然白带黄稠，用了这么多凉药均无效，考虑属于寒证，要用热药。问诊知患者吃凉的拉肚子，属于太阴病，用理中丸。因市场上很难买到理中丸，所以用了附子理中丸。

食凉则泻，食凉则症状加重是干姜证，用附子理中丸。附子理中丸用量以腹内觉热为度。有上热等其他症状再合方。

《伤寒论》第 386 条："霍乱，头痛发热，身疼痛，热多欲饮水者，五苓散主之。寒多不用水者，理中丸主之。"

《伤寒论》第 396 条："大病瘥后，喜唾，久不了了，胸上有寒，当以丸药温之，宜理中丸。"

《伤寒论》第 277 条："自利不渴者，属太阴，以其脏有寒故也，当温之，宜服四逆辈。”

理中丸共四味药，人参、干姜、甘草（炙）、白术各三两，“上四味，捣筛，蜜合为丸，如鸡子黄大。以沸汤数合，和一丸，研碎，温服之，日三四、夜二服。腹中未热，益至三四丸。然不及汤，汤法：以四物依两数切，用水八升，煮取三升，去滓，温服一升，日三服。若脐上筑者，肾气动也，去术加桂四两。吐多者，去术加生姜三两。下多者还用术。悸者，加茯苓二两。渴欲得水者，加术，足前成四两半。腹中痛者，加人参，足前成四两半。寒者，加干姜，足前成四两半。腹满者，去术，加附子一枚。服汤后，如食顷，饮热粥一升许，微自温，勿发揭衣被”。原文即要求温服，腹中不热则需加量。

接下来我们来看刘渡舟老师的验案。

“余在青年时期，一次因食生冷而致脾寒作泻，乃就医于某老中医。诊毕授以理中丸，嘱曰：白天服三丸，夜间服二丸。余服药一日，下利依旧，腹中仍疼胀，乃问于老医，‘何故不效耶?’曰：‘腹犹未热?’答：‘未觉。’曰：‘第服之，俟腹热则病愈矣。’后果然腹中发热而病愈。当时颇奇其术之神，后学《伤寒论》理中丸的方后注，方知出仲景之手，而更叹老医学识之博。”

此案刘渡舟老师食生冷作泻，即用的理中丸，理中丸的用量以腹热为度。

我们再来看，肖永林和苏瑞君老师讲述，曾治某男患者，李某，56岁，1988年4月就诊。患者自觉脘腹胀满，饮食减少，已1年余。开始时但觉食后作胀，移时略舒，后渐加重，终日胀满。曾服酵母片、保和丸、木香顺气丸、紫蔻丸、宽胸顺气丸及汤药数剂。初服之，暂觉宽松，服之既久，反不见效。自以为病重药轻，又服槟榔四消丸2包，服后2小时左右，腹内鸣响，继之拘急而痛，泻下数次后，脘腹稍觉舒缓，逾时胀满更甚，腹内时痛，痛时则欲泻，虽泻而腹胀不减。该患者以往身体尚可，1年前曾因过食冷物而泄泻，用药治愈，之后渐觉食后作胀，脘腹满闷不舒，饮食减少。饮食虽少，而胀满却越来越重。渐觉周身倦怠，四肢疲乏无力，嗜卧多眠，大便多溏。每于服食生冷之物及着凉（特别是腹部与脚）后，胀满加重。如服食热物，俯卧于热炕上，或用热物敷于腹上，再按压揉摸，则胀满渐消，而腹中特觉温暖舒适。患者形体消瘦，面色黄白，舌淡胖而润，脉细弱。脘腹部按之平软，无不适之感。

细思疾病之整个过程，其病起于寒凉，加重于消导攻伐。患者虽自言胀满，但并无腹部胀大之形。细询之，是患者自觉脘部有堵塞不通畅之感，饮食减少，所以此病实为痞满。因患者病程已逾 1 年，服消导顺气之品而反剧，且喜温暖而恶寒凉，因而证属脾胃虚寒、中阳不运。拟用温中补脾之法。予理中汤加味：党参 20g、白术 15g、炙甘草 10g、干姜 15g、丁香 10g、砂仁 10g、川厚朴 10g。水煎服，每日 3 次。

服用 3 剂后，患者自觉痞满减轻，腹部有温暖感，且排气也多。既已见效，说明药已对证，效不更方，又投 3 剂，大见好转。予附子理中丸 20 丸，每次 1 丸，每日服 3 次。1 周后，患者胀满之感已消，食欲增加，大便已每日 1 次。肢体疲乏无力、嗜卧等症皆大有好转，自觉体力已有所增强。为巩固疗效，又继服理中丸与人参健脾丸而愈。

此案患者得病缘于 1 年前因过食冷物而泄泻，此次食生冷即腹部胀满加重，即是太阴病，为脾胃虚寒的理中丸证。

## 小儿急性扁桃体炎治疗经验

临床如果遇到一个小朋友发热了，我们通常需要为其检查扁桃体。急性扁桃体炎、扁桃体化脓引起的发热在临床上非常常见。

急性扁桃体炎、扁桃体红肿或化脓发热的小朋友往往表现为喉咙痛、高热。望诊可以看到扁桃体红肿或扁桃体上白色脓点。根据我的经验，相比西医治疗，这时候吃中药往往退热更快，整个病程要短很多，且下次不那么容易复发。

小儿急性扁桃体炎、扁桃体化脓，我治疗的病人大多属于阳明病，以温病的居多，也有少数其他情况。

中医经典《伤寒论》里说："太阳病，发热而渴，不恶寒者为温病。"

很多急性扁桃体炎的小孩子往往表现为不怕冷而怕热、口渴、喉咙痛、高热，或前一天恶寒怕冷，第二天就马上变成了不怕冷而怕热、喉咙痛、高热。

治疗小儿急性扁桃体炎引起的发热，常用升降散，其组成为僵蚕、蝉蜕、姜黄、大黄。升降散既疏散风热、清热利咽，又解毒通腑。治疗急性扁桃体炎发热的孩子一定要注意大便的问题，很多情况下，往往大便通了，热很快就退了。

我们来看两个名家案例。

朱进忠治郑某，女，12 岁。咽喉肿痛，持续高热 7 天。西医诊为急性扁桃体炎，医生先以抗生素治疗 3 天其热不减，继又以中药清热解毒配合治疗 4 天，其热仍不见减。审其两侧扁桃体明显肿大，上罩白色脓点。舌苔薄白，体温 39. 8℃，脉浮数。综合脉证，思之：脉浮者，病在上也，在表也，在肺也。且咽喉者，肺胃所主，大肠与肺相表里，上以清热解毒不效者，肺胃大肠壅热不散也，非泻其腑、解其壅，佐以疏散不解。方用蝉蜕 10g、僵蚕 10g、片姜黄 10g、连翘 10g、大黄 4g。服药 3 小时后，发热全退，咽喉疼痛大减，继服 1 剂，愈。

某医云：大黄乃苦寒之泻下药，何用其治急性扁桃体炎而神效也？答曰：大黄本是苦寒泻下之品，而用于急性扁桃体炎者，因其能泻大肠与胃热也，今所以但用清热解毒而不解，乃因其肺胃大肠俱热，热邪壅郁也，而大黄配姜黄、蝉蜕、僵蚕，既可散邪，又可除壅、通下，故其热得解也。

周嵘治李某，男，9 岁。患儿发热咽痛 3 天，在某医院儿科诊断为急性扁桃体炎，给予青霉素、病毒唑静滴两天，病情无缓解，遂到周嵘医生处就医。查体：体温 38.4℃，咽部充血明显，扁桃体 2 度肿大，咽腭弓处可见大量脓性分泌物，双肺听诊呼吸音清晰，未闻及干湿啰音。舌苔薄黄腻，脉浮数。大便已 3 日未解。辨证为热邪炽盛，痰毒壅滞咽喉，血败为脓。治以清热利咽、消痰散结、清泻肺胃热毒。方药用升降散加减：蝉蜕 10g、僵蚕 10g、姜黄 10g、酒大黄 5g、连翘 15g、金银花 15g、生石膏 30g、浙贝母 10g、玄参 10g。冷水煎沸 20 分钟取汁 200ml，4 小时服 1 次，每次 100ml，患儿服药后大便两次，咽痛减轻，发热渐退。次日复诊，体温37.4℃，咽部仍充血，脓性分泌物明显减少。上方减去酒大黄、石膏，加芦根 30g，连服 2 剂而愈。

我治疗小儿急性扁桃体炎发热，常用新加升降散中即僵蚕、蝉蜕、姜黄、大黄、栀子、淡豆豉、连翘、薄荷。尤其是舌质偏红或者红暗的，舌尖红点的，郁热的小儿急性扁桃体炎发热，我都是用新加升降散治疗。新加升降散中有疏风解表的连翘、薄荷、蝉蜕、淡豆豉，也有清热解毒利咽喉的僵蚕、栀子、姜黄等，又有通大便泄热的大黄。

下面分享两例我用新加升降散治疗急性化脓性扁桃体炎的案例。

我曾治疗一个 8 岁小男孩，家长诉患儿平素爱吃干东西，不爱喝水，先是在体育课上出汗受凉，继而扁桃体化脓，高热 39℃，去医院输液好了，过了没几天又上体育课着凉，扁桃体又肿了，再次发热去输液。然后患者一直反复低热 38℃，服用中成药蓝芩口服液、小儿清热宁颗粒、柴黄颗粒，服用中成药这几天一直低热，过了 3 天又高热了，就又去医院输液，结果这几天都是输完液回家又发烧了。

问诊知患者扁桃体肿大化脓有白点，孩子喉咙痛，咽口水痛，不吃饭，牙龈肿，嘴唇起疱，不怕冷，不怕风，无鼻塞怕热，盖薄被子仍睡觉出汗，大便偏稀，没精神，这几天都很早就睡了。舌质红，全舌都是小红点，苔中后黄腻。证属于火热内郁、发于咽喉。用新加升降散。栀子 10g、淡豆豉 10g、僵蚕 6g、蝉蜕 6g、姜黄 6g、生大黄 2g、薄荷 4g、连翘 15g，3 剂。

一剂药熬两次，每次熬 30 分钟，分 2 次饭后喝。停服其他中成药和西药。两天后家长诉，吃了两剂药了，吃药第一天体温就正常了，这两天体温也一直正常，扁桃体也不肿了。我嘱其服完剩下的药。

我又治疗一个7岁小男孩。体瘦，扁桃体炎，扁桃体红肿发热，体温39.2℃，喉咙有一点儿痛，轻微鼻塞，没有流鼻涕，没有咳嗽，没有口苦，手脚不凉，怕热不怕冷，食欲差，嘴唇干。舌尖红，苔薄黄，今天未解大便。方药用栀子10g、淡豆豉10g、僵蚕6g、蝉蜕6g、姜黄6g、生大黄4g、薄荷5g、连翘15g。一天一剂，只煮一次，分成两次喝。并嘱其清淡饮食，少吃一点，体温超过39℃就用退热药。

第二天早上8点家长诉，孩子昨晚喝了一次中药和一次退热药，今早体温36.8℃，大便早上也解了，量不多，但是看扁桃体仍有点红肿，早上喝了一次中药上学去了。之后患者未再发烧，又服了两天，扁桃体无红肿，一切正常。

后来我又治疗了很多扁桃体炎、扁桃体化脓、喉咙痛发热的孩子，全国各地的都有，大多是用的新加升降散原方，效果不错，大部分是1~2剂体温降至正常，喉咙痛消失。一般服3剂症状基本消失。

小儿化脓性扁桃体炎很多都是阳明郁热的新加升降散证，大便干结或大便未解的可加大大黄用量，大便稀或腹泻的大黄减量或用制大黄。

我曾在几个医学论坛里发过一些治疗急性扁桃体炎、急性扁桃体化脓的案例，碰到过一些家长和中医爱好者自己用新加升降散治疗小孩的急性扁桃体化脓发热一两剂退热的，也见过一些效果不佳的，应根据小孩的情况加减治疗。热退不下来，有阳明外证的，再合白虎汤，加大解热凝的石膏用量；如果大便还不通，再加芒硝；有花剥苔、阴虚等情况，再加玄参、麦冬；有呕吐、食欲差等合大柴胡汤，即加柴胡、黄芩、半夏；有食欲差、舌苔黄腻的食积情况的，再加山楂、神曲等。有少阴阳明合病的，用麻黄附子大黄汤，有阳明湿热的用甘露消毒丹等。当然，还是新加升降散的原方用得最多。此外我还用新加升降散治疗了很多疱疹性咽峡炎，效果也很好。

# 小儿鞘膜积液治疗总结

小儿鞘膜积液一般无全身症状，多由家长发现患儿一侧腹股沟或阴囊肿大，或两侧的局部肿大，肿块生长较慢，一般不引起疼痛。少数患儿会有轻微疼痛，当肿块较大者时，可有坠胀感。一般西医治疗方法就是手术，或立即做手术，或让家长等孩子长大一些以后再来医院做手术。但是手术费用大，且治疗后依然有复发的风险。孩子太小，家长也舍不得孩子这么小就做手术。这就迫切需要中医来解决这个问题。

我们来归纳一下小儿鞘膜积液的中医治疗方法。

**1. 蝉蜕煎水外敷外洗法。**

蝉蜕 30g，水煎 20 分钟，局部热敷，一日 3～4 次，每次 10～30 分钟，一般 3 天愈。

《得效方》曰："治小儿阴肿，蝉蜕半两煎水洗，加内服五苓散，即肿消痛止。"这里说的小儿阴肿，就包括小儿鞘膜积液。

孟宪兰经验：蝉蜕除风消肿疗水疝，小儿水疝即睾丸鞘膜积液。小儿"肝常有余"，多因哭闹、惊恐致肝气逆乱，疏泄失常，气机郁滞，三焦气化失司，水湿停聚，循肝经积于阴部而发病。常用蝉蜕 30g 水煎外洗热敷，一般 3 日可愈。

王桂茹经验：蝉蜕可治阴肿之证，乡村男童患者居多。先辈秦伯未在《中医临证备要》中说："阴囊肿或连阴茎包皮通明，不痛不痒，多因坐地受湿，以小儿患者居多，用蝉蜕五钱煎汤洗涤。"蝉蜕煎汤外洗，验证于临床，屡获良效。

有网友反馈，治疗自己孩子的睾丸鞘膜积液，用蝉蜕30g煮水20分钟，每天热敷3次，每次10～20分钟，几天就好了。

**2. 五倍子、枯矾各**15g。

五倍子、枯矾各15g研粗末，加清水400ml煎熬，去渣取液，倒入碗内，待微温时，把阴囊全部浸泡在药液中，每次浸泡20～30分钟。每日1剂，浸泡2～3次。下次用时将药液加温，用药前先用温开水洗净外阴部。

秦维康等报道1975至1981年间用五倍子枯矾煎外用治疗1岁以上小儿鞘膜积液50例，效果满意。

我以前在门诊曾用猪苓、茯苓、泽泻、生薏苡仁、川楝子、陈皮、通草等中药内服治疗睾丸鞘膜积液4例、精索鞘膜积液1例，全部治愈，但疗程较长，分别为15至24天不等。因小儿服中药比较困难，后来就用了五倍子枯矾外用法治疗小儿鞘膜积液。

如李某，9岁，学生，左侧阴囊增大1年余，发现时如鸽蛋大，以后渐增大如鸡卵，无痛，近来偶有轻度坠胀感，曾在医院诊为左侧鞘膜积液，嘱其手术治疗，因未能住院而来我院求治。检查：阴茎发育正常。左侧阴囊大如鸡卵，压之稍有囊性感，透光试验阳性，右侧正常。用五倍子枯矾水煎浸泡法治疗3天，阴囊即明显缩小，5天后积液全部消失，恢复正常，随访3年余，未见复发。本方法多用于非交通性睾丸鞘膜积液和精索鞘膜积液。

有网友分享治疗经验：枯矾10g、五倍子10g，煎水，滤渣后，微温浸洗阴囊，每天2～3次，每次15～30分钟，每剂用两天，时间根据孩子情况灵活掌握。这样洗了2剂药后，明显看到好转，后来陆续用了5剂就完全好了，然后为了巩固疗效，又用了两剂。到现在过去3个月了，没有任何复发。要是药店买不到枯矾的话，可以自己买白矾来煅烧，白矾在加热状态下先化成水，然后变干，就成了枯矾了。中医常常将白矾放在瓦片等陶土类东西上来烧，现在家里不好找的话，用不锈钢的碗盘来装着烧也可以。

**3. 肉桂6g，煅龙骨、五倍子、枯矾各15g。**

先将上药捣碎，加清水约700ml，煮沸30分钟，将药液倒入碗内，待温度至与皮肤温度相近时，把阴囊全部放入药液内浸洗30分钟。每日浸洗2次，2日1剂，连用8剂。

用此方治疗11例睾丸鞘膜积液，随访1年未见复发。10天内治愈者4例，11至15天治愈者6例，16天以上治愈者1例。用药最少者5剂，最多者9剂。

例如治曹某，男，5岁，1976年10月6日发现阴囊左侧逐渐增大，无疼痛、发热，阴囊大小与体位、咳嗽挤压均无关。检查：阴囊左侧肿大，触之有囊性感，微有波动，局部无红肿热痛。左侧睾丸未触及，透光试验阳性。其父诉用上方5剂浸洗后阴囊恢复至原来大小。

**4. 单味荔枝核治疗鞘膜积液。**

曾看到有网友分享经验："孩子在月子里游泳时大哭一场，后发现其左侧阴囊大，满月时经彩超确诊为鞘膜积液。家长看到带核荔枝治疗鞘膜积液的经验，就买了一些干荔枝，锅里加入适量水，把荔枝肉和核剥开，一起煮水。煮到30分钟，给孩子喝汤水。每次7~8个，喝了2~3周，孩子就彻底好了。如果怕煮不出味，可以把荔枝核砸开。如果孩子比较小，量一定要减半，大则增量。当时我用的是果肉和果核一起煮的。如果发现孩子上火，就只煮荔枝核。治疗期间随时观察孩子阴囊的情况，看有没有变软、有没有变形，如果变软就是有效果了。"

后来我有机会就给有这种病情的孩子家长推荐这个方法，网上的和现实中的朋友邻居，至少有30多人咨询过这个问题。前几天还看到一个一年前求诊的小孩，当时诊为鞘膜积液，我追着问："上次我听你家奶奶说喝了干荔枝水没有效果啊？现在怎么样了？"他妈妈赶紧说："啊，第一次喝了没看出来，我又给他喝了一次，早就好了，谢谢。"

后来有网友反映用荔枝肉孩子会上火，单用荔枝核砸开熬水也有孩子治好了的。

**5. 五苓散。**

小儿鞘膜积液证属寒湿的用五苓散合方加减，气虚的再合补中益气汤，气滞的合橘核散，有瘀血的合桂枝茯苓丸。

（1）五苓散加活血药。

李树勋诊一男童，患者平素健康，只是生后不久家长发现其阴囊较大，但不哭不闹，也不影响吃和睡。曾去西医院检查，确诊为鞘膜积液。医生说："暂不进行治疗，等孩子长大些，如仍不回缩，可穿刺抽水或施手术。"后家属带孩子来求中医治疗。接诊时患者除阴囊大如鸡卵外，别无他症。予以五苓散加味，茯苓15g、猪苓10g、泽泻10g、桂枝5g、白术10g、丹参10g、红花7.5g。服3剂后患儿尿量增多，但大便干燥。于前方中加大黄7.5g。服9剂后，患儿阴囊见小，表面开始出现皱纹。1个月后其阴囊已回缩如常儿大。又继进数剂，停药后未复发。

（2）五苓散加理气药。

陈元瑞治柴某，男，2岁3个月，2010年5月20日就诊。患儿于4个月时发现阴囊肿大，且逐渐加重，大便溏薄。曾在某医院儿科诊断为睾丸鞘膜积液，用中药熏洗月余，未见好转，建议手术治疗，家长要求中医治疗，即来找中医诊治。查体：阴囊肿大，状如晶球，光亮华润。阴囊内有光滑的囊性肿物，扪之不痛，透光试验阳性。B超检查示：睾丸鞘膜积液。舌质淡，苔薄白。证属先天禀赋不足，肾气不固，下焦气化失常，水湿停聚阴囊所致。故治以温肾化气、利水消肿之法，遂以五苓散加味治之。方药用茯苓10g、猪苓10g、泽泻10g、白术6g、桂枝5g、小茴香3g、橘核6g、荔枝核6g、蝉蜕9g。7剂，1日1剂，水煎服。二诊，服药7剂后，阴囊内水液减少，继服14剂，阴囊积液明显减少。三诊，上方再服14剂，阴囊积液消失而愈，随访1年，未见复发。

（3）茴楝五苓散治疗鞘膜积液。

茴楝五苓散组成为茯苓、猪苓、川楝子各12g，泽泻10g，白术9g，桂枝、小茴香6g。临床使用时随证加减：阴寒偏盛者加吴茱萸、制附片；水湿偏盛者加车前子、通草；疼痛明显者加延胡索、木香、橘核。

何前松治王某，男，3 岁，2005 年 2 月 10 日诊。其母代诉患儿右侧阴囊逐渐肿大半年余，开始无不适感，肿物大小不随体位变化，后来患者时常哭闹。1 月前患者曾在一医院被诊断为睾丸鞘膜积液，并采用穿刺术吸尽积液，但术后 2 天又恢复原状，后来反复穿刺 2 次，仍未见效，医生建议待患儿稍大后手术治疗，患者家属不愿手术而四处寻医，其亲戚介绍于何前松处就诊。刻诊：右侧阴囊内可触及约 32mm × 32mm 大小圆形肿物，状如水晶，质软，光滑，患儿拒压，囊性感明显，睾丸及附睾均未触及，阴囊肿胀而皮色不变，无痛无热，透光试验阳性。苔白，脉沉细。中医辨证为寒湿流注下焦之水疝，治以温阳利水、行气止痛、疏肝散寒。方用茯苓、猪苓、川楝子各 12g，泽泻 10g，白术 9g，桂枝、小茴香各 6g。水煎服 7 剂。服上药后，右侧囊肿消退一半，无压痛，守方再服 7 剂。三诊时，患儿两侧阴囊已对称，大小、软硬正常，透光试验阴性，睾丸鞘膜积液完全消失。为巩固疗效，继用上方 3 剂，至今未见复发。

水疝属于西医学“睾丸或精索鞘膜积液”范围。祖国医学认为，本病位在肝肾（肝经绕阴器而过，睾丸为阴器之末，寒浊之邪更易凝聚；中医称睾丸为“外肾”），病源在脾，多因脾虚健运失司，水湿内生，进而影响肝的疏泄，或肾阳不足，气化失司，或寒湿内侵，留滞足厥阴肝经，使水饮下流停滞肝脉而成水疝之证。小儿脏腑娇嫩，形气未充，阳常不足，寒湿之邪乘虚而入，这正与小儿水疝的特点相吻合，故见阴囊肿胀而皮色不变、无痛无热、苔白、脉沉细等一派寒湿之象。因此小儿水疝以肾阳不足、寒湿流注下焦多见，拟温阳利水、行气止痛、疏肝散寒为法，选用茴楝五苓散治疗，使阳振寒散、肝气得疏、脾气健运，则津液输布正常，而不致水湿流注下焦。西医常用手术治疗，如鞘膜翻转术、穿刺抽液等是其极为有效的方法。

茴楝五苓散出自清代名医吴谦的《医宗金鉴》，方中茯苓健脾利水、渗湿化饮，不但可消已聚之饮，且可杜绝生痰之源；饮为阴邪，非温不化，故于方中加辛温之桂枝通阳化气、通利水道，血得温则行，还可以促进血液循环从而促进积液的吸收；猪苓甘淡利水，与茯苓合用加强渗湿利水之功；泽泻通淋泻水，助二苓以利水蠲饮；白术苦温，能健脾燥湿，脾气健运则水湿自去；小茴香温肾祛寒、疏肝理气；川楝子疏肝行气止痛。诸药合用，共奏温阳利水、行气止痛、疏肝散寒之功，使寒湿之邪得以温化，厥阴之气血调和，睾丸肿胀自消。

**6. 补中益气汤加疏肝理气利水之药。**

谢存柱治吴某，3 岁。家长发现其右侧睾丸包块两月余，确诊为鞘膜积液。因家长不愿手术而于 1973 年 6 月要求中医诊治。见患儿全身情况尚好，右侧阴囊无疼痛，有弹性，右侧阴囊肿大如鸡蛋大小，透光试验阳性，食欲稍差，大便尚可。舌质淡红，舌苔薄腻，脉沉细弱。此为睾丸鞘膜积液（水疝），病机为中虚气陷，脾虚及肾，肝失疏泄，水湿下注，内结阴囊。故治宜补中益气、助肾蠲水、疏肝调气，拟三核补中益气汤加味。橘核 10g、荔枝核 15g、芒果核 20g、黄芪 12g、白术 6g、陈皮 9g、升麻 6g、党参 12g、当归 12g、柴胡 9g、白芍 9g、葫芦巴 9g、小茴香 6g、川楝子 3g、茯苓 20g、甘草 6g、大枣 5 枚、生姜 3 片，每日煎服 1 剂，每剂服 3 次。嘱其连服 10 剂。当服至第 8 剂时，患儿睾丸包块开始变软缩小，服至第 10 剂入夜时，患者忽然哭闹不休，后半夜入睡，第二日早晨见其包块已消，睾丸大小似健侧，后为巩固又服此方 2 剂，12 年后随访，未见复发。

**7. 八正散。**

前辈验案称：有袁姓少年惊慌来诊，察见阴囊连同阴茎包皮皆通明透亮，状如水晶，且口燥咽干，脉数。究其起因，乃近日支农抢收常卧于湿地，水湿熏蒸，湿热下注而成水疝。方用八正散加减：萹蓄 10g、瞿麦 10g、木通 7g、滑石 20g、车前子 10g、栀子 10g、灯心草 3g、甘草梢 3g。2 剂。

该人因未曾服过汤药，竟将 2 剂 1 次煎煮，顿服约 500ml，余药倾去，隔日喜来告，病已愈。察之，果与常人无异。

对以睾丸或阴囊肿大为表现的疝气，临床实际分下面三种情况辨证论治。

一是当患者站立或用力努挣时则有物坠入阴囊之中，引起阴囊肿大，常常胀痛俱作，卧则回缩腹内，胀痛消失，古人对此种疝气谓其如狐之出入无常，称为狐疝，似现代医学之腹股沟疝。从病机分析，应属于气分病，治疗上以疏肝理气为主，常有良好疗效。

二是患者表现为阴囊肿胀发亮但不痛，有坠胀感，用手电照之有红色透光现象，古人以此种疝气阴囊肿胀状如水晶，故称为水疝，疑似现代医学之睾丸鞘膜积液。从病机分析，此病属于水湿为患，治疗上单用疏肝理气法往往无效或少效，要以利湿为主，辅以行气才有效，如以上病例就是如此。

三是患处肿大坚硬，多觉麻木不痛，古人以此种疝气是坚硬麻木，称为疝，疑似现代医学之慢性附睾炎、附睾结核之类疾病。从病机分析属于血分病，治疗上单纯疏肝理气也往往无效或少效，而要以活血化瘀、软坚散结、清热解毒，辅以疏肝理气才有效。

## 侥幸治愈闭经1例的思考

某患者女，20多岁，体形特别瘦。主诉：生小孩后1年多还未来月经，晚上睡觉不好，常做梦。吃了1周阿胶，没上火，也没来月经，症状依旧。平素不怎么吃药。现症不怕冷、不怕热、口苦、喜叹气、大便时干时稀、小便正常、精神好。右脉尚有力，左脉细，力度中等偏弱。方药为早上小柴胡汤4g合当归芍药散4g，晚上四物汤8g。5日量。

吃了3天以后患者发微信说来月经了，问要不要继续服用？我嘱咐她服完剩余两日的药。

【注】患者口苦、喜叹气，应予小柴胡汤。“妇人腹中诸疾痛，当归芍药散主之”，即说明妇人腹中诸疾、诸痛都用当归芍药散，妇女之病，当归芍药散当为首选方，故合用之。脉左为血，右为气，左脉细，力度中等偏弱，右脉尚且有力。左脉细弱，右脉平，不浮、滑、实，为血虚气平。患者又体瘦如柴，阴血虚无疑，故用四物汤治其血虚。

至于此闭经病人能好得这么快，实属侥幸。细问得知患者平时很少吃药，考虑为很少吃药的人一般要比经常吃药的人对药的敏感度更高。

## 治疗一波三折的颈椎病

我的一位朋友，男，40 多岁，体偏胖。也是位医生，平素体虚，爱出汗，乏力，一直服用黄芪、人参为主的方剂，服后精神好转，乏力减轻。

这次得病是因为几天前一次洗澡以后浑身出大汗，洗澡出来 5 分钟他后就开了空调，后来就开着空调睡觉了。早上醒来后，发觉脖子紧、两个肩膀紧，还有沉重感，想着过两天就好了，于是不管它，结果后来又出现脖子疼、肩膀疼，不能低头，一低头就疼得要命，以至于不能看书、不能看电脑。疼痛见了凉气加重，夜里加重。

因为自己是中医，于是他自己用了桂枝加葛根汤，无效。他又用了桂枝加葛根汤合附子理中汤，有点效，但还是非常难受。后来他用了麻黄附子细辛汤合附子理中汤，有点效，但还不行。然后他就去按摩，做了背部按摩、颈部和肩部按摩，有点效，但仍很疼痛。后来他又换了一家理疗店，还是有点效，但仍然疼痛。然后他贴了羚锐膏药，因为出汗太多，就服了双氯芬酸钠肠溶片（即止痛药），诉晚上 9 点服用能管用到第二天中午 12 点，然后就又疼了。

他打电话让我给他开个方。我想，大出汗以后吹空调受了凉，就用桂枝新加汤。几天以后朋友反馈给我，说由于没有人参的颗粒剂了，最开始用振源胶囊代替了人参。第一次用桂枝汤 1g、生姜 0.3g、白芍 0.3g、振源胶囊两丸、双氯芬酸钠肠溶片两片，晚上吃了一顿。第二天感觉非常好，一点儿不适的感觉也没有了。晚上他又吃了一顿，没有吃双氯芬酸钠肠溶片，稍有些不舒服，但已能忍受。第三天晚上他吃了桂枝汤 1g、白芍 0.3g、生姜 0.3g、人参 0.6g，没吃双氯芬酸钠肠溶片。第四天他感觉恢复正常了，不疼了，脖子和肩膀也不太怕冷了。

**【按】**《伤寒论》第 62 条："发汗后，身疼痛，脉沉迟者，桂枝加芍药生姜各一两人参三两新加汤主之。

"桂枝三两（去皮）、芍药四两、甘草二两（炙）、人参三两、大枣十二枚（擘）、生姜四两。上六味，以水一斗二升，煮取三升，去滓，温服一升。"

桂枝新加汤证的得病机理为大量体液损失后受寒身痛。桂枝新加汤用于发汗后身疼痛、脉沉迟者。这里的发汗后可以是汗出多后、血出多后、精出多后、津液出多后，如产后、流产后、房劳后、大泻痢后、大发汗后、手术后。这里的身疼痛，可以是全身疼，可以是后背疼，可以是足跟疼，可以是腰疼，可以是手疼痛，也可以是脖子疼、肩膀疼。

这个患者洗澡以后浑身出大汗，属于"发汗后"，汗后吹空调受了凉而脖子疼、肩膀疼，属于"身疼痛"，患者平素乏力，服黄芪、人参剂效佳，应属虚人，虽未把脉，考虑脉应是无力，因此用桂枝新加汤。

# 浮肿伴头轻的治疗

某患者，女，53岁，体形中等微胖。几天前因为过敏性皮炎用西药赛庚啶，同时输了一些抗过敏的西药后好转。现诉脸部浮肿、双脚浮肿十几年，头昏昏沉沉，头部感觉轻飘飘的，乏力，有气接不上的感觉，要求治疗浮肿和头轻。

其他症状：用了赛庚啶后打瞌睡，以前有过心烦，但目前已好转，有轻微肚子胀，口不渴，大便、小便基本正常。舌淡红苔薄白，脉力度中等。患者因过敏性皮炎输液和用西药以后舌、脉可能会有假象，需要注意。

问：血压、血脂高不高？（头部症状常规排除高血压、高血脂。）

回答：没有。

问：贫血吗？（常规排除西医的一些疾病。西医的贫血常见中医血虚水盛的当归芍药散证。）

回答：没有。

问：心悸吗？走路时头晕不晕？胃部有没有跳动感？

回答：走不走路都头轻，其他的没有。

病人诉头轻，头轻一般走路不稳，即身瞤动、振振欲擗地，考虑真武汤。《伤寒论》第82条："太阳病发汗，汗出不解，其人仍发热，心下悸，头眩，身瞤动，振振欲擗地者，真武汤主之。"浮肿乏力考虑为阴证水肿，方用真武汤。茯苓12g、白芍12g、白术8g、黑附片8g、生姜3片（大者），2剂。

服完2剂后患者诉头昏沉、头轻未减轻，气接不上的感觉好了一些，乏力好转，脸肿好转，脚肿还是原样，前一天晚上肚胀、腿抽筋一次。方用真武汤合泽泻汤。茯苓15g、白芍12g、白术8g、附片8g、生姜3片、泽泻9g，3剂。

服完3剂后患者诉精神好，脸肿、脚肿好转，头昏、头轻好转，其他诸症均好转。前方再吃4剂。

服完4剂后患者诉诸症好转，精神好，人很舒服，肿不明显了。因觉中药苦，不想吃了。处方上方原方2剂，服完后遂停药。

**【总结】** 真武汤用于脉无力、少阴水饮的水肿效果好，泽泻汤对头轻、头部有水的病症效果好。

## “睡觉感觉魂飘了”的治疗

其患者，女，38岁，体形中等。脾气急，以前因减肥经常节食，后来月经越来越少，来看病的时候已经几个月不来月经了，面色黑，平素容易胃痛。脉偏无力。吃温经汤4g、黄芪建中汤4g，一天两次，吃了两个月，每个月吃15剂，服后月经每月来三四天，量偏少，色偏黑，后来患者办了健身卡，天天去运动，月经量又逐渐多了起来，经血颜色也变鲜红了。

又隔了两年，患者来诉睡觉不好，睡不着，有时夜里一两点睡着了，但是感觉魂飘起来了，像没睡觉一样。梦多，但白天精神好，不乏力。患者容易受惊吓，平素容易生气发火。右脉有力，左脉亦有力，但较右脉弱。用柴胡加龙骨牡蛎汤合桂枝茯苓丸颗粒，无效。后来又用了桂枝加龙骨牡蛎汤颗粒。两次服药过程中患者均只服药1次即觉胃不舒服，想呕吐，遂暂停药。

后来与同道聊天，其谓肝藏魂。遂得提点，知本案该用酸枣仁汤，遂处酸枣仁汤60g，一次6g，一天两次。5日量。

5日后患者诉能睡着了。这几天特别能睡，现在没事情晚上9点多就能睡，即使有工作晚上11点也能睡着了，以前如果工作到晚上10点，夜里2点都还睡不着。现在也没有睡觉时魂飘起来的感觉了。患者嫌中药难喝，遂停药。

思路：《黄帝内经》："肝藏血，血舍魂。""肝者，罢极之本，魂之居也。"张景岳注："魂之为言，如梦寐恍惚，变幻游行之境皆是也。"肝的藏血功能正常，则魂有所舍；肝血不足，则魂不守舍，出现梦游、梦呓及幻觉等症。情志因素亦可伤及肝所藏之魂，出现神志失常症状。

《金匮要略》："虚劳虚烦不得眠，酸枣仁汤主之。酸枣仁二升、甘草一两、知母二两、茯苓二两、川芎二两。上五味，以水八升，煮酸枣仁，得六升，纳诸药，煮取三升，分温三服。"

《金匮要略》："夫肝之病，补用酸，助用焦苦，益用甘味之药调之。"

患者一睡觉就感觉魂飘了，肝藏魂，魂飞了是肝虚，补用酸，助用焦苦，益用甘味之药调之，故用酸枣仁汤。酸枣仁汤中正好酸药、苦药、甘药均有。

## 杂谈紫癜的治疗

在一个南方的三月，天气还很冷，又下着大雨，家里烧着火炉，炉里赤红的黄金火焰在嬉戏，炉上还熏着已是烟火色的腊肉。我和外公两人坐在火炉旁聊天。

我："外公，给我讲讲你看过病人的故事吧?"

外公："前段时间治了两个患紫癜的大学生。"

我："就是身上都是瘀点、瘀斑的?"

外公："是的。一个实证患者，血有热，月经提早，淋漓不尽，用的龙胆泻肝汤加丹参、赤芍、红花。一个虚证患者，用的加味归脾汤。这两个病人都是吃着激素控制病情的，吃着激素的病人要撤掉激素很麻烦，刚开始撤激素病情会有严重的反弹，必须先和病人说清楚。这两个吃着激素的小姑娘，我让她们停掉激素，开始吃中药，并且告诉她们这个过程中瘀点、瘀斑可能会发得更厉害。有一个小姑娘是在北京读书的，吓坏了，打电话说果然发得更厉害了，身上全是瘀点，后来吃一段时间中药就好了，现在停掉了激素也没有再发了。"

我："我也治过一例，是一个小孩子，双下肢紫癜，用的是凉血五根汤，效果不错。"

紫癜的西医知识——紫癜在西医有过敏性紫癜和血小板减少性紫癜。

过敏性紫癜：皮损多表现为针头至黄豆大小瘀点、瘀斑。好发于四肢伸侧，尤其是双下肢和臀部。皮损对称分布，成批出现，容易复发。好发于儿童及青少年，开始可有发热、头痛、关节痛、全身不适等。仅有皮肤损害者称单纯性紫癜，伴有腹痛、腹泻、便血，甚至胃肠道出血者称为胃肠型紫癜；伴有关节肿胀、疼痛，甚至关节积液者称为关节型紫癜；伴血尿、蛋白尿、肾损害者称为肾型紫癜。西医治疗方法主要就是用激素，有的还用抗生素、抗组胺药、免疫抑制剂等。还有就是对症治疗，发热的用退热药，关节痛的用解热镇痛药。

血小板减少性紫癜：顾名思义就是血小板减少和紫癜并见。又分为以下 3 种。

**1. 特发性血小板减少性紫癜。**

（1）急性型常见于儿童。起病急骤，少数病例表现为暴发性起病。可有轻度发热、畏寒，突发广泛性皮肤黏膜紫癜，甚至大片瘀斑。皮肤瘀点多为全身性，以下肢多见，分布均匀。黏膜出血多见于鼻腔、牙龈，口腔可有血疱。

（2）慢性型常见于年轻女性，起病隐匿，症状较轻。出血常反复发作，每次出血可持续数天到数月。皮肤紫癜、瘀斑、瘀点以下肢远端或止血带以下部位多见。可有鼻腔、牙龈、口腔黏膜出血，有时女性月经过多是唯一症状。

**2. 继发性血小板减少性紫癜。**

患者有原发病表现或发病前有某种致病因素接触史，重度血小板减少常有皮肤及黏膜瘀点、紫癜、瘀斑、鼻出血、口腔血疱等。

**3. 血栓性血小板减少性紫癜。**

血栓性血小板减少性紫癜是以微血管病性溶血性贫血、血小板聚集消耗性减少及微血栓形成造成器官损害为特征的弥散性血栓性微血管病。典型患者具有五联征，即血小板减少、微血管病性溶血性贫血、中枢神经症状、肾脏损伤、发热。其中血小板减少引起的出血以皮肤黏膜为主，表现为瘀点、瘀斑或紫癜、鼻出血、视网膜出血、生殖泌尿道和胃肠出血，严重者颅内出血，其程度视血小板减少程度而不一。

血小板减少性紫癜西医治疗也主要是用激素，用上就有效，但往往停药就复发。

中医有一些经方可以用于治疗紫癜。

虚寒性紫癜用黄土汤。《经方发挥》中认为紫癜大都为实热证，但有时也可遇到属虚寒型的紫癜。这一种类型的病因、病机，多因脾阳亏虚不能统血摄血，络破血溢，而现皮下出血。其斑点颜色紫暗，并伴有一系列脾虚胃寒之证，如面色苍白、神倦体乏、食欲不振、舌淡苔白、脉沉迟虚弱、手足不温等。治宜黄土汤温补脾胃之阳，阳复自愈。

王付用黄土汤加减治过敏性紫癜。汤某，女，26 岁，郑州人。主诉有 3 年过敏性紫癜病史，病情反反复复，服用中西药，可未能达到预期治疗目的，近因病情加重而前来诊治。刻诊：紫斑，关节肿胀疼痛如针刺，倦怠乏力，头沉，畏寒怕冷，动则自汗，月经量多且夹血块，淋漓不止，口淡。舌质淡，苔白厚腻，脉沉涩。辨为阳虚痰瘀证，治当温阳散寒、燥湿化痰、活血化瘀。给予黄土汤、失笑散与二陈汤合方加味，生地黄10g、附子10g、阿胶10g、黄芩10g、灶心黄土24g、姜半夏15g、陈皮15g、茯苓12g、炙甘草9g、五灵脂12g、蒲黄12g、生姜18g、乌梅2g、棕榈15g。6剂，水煎服，每天1剂，每日3服。

二诊：紫斑略有减轻，再服前方6剂。

三诊：关节疼痛好转，再服前方6剂。

四诊：苔腻基本消退，再服前方6剂。

五诊：诸症均有减轻，再服前方6剂。

六诊：经检查，血细胞分析指标恢复正常，再服前方6剂。之后，以前方治疗50余剂。随访半年，一切尚好。

**【按】**此案根据畏寒怕冷、动则气喘辨为阳虚，再根据关节疼痛如针刺辨为瘀血，因苔白厚腻辨为痰湿，以此辨为阳虚痰瘀证。方以黄土汤温阳益气、固摄脉络，以失笑散活血化瘀，以二陈汤醒脾燥湿化痰，加棕榈固涩止血。方药相互为用，以奏其效。

实证紫癜用桃核承气汤，桃核承气汤多用于治过敏性紫癜。

病人出现紫癜，且大便干，属于实证，用桃核承气汤。

过敏性紫癜见于桃核承气汤的病人颇多，甚者有人用桃核承气汤加味方作为秘方治疗过敏性紫癜，疗效很好，其方为桃仁、桂枝、柴胡、白芍、紫草各15g，黄芩、大黄（后下）各10g，芒硝5g（冲服）。

徐书老师多次运用桃核承气汤治疗小儿过敏性紫癜，每每效如桴鼓。如治一既往紫癜患儿因呼吸道感染查尿红细胞（+），症见咳嗽、流清涕、易汗出，无咽痛无发热。予桂枝汤加前胡、白前、白茅根、小蓟后忽然想起其师父的经验，悔未用之，想效果肯定不佳，无奈只待下次复诊调方。1周后检查尿红细胞果然仍为（+），速更方桃核承气汤加益母草，1周后于外院查尿红细胞消失，其他无异常。

**【按】**过敏性紫癜有两个辨证的入手点，第一是西医所谓的过敏，过敏原从泻下法可祛除。第二紫癜出血为离经之血，传统中医从热伤血络、血热妄行考虑，但我观察，见血止血反不得效，而瘀血流出后聚集，可以形成痨，即紫癜性肾炎。用桃核承气汤泻下祛瘀，乃化瘀法，祛瘀可以生新。另外过敏性紫癜病在肌肤，与足太阳膀胱经有密切关系，足太阳膀胱经有两个实证，一个是蓄血证，一个是蓄水证，所以，把水与血的关系解决了，这个病就可以彻底治愈。桃核承气汤在《伤寒论》中用于治疗膀胱蓄血证，正是如此，用来治疗过敏性紫癜，切合病机。

此外还有其他经方可辨证使用。

徐书经验——当归芍药散治过敏性紫癜腹痛。如果这个过敏性紫癜腹痛比较明显，首选当归芍药散加紫草、益母草。过敏性紫癜当出现腹痛的时候，我们常用当归芍药散来治疗，当归芍药散只要见到舌苔白腻、舌淡的皆可以应用。

张庆军经验——小柴胡汤加味治疗紫癜一例。血液病按西医的研究，根源在脊柱的骨髓，因此就用六经定位法来分析骨髓和血液病。从背到腹，骨髓属于少阳。从左到右，骨髓属于阳明和太阴。因此，血液病就属于这些类型：少阳病、阳明病、太阴病、少阳阳明病、少阳太阴病、阳明太阴病、少阳阳明太阴病。

张庆军治过一例过敏性紫癜，女，十几岁。在大医院确诊为过敏性紫癜后患者住院 1 月，身上没出血点了。出院 5 天后，身上又有出血点了，打听了一个病人，也是过敏性紫癜，在北京等地看了七八年，花了 20 多万元还没治好，就决定吃中药。找到张庆军后，就问她大便干吗？答不干。他就在心里排除阳明病了。又问大便稀吗？大便一天几次呀？答大便不稀，一天一次。他就在心里排除太阴病了。不是阳明，也不是太阴，那就是少阳了。又问，嗓子干吗？答有点干。这样他心里就有数了，这就是个简单的少阳病而已。再问她还有什么难受？答肚疼。于是张庆军就处方小柴胡汤加白芍。白芍是用来缓急止痛从而治肚疼的。大概不到一星期吧，出血点全退了，肚也不疼了。改方小柴胡汤原方，并配合三七粉一天两次，一次 2g 冲服。病人又喝了 40 剂药痊愈。现在有 10 年多了，没复发。

张广中经验——大柴胡汤合桂枝加芍药汤治疗紫癜。张广中曾治一位72岁的女性，这个患者主因“双下肢红疹2天”由急诊以“过敏性紫癜”收入院。她是因为2天前吃了螃蟹以后，双下肢出现了红疹，无腹痛腹泻，无关节痛，无血便及肉眼血尿。辅助检查示尿潜血、便潜血。考虑是“过敏性紫癜，胃肠型紫癜、肾性紫癜待除外，肝功能异常”，值班大夫觉得这个患者应该留院观察，张广中觉得患者虽然岁数比较大，但是没有什么不舒服，除了紫癜以外，没有其他特别的不适，状况还可以。她当时的情况就是除了皮疹以外，口干、口苦，有阳明证和少阳证的情况，还有口黏，没有发热，没有肉眼血便及血尿，纳食可，夜寐可，大便偏干，小便正常，考虑少阳阳明合病。患者既往高血压病史30余年，否认糖尿病病史，否认药物及食物过敏史。查体：双下肢皮疹，有压之不褪色的出血斑，对称分布。舌边尖红，苔薄黄腻，脉弦滑。这个患者是因为有高血压的病史，而且是属于超重的体形，血糖高，眉头紧皱，而且一看就是特别暴躁的性格。根据这样的情况，经过四诊合参，用的是大柴胡汤合桂枝加芍药汤，为什么不用小建中汤呢？因为它里面需要用饴糖，但是她血糖又那么高，所以就用大柴胡合桂枝加芍药汤。结果这个老人下午看病，吃了两次药后皮疹就明显改善，她自己觉得吃了药以后，大便也通畅了，浑身都舒畅，她以前特别急躁，就觉得浑身不知道哪儿不舒服，但是吃了药以后，觉得浑身有种特别舒坦的感觉。这个病人住院以后一直就服用这个大柴胡汤和桂枝加芍药汤，没改方子，一共住了大概12天。痊愈出院。

治疗过敏性紫癜的经方还有很多，要遵循“观其脉证，知犯何逆，随证治之”的原则，先辨六经，再辨方证，根据情况选用桃核承气汤、桂枝茯苓丸、理中汤、乌梅丸、当归四逆汤等。

除了经方，还有很多时方也能治疗紫癜。

大部分人把过敏性紫癜分为两个类型，一个叫血热型，它的治疗原则是清热凉血、活血散风，主要是用的赵炳南经验方凉血五根汤来加减。另一个是气虚型，脾不统血，因为脾气虚以后引起的紫癜，主要治疗原则是健脾益气、养血止血，用归脾汤加减来进行治疗。

赵炳南治孙某，男，12 岁，1927 年 7 月 23 日诊。患者 1 个月前发现双下肢出现大小不等的密集紫红点，不痛不痒，按之不褪色，逐渐增多，诊断为过敏性紫癜，食欲尚好，二便正常，自觉口渴。脉沉细数，舌尖红苔黄白。辨证属血热烁灼脉络，迫血妄行。治以清热凉血活血、解毒消斑兼以养阴。方用凉血五根汤加减。白茅根一两、瓜蒌根五钱、板蓝根三钱、茜草根三钱、紫草根二钱、生地黄五钱、玄参三钱、石斛五钱、生槐花五钱、牡丹皮三钱、地榆二钱。

8 月 3 日服上方 4 剂后，紫斑全部消退，遗留有色素沉着斑。继服前方，1 周内未见新的出血点。8 月 14 日为巩固疗效继服养阴清肺膏、加味逍遥丸以养阴和血，防止复发。

本患者属过敏性紫癜血热风热搏结。赵老师用经验方凉血五根汤治疗，白茅根、板蓝根、瓜蒌根、生槐花、地榆清热解血中之毒而凉血，茜草根、紫草根、牡丹皮凉血活血，且能化瘀消斑。患者病程 1 个月，自觉口渴，脉沉细数，已有伤阴之象，故加生地黄、玄参、石斛养阴清热凉血。

根据赵老师经验，本病属于《医宗金鉴》中“血风疮”和“葡萄疮”的范围之内。从临床特点来看，分为阴斑和阳斑。过敏性紫癜偏于血热妄行，属于阳斑，应以清热凉血活血、解毒为主。血小板减少性紫癜多为正虚脾不统血，血不归经，属于阴斑。以健脾养血凉血、活血化瘀为主。

徐宜厚用归脾汤治过敏性紫癜一例。余某，女，18 岁，1998 年 3 月 7 日初诊。近半年来，患者双下肢反复出现针帽大小的出血点，在院外确诊为过敏性紫癜，曾接受过抗感染和降低血管通透性药物治疗，病情一度好转，但又时常反复。检查：双下肢可见针帽大小的出血点，部分融合成片，按压不褪色，面色晄白少华，精神疲惫，气短懒言，纳谷不香。脉虚细，舌质淡红，苔少。证属思虑伤脾导致脾虚不能统血，血不归经，外溢于肤而成紫斑。治宜健脾益气、摄血止血。方用归脾汤加减：炙黄芪、党参、茯苓、谷芽、麦芽、熟地黄各 12g，炒白芍、炒白术、炙甘草、仙鹤草、阿胶各 10g，神曲、山楂炭各 6g。

二诊：5 天后复诊，双下肢出血点略有减退，气短懒言、纳谷不香等症也有改善。守上方加三七粉 3g，随药汁送下。

三诊：10 天后检查，双下肢出血点基本消退，未见新起损害，嘱口服人参归脾丸，每日 3 次，每次 6g，三七胶囊每日 3 次，每次 3 粒。两药交替口服，又治疗 1 个月左右，获临床治愈。

**【按】** 本案反复发作属脾虚摄血不固，方用归脾汤健脾摄血，治在本；仙鹤草、阿胶止血补血治在标；部分瘀血在肤腠，用山楂炭活血化瘀通络，有利于紫癜吸收。

徐老师把过敏性紫癜分为 5 个证型，风热伤营证用消斑青黛散加减，湿热蕴阻证用三仁汤合芍药甘草汤合失笑散加减，阴虚火旺证用六味地黄丸加减，统摄无权证用归脾汤加减，脾肾阳虚证用黄土汤加减。

## 真武汤合四逆汤治疗嗜睡晕厥案

吴某，女，32 岁，体胖。主诉：头晕，头昏沉，经常发作忽然站不稳，没人扶或没有凳子坐就会晕倒在地上，头晕时心跳加快，嗜睡，每天都觉得没睡醒。

问：晚上能从什么时间睡到什么时间，白天也打瞌睡吗？精神怎么样？有没有乏力的感觉？口渴吗？容易出汗吗？容易上火吗？还有其他症状吗？平时拿筷子或者东西会抖吗？

答：一般晚上 10 点睡到第二天早上 7 点，白天乏力、嗜睡，白天坐着都能睡着。口不渴，容易出汗。不容易上火。时有心慌、下肢凉，有时拿筷子会抖。

查体：舌淡红苔薄白，右寸关、尺沉细微无力，很难摸到，左寸细关、尺沉细无力。方用真武汤加干姜。黑附片15g、茯苓15g、生白术10g、白芍15g、生姜15g、干姜6g。3剂。

冷水浸半小时，大火煮开，小火煮40分钟。每日1剂，分两次服。

二诊：精神好转，白天不昏沉嗜睡了，这几日未发作晕厥。方用真武汤加干姜、甘草（即真武汤合四逆汤）。黑附片15g、茯苓15g、生白术10g、白芍15g、生姜15g、干姜6g、甘草6g。3剂。

三诊：精神好，已不嗜睡，未发作晕厥，脉较前有力。上方再开5剂。

四诊：无不适。脉较前有力。

用方思考：《伤寒论》第281条："少阴之为病，脉微细，但欲寐也。"第323条："少阴病，脉沉者，急温之，宜四逆汤。"

这个病人嗜睡，坐着都能睡着，就是"但欲寐"，属于少阴病，所以用了四逆汤。

《伤寒论》第82条："太阳病，发汗，汗出不解，其人仍发热，心下悸，头眩，身瞤动，振振欲擗地者，真武汤主之。"

这个病人晕倒，就是振振欲擗地；拿筷子抖动就是身瞤动；头晕即头眩；脉无力，属于阴证。辨证属少阴水饮的身瞤动、振振欲擗地，所以用了真武汤。

## 治痹证别忘了四逆散

经方里四逆辈有三个方子，四逆汤、四逆散和当归四逆汤。很多患者都有关节凉的症状，这就是四逆，治疗要么用四逆汤，要么用当归四逆汤，要么用四逆散。临床中凡用了附子剂无效的，就首先考虑用四逆散，同时注意加减。

治疗痹证的颈肩腰腿痛，临床常用的都是附子剂，治寒湿或湿热方及活血化瘀方。时效而时不效，效果不好时往往想不到其他的情况，殊不知还有肝郁痹证。

我们来看《傅青主医学全书·腰、腿、肩、臂、手、足疼痛门》中的记载。

（1）“满身皆痛。手足、心腹一身皆痛，将治手乎？治足乎？治肝为主。盖肝气一舒诸痛自愈，不可头痛救头、足痛救足也。方用：柴胡、甘草、陈皮、栀子各一钱，白芍、薏苡仁、茯苓各五钱，当归、苍术各二钱。水煎服。此逍遥散之变化也，舒肝而又去湿去火，治一经而诸经无不愈也。”

（2）“腰痛不能俯。痛而不能俯者湿气也。方用：柴胡、泽泻、猪苓、白芥子各一钱，防已二钱，肉桂、山药各三钱，白术、甘草各五钱。水煎服。此方妙在入肾去湿，不是入肾而补水。初痛者一两剂可以奏功，日久必多服为妙。”

（3）“腰痛不能直。痛而不能直者风寒也，方用逍遥散加防已二钱一剂可愈。若日久者，当加杜仲一两，改白术二钱，酒煎服十剂而愈。又方：杜仲（盐炒）一两，补骨脂（盐炒）五钱，熟地黄、白术各三两，核桃仁二钱。蜜丸，每日空心白水送下五钱，服完可愈。如未痊愈，再服一料可愈。”

（4）“腰痛而不止。凡痛而不止者，肾经之病，乃脾湿之故。方用：白术四两、薏苡仁三两、芡实二两。水六杯煎一杯一气饮之。此方治梦遗之病亦神效。”

（5）“腰腿筋骨痛。方用养血汤：当归、生地黄、肉桂、牛膝、杜仲各一钱，川芎五分，甘草三分，山茱萸、土茯苓各二钱，核桃二个，补骨脂、茯苓、防风各一钱。水、酒煎服。”

（6）“腰痛足亦痛。方用：黄芪半斤，防风、茯苓各五钱，薏苡仁五两，杜仲一两，车前子三钱，肉桂一钱。水十碗煎二碗，入酒以醉为主即愈。腰足痛明系是肾虚而气衰，更加之湿自必作楚，妙在不补肾而单益气，盖气足则血生，血生则邪退，又助之薏苡仁、茯苓、车前之类去湿，湿去而血活矣。况又有杜仲之健肾，肉桂之温肾，防风之荡风乎！”

（7）“腿痛。身不离床褥伛偻之状可掬，乃寒气之侵也。方用：白术五钱，芡实二钱，茯苓、萆薢各一两，肉桂一钱，杜仲三钱，薏苡仁二两。水煎，日日服之，不必改方，久之自奏大功。”

（8）“两臂肩膊痛。此手经之病，肝气之郁也。方用：当归、白芍各三两，柴胡、陈皮各五钱，羌活、白芥子、半夏、秦艽各三钱，附子一钱。水六杯，煎三沸取汁一杯，入黄酒服之，一醉而愈。此方妙在用白芍为君，以平肝木，不来侮胃，而羌活、柴胡又去风直走手经之上，秦艽亦是风药而兼附子攻邪，邪自退出，半夏、陈皮、白芥子祛痰圣药，风邪去而痰不留，更得附子无经不达而其痛如失也。”

（9）“手足痛。手足肝之分野，而人乃为脾经之热，不知散肝木之郁结，而手足之痛自去。方用逍遥散加栀子三钱，半夏、白芥子各二钱。水煎服，二剂，其痛如失。盖肝木作祟脾不敢当其锋，气散于四肢，结而不伸，所以作楚，平其肝气则脾气自舒矣。”

（10）“胸背、手足、颈项、腰膝痛。筋骨牵引，坐卧不得，时时走易不定。此是痰涎伏在心膈上下，或令人头痛，夜间喉中如锯声，口流涎唾，手足重腿冷，治法用控涎丹，不足十剂其病如失矣。”

（11）“背骨痛。此证乃肾水衰耗，不能上润于脑，则河车之路干涩而难行，故作痛也。方用：黄芪、熟地黄各一两，山茱萸四钱，白术、防风各五钱，五味子一钱，茯苓三钱，附子一分，麦冬二钱。水煎服。此方补气补水，去湿去风，润筋滋骨，何痛之不愈哉。”

（12）“腰痛兼头痛。上下相殊也，如何治之乎？治腰乎？治头乎？谁知是肾气不通乎！盖肾气上通于脉，而脑气下达于肾，上下虽殊而气实相通，法当用温补之药，以大益其肾中之阴，则上下之气通矣。方用：熟地黄一两，杜仲、麦冬各五钱，五味子二钱。水煎服，一剂即愈。方内熟地黄、杜仲肾中之药也，治腰痛是其专功，今并头而亦愈者何也？盖头痛是肾气不上达之故，补肾之味，则肾气旺而上通于脑，故腰不痛而头亦不痛矣。”

傅青主治疗痹证疼痛，近一半都用了柴胡剂及疏肝健脾利湿的逍遥散加减，可见临床属于肝郁的痹证之多。

《金匮要略·辨少阴病脉证并治》：“少阴病，四逆，其人或咳，或悸，或小便不利，或腹中痛，或泄利下重者，四逆散主之。”痹证患者，常表现为手足关节怕冷或手足关节凉，这就是四逆。四逆散条文即有四逆表现。

如李克绍用四逆散治疗膝腿痛：某女，50 岁，1974 年 5 月 27 日就诊。两腿疼痛，酸软无力，渐至不能行走已月余。患者于 1 个月前，因恼怒出现脘腹窜痛，时轻时重，并觉两腿烦乱不适。经针刺、服西药 2 天，腹痛止但两膝关节阵痛，右侧较重并有凉感，两小腿烦乱不适，有时肌肉跳动，腿痛有时感到牵引两侧腰部，手足有时觉凉，背微恶风。近几天腿痛烦乱加重，竟至转侧困难，难以入睡，经常彻夜坐着，饮食锐减，面色萎黄。舌质略红、苔薄白，脉左寸弦、关弦滑、尺弱，右脉弦细。治宜疏肝解郁、宣散气血。方用四逆散加味：柴胡 9g、白芍 6g、枳实 9g、怀牛膝 9g、甘草 9g。水煎服 1 剂。

5 月 28 日复诊：昨晚服头煎后，当夜两腿烦乱的感觉消失，肌肉跳动、腿痛均止，余症亦明显减轻，精神、食欲亦有好转。继服上方 3 剂调理而愈。

**【按语】**《素问·阴阳应象大论》云：“清阳实四肢。”今阳气郁遏，不达四肢，筋脉失养，则肢凉疼痛。阳气郁遏于中焦，气机紊乱，则见脘腹窜痛。故用四逆散疏达阳郁，加牛膝以引药下行也。

熊世升用四逆散治疗肝郁腿痛案：苏某，56 岁，农民，通州德仁人，于 2007 年 5 月 21 日就诊。主诉：两腿疼痛上引腰部疼痛，酸软无力，渐不能行走，近月余。患者于一个月前，因家庭琐事生气而出现脘腹胀满、窜痛，时轻时重，并觉下肢烦乱不适。经服用西药 3 天后，腹部疼痛减轻，但两腿酸痛逐渐加重，右侧下膝关节偏重，牵引腰部两侧。手足时有发凉。经当地医院诊断治疗1周，效不佳。治疗用药不详。现腿痛烦乱加重，转侧困难，影响休息，坐立减轻，饮食减退，面色萎黄。二便正常。无其他病史。舌质红，苔薄白。左寸脉弦，关脉弦滑，迟脉弱，右脉弦细。治疗应疏肝解郁、宣散气血。方药：柴胡12g、白芍15g、枳实12g、川楝子15g、延胡索12g、牛膝12g、甘草12g。水煎服，每日1剂。

分析：患者症状虽复杂，但结合脉象，病因生气而发，不免肝气内郁，也正如《伤寒论》四逆散证的肝气郁结，胸闷胁痛；肝胃不和，胁腹胀痛；热郁于里，阳气不得外达，四肢发凉。以上这些也就是傅青主所说："盖肝木作祟，脾不敢当其锋，气散于四肢，结而不伸，所以作楚。"

5月23日复诊：服药次日晚，两腿疼痛、烦乱均止，其他症状明显减轻，食欲好转，精神佳。效不更方，上方继服。

5月25日三诊：患者能行走，手足发凉减轻明显，腰部不适症状消失，睡眠、饮食均佳，右侧下肢关节微有酸痛，胃脘略满。建议在疏肝理气的基础上燥湿清热、健脾和胃。方药：柴胡12g、枳实10g、苍术12g、川厚朴10g、茯苓12g、黄芩10g、橘红10g、麦冬15g、甘草3g。水煎服4剂，每日1剂温服。

5月30日，患者及家属特来告知诸症皆消失，精神佳，食欲增，行走利落，能料理家务，示意言谢。

谷越涛用四逆散加味治疗痹证案：马某，女，58岁，2006年3月3日初诊。1年前开始出现四肢多关节疼痛，以右侧肢体为甚，有晨僵感。应用雷公藤片等药物治疗效果不明显。目前患者感双膝关节疼痛肿胀，腕、指关节肿胀，晨起时明显，心烦时右侧肢体疼痛明显，口干，大便干。舌质红、苔薄白，脉弦数。实验室检查：类风湿因子328IU/ml；血沉90mm/h。中医诊断：痹证，经络气机不利。西医诊断：类风湿关节炎。治以疏肝理气通络之法。方药：柴胡15g、白芍30g、枳实12g、川牛膝30g、甘草10g、郁李仁12g。4剂水煎服，每日1剂。

4剂后复诊：诸关节疼痛减轻，关节肿胀消失，疼痛消失，口苦，大便调。舌质淡红、苔薄白，脉弦。再给上方7剂继服，以巩固疗效。

余浩经验：治一老人膝关节痛，老人去做了不少针灸、推拿按摩和用外敷药治疗，膝关节还是无力、疼痛，痛到屈伸不利，行无两步就坚持不住，吃了5剂四逆散加熟地黄、当归、牛膝、巴戟天后，可以从自家走路3千米来复诊。学生问："为什么这药能够将膝关节痛治好？"回答："膝有病不治膝，要治肝和脾，膝关节有病，不要盯着膝关节医治，老人去做了不少针灸、推拿按摩和外敷药，膝关节还是无力、疼痛。而我们为他疏肝解郁，为他补益脾肾。为什么要疏肝解郁？你会发现，大部分老人膝脚疼痛的都有个特点，愁虑、牵挂，愁虑、牵挂十分暗耗阴血，阴血在脏腑暗耗，它就无法供养膝关节，膝关节缺血了，它不荣则痛。所以我们用熟地黄、当归、巴戟天、牛膝将那血补足，再靠四逆散把那血送到四肢百节去。为什么四逆散可以治四肢冰冷疼痛呢？因为人正常的血气是从脏腑流向四肢，人一旦情绪低落、愤怒的时候，血气就会倒冲向心、肝、脾、肺、肾五脏来，不肯分流到四肢去，导致四逆。牛膝能引药到膝，巴戟天可以补肝肾、祛风湿、强腰脚。这简单的几味药，却是治老年人肝肾亏虚的良方。"

余国俊治一老年女性长年肩背酸痛僵硬，头都转不过来。处方四逆散加葛根、丹参、川芎和姜黄、威灵仙。方药用葛根30g、丹参20g、川芎5g、姜黄10g、威灵仙5g。吃药后，患者头与颈背转过去没问题，不会那么硬了。余老师和学生讲，凡是肩、颈、背酸痛，这一带为风寒堵塞的，用葛根、丹参、川芎和姜黄、威灵仙，迅速就可以放松。为什么还用四逆散？因为肩背是承受压力的地方，压力大，身体差，人的肌肉就会紧张僵硬，而四逆散就是通过化解压力、宽胸理气，使僵硬的背变得柔软，使紧张的肌肉变得放松。

这个时代绝大部分人都压力大，心中有烦恼。颈、肩、背为承受压力的地方，四逆散可化解压力、放松肌肉，所以四逆散是放松汤、解压方。

《沈绍功教授60病案赏析》里讲到，沈老师用茵陈四逆散加味治疗痹证。苗某，女性，30岁，初诊节气为春分，患风湿性关节炎3年，用中西药治疗、针灸理疗，均无显效。四肢关节酸沉发硬，晨起尤重，活动则见减缓，但动则加重，日渐加重，心境烦郁，纳谷不香，经常头沉难寐，二便尚调，同病友前来门诊。关节无畸形，活动不受限，触之不凉。苔薄黄腻，脉象弦滑。这是湿痹。因为她的舌苔是腻苔，脉是滑脉，而且她的症状不是痛，是酸、胀、沉、麻，所以完全是个湿痹，也就是我们讲的着痹。湿阻经络引起的痹证用什么方子？用羌活胜湿汤、薏苡仁汤。此外还有茵陈四逆散，或者叫茵陈四逆汤，这是治疗湿痹、着痹特殊的方子，就是四逆散加上茵陈。《素问·痹论》云："风、寒、湿三气杂至，合而为痹也。""湿气胜者为着痹。"

30 岁的苗某患痹证三载，关节酸沉硬板，晨起尤甚，活动则见减缓，动则加重，日渐增剧，心境烦郁，纳谷不香，头沉难寐。久经中西药治疗效果不显。苔薄黄腻，脉象弦滑。此病即为《黄帝内经》所述"着痹"，风湿性关节炎也。治当理气化湿、疏通经络，宜用经验方"茵陈四逆散"加味。茵陈（后下）15g、柴胡 10g、枳壳 10g、白芍 10g、生薏苡仁 10g、陈皮 15g、石菖蒲 10g、郁金 10g、鸡血藤 10g、木瓜 10g、泽兰 10g、地龙 10g。结果：上方每日 1 剂，水煎分 2 次服，连服 7 剂。关节酸沉、头重均见减轻，心境好转，食纳较差，加重和胃通络之力。上方加莱菔子 10g、伸筋草 10g、路路通 10g。再服 7 剂后，关节酸沉硬板不明显，夜寐好转，食纳增加。苔薄黄，脉弦细。守法续进改为每晚服 1 次，半月后改服木瓜丸，早晚各 6g，三七粉早晚各 3g。1 月后复诊，关节不再酸沉，纳寐正常，续服木瓜丸、三七粉，以资巩固，未再复诊。

**【按】** 着痹又称湿痹，湿阻经络为病。其表现为关节酸沉僵硬、活动欠利，晨起加重，稍动可缓。苔腻，脉滑。其治则为化湿通络。

经验方"茵陈四逆散"为效方，由 4 味药组成，茵陈后下为化湿主药，肝主筋，用四逆散中的柴胡、枳壳、白芍理气舒筋为臣药；再辅以生薏苡仁、木瓜，其力更著，佐行气透窍的菖蒲、郁金，通络活血的地龙、泽兰、路路通及和胃祛痰的莱菔子、陈皮共同疏利阻络之湿邪，湿除络活，着痹乃祛。这是一个很特殊的方子，古人治湿痹用薏苡仁汤，但效果不如茵陈四逆散。

此外，鸡血藤合伸筋草舒筋活络，乃有效药对，专治关节酸沉。

当归四逆汤、四逆汤、四逆散三方区别：当归四逆汤、四逆汤、四逆散三方均以“四逆”命名，主治症中皆有“四逆”症状，即均有手足冷，但其病机与临床证候却迥然有别。

四逆散治少阳病，是阳气内郁而不达四末所致，多兼见口苦、胸闷、爱叹气、脉弦有力等症；四逆汤治少阴病，四逆汤之厥逆是因阴寒内盛，阳气衰微，无力到达四末而致，故其多伴有畏寒蜷缩、神衰欲寐、下利、脉沉微无力等症；当归四逆汤治厥阴病，当归四逆汤之手足厥寒是血虚受寒，寒凝经脉，血行不畅所致，多有手足厥寒、脉细无力等症。

## 治疗鼻窦炎的诀窍

西医里鼻窦炎的表现是鼻塞、流黄脓鼻涕或白黏鼻涕、头痛、头胀、头昏沉不清、记忆力下降。

这里我们要区别一下鼻窦炎和过敏性鼻炎，过敏性鼻炎的三联症是鼻子痒、打喷嚏、流清鼻涕。

我们首先来谈谈鼻窦炎的诊断问题。别看一个小小的鼻窦炎，却是非常容易误诊的疾病。首先我们记住，鼻塞、流黄脓鼻涕或白黏鼻涕、头痛、头胀、头昏沉不清、记忆力下降，这些症状持续超过半个月就是慢性鼻窦炎了。

鼻窦炎有很多误诊、漏诊的情况。我曾遇到一个小女孩，学生，12岁，头痛、头晕3个月了。家长带她去做了检查，头颅CT、脑电图、血常规都做了，头颅CT还做了两次，结果都正常，啥也没查出来。女孩并不流鼻涕，就是偶尔吸鼻子，喜欢“哼哼”。当时带来治疗时在鼻窦区按压，发现她有上颌窦压痛。我说：“你这个小孩是鼻窦炎引起的头痛、头晕。”让小孩去做了一个鼻窦CT，结果报告出来显示就是鼻窦炎。后来，让小孩用中药内服、外敷加涂鼻治疗鼻窦炎，头痛、头晕、吸鼻子都好了。

还有个50岁的女患者，头疼好几年了。问诊知患者鼻子不塞，不流鼻涕，就是老觉得从鼻子到咽喉中间的地方堵着痰一样的东西，太阳穴疼，额头疼，睡觉不好，还耳鸣数年，有高血压，大便黏，排便不畅通，口苦，舌苔黄腻。用过降压药和扩张血管的药，头痛均无缓解。我按压她的鼻窦区，发现四个鼻窦区即额窦、筛窦、上颌窦、蝶窦都有压痛，再检查发现她的鼻甲是肥大的，就诊断为鼻窦炎，按照中医辨证治好鼻窦炎以后，不仅头痛消失、堵痰感消失，而且耳鸣也消失了。

检查鼻窦炎要靠鼻窦CT和鼻内窥镜才能确诊，做头颅CT很多都查不出来。未成年人头痛、头晕超过半个月的，90%都是慢性鼻窦炎。成年人的头痛也有很多是鼻窦炎引起的，而且往往不流鼻涕，没有鼻塞。鼻涕不会流出来的鼻窦炎病人头痛、头部不适的多，这是因为鼻甲肥大，导致鼻窦的出口被堵塞，鼻窦里面的脓液和细菌排不出去。鼻窦炎会引起头痛、头昏沉不清、记忆力下降，但并不是所有的鼻窦炎病人都头痛，反而头部昏沉不清的鼻窦炎病人更多。鼻窦化脓性排泄物从鼻咽部向下游注，可造成咽炎、扁桃体炎、中耳炎、耳鸣、气管炎等病。治好鼻窦炎以后，往往很多耳鸣、咽炎症状也会好转。

下面我们通过几个案例来讲讲鼻窦炎的中医治疗。曾治一小男孩，刘某，男，9岁，江西人。来诊的时候诉头痛半个月。问他头哪里疼呢？小孩说额头痛，就是眉棱骨的位置，问其他情况，答有时流黄鼻涕，有时不流鼻涕。按压鼻窦区，发现有额窦压痛、上颌窦压痛，按压脖子也不舒服。没有口苦，有口渴，爱喝冷水，饭量大。大便三天解一次，大便干且难解，不解大便就会肚子胀。舌质红苔黄，小便正常。

这个小孩就是典型的流黄脓鼻涕、头痛、鼻窦区压痛的鼻窦炎病人。没有口苦，说明没有少阳证。有口渴、爱喝冷水、饭量大、大便三天解一次、大便干且难解、不解大便就会肚子胀，说明有阳明证。

前额痛、脖子不舒服、流黄脓鼻涕、口渴喜冷饮、舌红苔黄就是一个阳明风燥证，为葛根芩连汤证。孩子又有大便三天解一次、大便干且难解、不解大便就会肚子胀的阳明腑实证，故应该用调胃承气汤。

葛根芩连汤治阳明经脉风燥证，这是我和江西的伍炳彩老师学的一个经验。阳明经脉风燥证的鼻窦炎常表现为前额痛连后项、鼻子干燥或口渴、脉浮、舌质偏红、舌苔黄，一般流黄脓鼻涕。

这个孩子额窦压痛，就是前额痛，又按压脖子不舒服，就是前额痛连后项，舌红苔黄说明是热证。

方药用①葛根芩连汤 3g，调胃承气汤 1g。一次 4g，一天两次，开水冲泡服，3 剂。②苍耳子油涂鼻，一日两次。③荆芥 10g 煮水外部热敷鼻窦区疼痛处，每次外敷 10 ~ 30 分钟，每晚睡前一次。④忌口辛辣食物和冷饮。⑤嘱咐患者以后要按着一边的鼻孔去擤另一边的鼻涕，不能同时捏着两个鼻孔擤鼻涕。

3 日后患者诉所有症状均消失，无头痛，无流鼻涕，肚子不胀，大便亦正常。

这里总结一下。

除了正确的辨证以外，治疗鼻窦炎的第一个诀窍是通鼻窍，苍耳子油涂鼻和热毛巾外敷都是通过局部用药通鼻窍的方法。苍耳子油的制作方法是将 30g 苍耳子砸烂，用 100ml 山茶油小火慢炸，把苍耳子慢慢炸黑，待冷却后，把苍耳子去掉，只用油。使用时用棉签蘸苍耳子油，搽在两个鼻孔鼻甲靠里一点的地方，一天 2 ~ 3 次。涂完以后一般鼻子就通了，相当于一个局部通鼻窍的药，有的病得轻的鼻窦炎病人，只用苍耳子油涂鼻就痊愈了。荆芥 10g 煮水，不要久煮，煮 5 ~ 10 分钟，煮出来的药水用毛巾浸湿稍拧干，于外部热敷四个鼻窦区。四个鼻窦区都在鼻孔水平线以上，就用毛巾热敷鼻孔水平线以上就行了，不用遮住鼻孔，起到一个祛风、温通局部的作用。

治疗鼻窦炎的第二个诀窍是正确的擤鼻涕方式和正确治疗感冒。鼻窦炎是一个感冒后遗症，感冒了以后，捏着两个鼻孔拼命地擤鼻涕，这时候，鼻腔里的压力大增，细菌就顺势进入了鼻窦，于是慢性鼻窦炎就形成了。因此要求病人治病过程中和病好以后都不能再同时捏着两个鼻孔擤鼻涕了。

我曾治一个学生，11 岁，江西人。来看病的原因是他的老师和父母说他上课老睡觉，而且每次课文都背诵不出来。小孩家长就来找中医了，不知道是什么病，就是孩子爱睡觉、记忆力差，问能不能调理一下，别让小孩老是上课睡觉。我一按压患者的鼻窦区，发现上颌窦压痛、蝶窦压痛、筛窦压痛，属于鼻窦炎里的上颌窦炎、蝶窦炎、筛窦炎。小孩平时喜欢擤鼻涕，擤出来有时是黄鼻涕，大多数时候是白黏稠的鼻涕，平时大便偏干一点。

太阳穴痛、大便干、流黄或白黏涕，这是少阳阳明合病。方药用①大柴胡汤。柴胡 24g、黄芩 9g、生大黄 3g、枳实 9g、法半夏 9g、白芍 9g、红枣 3 个、生姜 3 片。5 剂。②荆芥水外敷。③苍耳子油涂鼻。④正确擤鼻涕。⑤忌口辛辣、冷饮、油腻。

吃太多辛辣、冷饮，或者过饱、熬夜、喝酒，都会使积热上冲，上面的鼻窦系统就崩溃了。所以为了不让鼻窦炎病人复发，我都要求病人忌口。

上面我们讲了单纯的两种偏热证的鼻窦炎，其实鼻窦炎还有很多合并过敏性鼻炎的，还有寒热错杂的鼻窦炎，还有胃肠有问题导致的鼻炎。

我曾治一个 8 岁小男孩，面色白，体胖，福建人。主诉：鼻窦炎 2～3 年。主要症状为鼻塞，时流黄脓涕或白黏涕，鼻子不痒，偶打喷嚏，咽部痰多。平时头部容易出汗，口渴，爱喝冷饮，吹空调多，纳可，食量大。大便一天2～3 次，偶黏，偏稀，但大便后舒服。眠差，难入睡。胆偏小。饮食习惯：爱吃肉，每日食一水果和冰酸奶，喜重口味。舌淡红苔白微黄微腻。脉寸微浮，脉滑不定。鼻甲视之肥大。按诊：胃脘压痛，上腹部压痛，腹部皮肤触之凉，鼻窦区压痛。辨证：表寒里湿热夹食，并有上热下寒。鼻塞、偶打喷嚏、口渴、爱喝水是外闭里热的麻杏石甘汤证。胃脘压痛、上腹部压痛、腹部皮肤触之凉、流黄脓涕或白黏涕是上热下寒中痞的脾胃湿热证。流黄脓涕或白黏涕、痰多、舌苔黄白腻、胆小是痰湿热证，用温胆汤。又因为舌苔腻，有乱吃东西的病史所以加了山楂等消食药。因鼻甲肥大，所以加了川芎等活血行气药。

方药用①麻杏石甘汤合半夏泻心汤合温胆汤加减。法半夏10g、黄芩10g、黄连6g、干姜6g、南沙参10g、红枣1个、甘草6g、竹茹10g、枳壳10g、陈皮10g、茯苓10g、白术10g、神曲10g、山楂10g、川芎10g、白芷10g、麻黄6g、杏仁6g、石膏20g。5剂，只煮1次，分3次喝。每次喝100～150ml。②荆芥50g。每次用10g，开水泡后用毛巾外敷，每晚一次。③严格忌口零食、牛奶、冷饮。

二诊：早上轻微鼻塞，其余时候通畅，鼻涕较前减少，仅擤少量清黏鼻涕，咽部痰感较前减轻，大便每天1～2次，成形。睡眠好，仍爱出汗，口渴喜饮。舌淡红苔黄白微腻。按诊：胃脘轻压痛，腹部凉感触之较前减。前方减量一半再服5剂。5剂后家长代诉鼻窦炎已愈，鼻部基本无症状了。

**【按】**这个孩子脉摸之不清，薛雪《湿热论》里说：“湿热之证，脉无定体，或洪或缓，或伏或细，各随证见，不拘一格，故难以一定之脉，拘定后人眼目也。”湿热型病人的脉经常是摸之不清的，临床诊断湿热时我们最好从舌苔和症状来判断更加准确。

还有的湿热病人的脉上午给他把脉是这样的，下午再给他把脉又不一样了，甚至10分钟前把脉是这样的，10分钟后把脉又是那样的，有时候感觉截然不同，这样的病人也是湿热之脉，应该按照湿热证来治疗。

临床还有很多孩子的鼻窦炎，尤其南方的一些孩子的鼻窦炎，主要是胃肠道出问题，有痞证，做腹诊会发现患者胃脘部有不适，平素水果、酸奶吃得多，油炸食品、烧烤也吃得多，是一种胃肠道寒热错杂的鼻窦炎，用半夏泻心汤治疗痞证、治疗胃病，鼻窦炎自然就好了。还有一些体质虚弱的病人，容易出汗，肺表气虚的鼻窦炎患者治疗时还要再合玉屏风散等。

## 治疗黄褐斑的思考

黄褐斑是面部的黄褐色色素沉着，多呈对称性蝶形分布于颊部。西医认为本病发病与妊娠、长期口服避孕药、月经紊乱有关。

临床上，大部分来看中医的黄褐斑患者都用过激光疗法了。激光治疗黄褐斑见效快，但极容易复发，很多黄褐斑还是要从内调。

在临床观察中，我发现黄褐斑与这几个因素有关：第一，受凉了，有表证。第二，身体里水液代谢失调，有痰饮水湿。第三，情绪不好，肝气郁结。第四，各种原因导致的瘀血。我在临床上治疗的黄褐斑大部分都是女性流产后、生孩子后得的黄褐斑。第五，体质虚弱了，尤其是肾虚。第六，各种病因导致的月经不调、妇科炎症。

黄褐斑的治疗，也是根据患者的情况来解决这六个问题。比如有个女患者，38 岁，生小孩以后得了黄褐斑，一脸的黄褐色斑块，脸颊部颜色最深，察其舌质瘀暗，舌苔偏少，平素怕热，口干，脉细数，月经色黑量少，仅 3 天即经净，每日月经量只需一片卫生巾，大便偏干。诊断为阴虚瘀热证，属于瘀斑为主。

方药用大黄䗪虫丸大蜜丸，一天两次，一次 2 丸。服 1 个月后，患者脸部黄褐斑变淡，且消失 1/4，月经也有改善，继续服用 4 个月，脸部黄褐斑消失 80%，患者非常高兴。

还有个女患者，32 岁。面部黄褐斑，平时头晕、乏力。舌淡红偏淡，微胖大，苔白水滑。月经量少，白带多，清稀水样白带，又有胸闷，爱叹气，平素情绪不好，脉偏无力。诊断为肝郁血虚水饮证，属于肝郁斑、虚斑、水湿斑混杂，以水湿斑为主。方用柴胡桂枝干姜汤合当归芍药散加减。服用20天后，乏力减轻，头晕减轻，白带减少，脸上的黄褐斑也开始变淡了。又吃了一段时间，黄褐斑消退大半，服用中药丸巩固治疗数月。

除了内调外，还有一部分患者用中药粉外敷也有一定疗效。我学习过余国俊老师的白芷祛斑膏。余老师是用白芷200g、白附子40g，二味碾为极细末；菟丝子400g，洗净，加冷水1500ml浸泡2小时，文火煮沸1小时，滤取药液400ml。将白芷、白附子细末乘热掺入菟丝子药液之中，充分搅拌和匀，装瓶备用。

我未用余老师的方法配制，但嘱病人用过珍珠粉加白芷粉混匀，用儿童面霜调匀，搽面，像做面膜一样，保留半小时到1小时再洗掉。有些病人不服药，单用这个做面膜也有一定疗效。

## 治疗雷诺氏综合征的思考

某女，52岁，体形肥胖，腹部结实，脸色青黑。主诉：怕冷，秋天出门手脚、嘴唇就会青紫，已十余年，冬天更严重，秋冬天都要穿袜子睡。其他症状：晨起口苦、喉咙干，平时口渴爱喝凉开水，一天要喝几壶水。大便难解，小便偏黄，夜尿一次。这几天心口位置灼热、疼痛，总觉得饿但是又吃不下什么东西。

问：口渴有没有越喝越口渴？答：有。问：有没有气上冲的感觉？

答：没有。

患者左脉沉把不到，右脉沉无力但可以把到。

以前患者用过当归四逆加吴茱萸生姜汤无效。辨为厥阴病乌梅丸证，处方乌梅丸。用经方颗粒，一次5g，一天两次，开了5天的量。

复诊诉手脚凉减轻，有回暖的感觉了，以前从没有过热的感觉，口苦减轻，口渴减轻，心口不疼了，心口灼热减轻，小便不黄了，无灼热感，大便好转，但仍有点难解。原方继续开5天的量。服后诉已无手脚凉的感觉，基本不口渴，无心口灼热。后来我继续为她调理其他疾病。

《伤寒论》第326条："厥阴之为病，消渴，气上撞心，心中疼热，饥而不欲食，食则吐蛔。下之，利不止。"

《伤寒论》第337条："凡厥者，阴阳气不相顺接，便为厥。厥者，手足逆冷者是也。"

《伤寒论》第338条："伤寒，脉微而厥，至七八日肤冷，其人躁无暂安时者，此为脏厥，非蛔厥也。蛔厥者，其人当吐蛔。今病者静，而复时烦者，此为脏寒。蛔上入其膈，故烦，须臾复止，得食而呕又烦者，蛔闻食臭出。其人常自吐蛔。蛔厥者，乌梅丸主之。又主久利。"

患者脉沉无力为阴证；手足逆冷为厥；口渴，能喝很多水但喝水不解渴为消渴；心口位置灼热疼痛为心中疼热；总觉得饿但是又吃不下什么东西为饥而不欲食。以上症状符合厥阴病提纲条文。厥阴病第一首方为乌梅丸，患者厥阴病寒热错杂，符合乌梅丸证。

我看了很多病例都是用当归四逆汤治疗雷诺氏综合征，然临床治疗雷诺氏综合征，治疗手脚冷，别忘了厥阴病的其他处方，别忘了乌梅丸。正所谓有是证用是方也。

另外，口苦、脉无力的病人多诊断为厥阴病。

# 治疗荨麻疹 1 例

刘某，女，24 岁。患者身上长红色风团块，瘙痒两天，轻微怕冷，轻微怕风，不出汗，口不苦、不渴。脉有力。方药用桂枝麻黄各半汤。一天两顿，一次 5g，3 日量。

两天后患者发微信说吃了两天药身上不痒了，也没有红色风团了。

《伤寒论》第 23 条："太阳病，得之八九日，如疟状，发热恶寒，热多寒少，其人不呕，清便欲自可，一日二三度发。脉微缓者，为欲愈也。脉微而恶寒者，此阴阳俱虚，不可更发汗、更下、更吐也。面色反有热色者，未欲解也，以其不能得小汗出，身必痒，宜桂枝麻黄各半汤。桂枝麻黄各半汤方：桂枝一两十六铢（去皮），芍药、生姜（切）、甘草（炙）、麻黄各一两（去节），大枣四枚（擘），杏仁二十四枚（汤浸，去皮尖及两仁者）。上七味，以水五升，先煮麻黄一二沸，去上沫，纳诸药，煮取一升八合，去滓，温服六合，顿服。"

患者脉有力，为三阳病；口不苦，可排除少阳病；口不渴，可排除阳明病；轻微怕冷、轻微怕风，可确诊为太阳病。太阳病，瘙痒，不出汗，用桂枝麻黄各半汤小汗而愈。

# 猪胆汁巧治甲沟炎

甲沟炎即在甲沟部位发生的感染。甲沟炎多是因为剪指（趾）甲剪得太深了，或拔“倒皮刺”或甲沟及其附近组织刺伤、擦伤、嵌甲而发生的。表现为一侧甲沟发生红肿、疼痛，有的还会化脓。小孩特别多见，成人也时有发生。西医治疗方法多是切开引流、拔甲，再加上输消炎药或者口服消炎药。这种方法治疗时患者痛苦，花费多，并且依然有复发的可能。

以前听一个病人说过一个治疗甲沟炎的方法：将新鲜猪苦胆用剪刀剪开一个口子（口子大小根据患病部位的大小确定），然后套在病指（趾）上使病指（趾）浸泡在胆汁里，一天一次，一次 30 ~ 60 分钟。一般三五天就好了。

我一想猪胆汁能宣通上下、利水消肿、清热解毒，按照西医的理解，胆汁能消炎杀菌，又是局部用药，能够直达患处。这个方法简单还便宜，患者也不痛苦。

这之后遇到甲沟炎的病人我就开始验证。

一个 7 岁的小女孩，她妈妈说孩子中间的脚趾发红、肿痛几天了，并发了图片过来。我考虑是甲沟炎，于是让其妈妈和卖猪肉的师傅约好，让师傅每天进一个猪胆给她，每天用一个新鲜猪苦胆，剪开一个小口子，把患脚趾浸泡在猪胆汁里面 1 小时。大概 7 天以后，我碰到她妈妈，孩子的妈妈问我猪胆汁是不是还可以治脚气。她说她让孩子边看电视边浸泡，每天浸泡 1 个小时，第二天就不肿了，也没那么疼了。后来又浸泡了 5 天，结果孩子不仅中间的脚趾不肿不痛了，脚气也好了，不痒了，就是猪胆汁味道太难闻了，整个房间都是臭的。这之后我又查了一些资料，发现猪胆汁还有一个治疗脚气的偏方，不过我没验证过。记录在这里，大家有机会也可以验证一下。苦参 120g、菖蒲 30g、猪胆 3 个。制用法：将苦参、菖蒲水煎去渣，再将猪胆汁加入。每日早晚各温洗 1 次。适应证：手癣、脚气。

后来又有一个 50 多岁的女患者，得了甲沟炎，痛得不能走路，也是让她用猪胆汁浸泡，每天 1 次，3 天就不痛了。

猪胆汁浸泡是治疗甲沟炎的一个好方法，不仅能治好急性甲沟炎，还能治愈慢性甲沟炎。

慢性甲沟炎是由于甲沟受到各种有害物质长期刺激引起的慢性病，病程可长达数年或更长时间。表现为甲沟长期保持轻度肿胀、潮红，但很少发生化脓情况，甲沟附着于指（趾）甲之唇瓣消失，所以指甲与甲沟之间稍游离，有小间隙，小痛或无痛，无痒感。患处指（趾）甲粗糙、高低不平，形成很多横形纹沟，指（趾）甲原有的弧形变平坦。

陈国馨医生验证：①男，50 岁，医生。左拇指患慢性甲沟炎已 4 年，因按摩时经常接触跌打药物引起，经外涂红霉素软膏、鱼石脂软膏、强的松软膏和激光治疗 23 次未效，后取用猪胆汁浸泡治疗 3 次即愈。半年后随访未见复发。②男，48 岁，农民。左中、示指及右拇指等共三指患慢性甲沟炎已 5 年，因接触农药引起，曾用各种中草药治疗无效，经用猪胆汁浸泡患指 3 次痊愈，随访未复发。③男，54 岁，屠宰场工人。由于屠宰患烂蹄病的病猪引起甲沟炎，左右手共 7 指患慢性甲沟炎已 8 年，用各种方法治疗无效，用猪胆汁浸泡患指 4 次而愈。随访半年未复发。

# 滚蛋疗法巧治小儿鼻炎



我看过好几个同行分享，有讲到滚鸡蛋治疗湿疹，有讲到滚鸡蛋治疗黑眼圈，有讲到滚鸡蛋治疗白带异常，有讲到滚鸡蛋治疗腋下肿瘤等，总体是一个祛风和热熨的思路。我也常推荐病人用滚鸡蛋疗法。不过我常用这个方法来治疗鼻炎、鼻窦炎的鼻塞、流涕、头疼，以及治疗腺样体肥大的鼻塞、打呼噜。

怎么用呢?

材料：挑选新鲜的鸡蛋5~6个，清水半锅。

方法：用水将鸡蛋全部覆盖，将带壳的生鸡蛋放进锅里煮，开大火，水开三分钟后将火调小，再煮15分钟，关火，闷一两分钟，如有蒸蛋器可直接用蒸蛋器把生鸡蛋蒸熟。

取出熟鸡蛋，乘热剥开鸡蛋壳，请注意一定不要把鸡蛋白弄破。乘热将已剥壳的鸡蛋放在脸上滚，在不烫伤的前提下，快速地热滚，热滚的范围是四个鼻窦区（眉棱骨、颧骨、眼内眦、太阳穴附近和鼻子附近)，直到鸡蛋没有热度。如果鸡蛋不热了再放锅里蒸一下，或者直接用蒸蛋器蒸，一定要热滚。滚的时间每天至少半小时，滚的次数不限，滚到鸡蛋白都滚破了就扔掉，不能吃。一般滚完的鸡蛋剥开蛋白，在蛋黄上能看到很多凸起的小点。

这个方法能不能根治鼻炎、鼻窦炎呢?回答是能，但是需要很长时间，每天用，至少坚持2~3个月，同时生活、饮食需注意。

这个方法我推荐给了不少没法服中药的鼻炎、鼻窦炎、腺样体肥大张嘴呼吸和打呼噜的病人，尤其是小孩子。我的经验是一般用 10 ~ 30 天患者的症状就缓解了，根除需要坚持的时间更长一些。大人用也有效，但小孩子用的效果更好。

有一个鼻窦炎病人，晚上睡觉打呼噜，鼻塞，流脓涕，头疼，诉没法服中药，于是推荐用滚鸡蛋的疗法。并嘱其不熬夜，不吃生冷、辛辣、油炸、甜腻食物。连续滚了 60 多个晚上，患者鼻窦炎好了，打呼噜也不明显了，症状均消失，随访未再复发。

有一个小男孩，5 岁，西医检查诊断为鼻窦炎、腺样体肥大。症状有鼻塞、张嘴呼吸、睡觉打呼噜、呼吸声重。其母诉，小孩从小就吃不下中药，灌进去就吐出来，有没有什么别的方法可以治疗，于是用下列方法处理。

（1）苍耳子油外用。苍耳子油俗称鼻炎油，用于鼻炎、鼻窦炎，尤其是有鼻塞症状的。制作方法：苍耳子一两砸碎，山茶油或芝麻油二两，一起加热，用油把苍耳子炸到焦黑，再浸泡一会，然后去掉苍耳子，待油冷却后装瓶。苍耳子有通鼻窍的作用，用棉签蘸苍耳子油，搽于两个鼻孔里，一天 3 次。搽的位置是鼻子软硬相接的那个部位，即鼻甲上面。

（2）荆芥 10g，每晚睡前用 1 次。用时用刚烧开的开水泡一会，或者煮 5 ~ 10 分钟，药水煮好后，把毛巾放进水里，全部浸湿后，再拧得不干不湿，外部热敷。热敷部位从鼻孔往上直到额头全部盖住（不要盖住鼻孔），水凉了再热一下，毛巾凉了放水里再浸一下，要注意的是毛巾不要太热，也不要太凉，外敷时间 10 ~ 30 分钟。患者外敷后不能对着风吹，目的是避免受风寒。

（3）滚鸡蛋，每天热滚至少半小时，也可以用荆芥水煮鸡蛋，敷完后滚鸡蛋，滚的区域在敷荆芥水毛巾的区域。

（4）忌口冷饮、辣条、方便面、爆米花、瓜子、饼干、花生、油炸食品、糖果、奶油、羊肉、狗肉；少吃水果；不能吃过饱。

（5）注意洗澡后、洗头后等头发、身体干了再进空调房。身上出汗了不要马上脱衣服，以免感冒。

（6）以后擤鼻涕时，按着一边鼻孔擤另一边，不能同时按着两边擤鼻涕。

小孩用了这些方法 10 天后，鼻子较前通畅，睡觉打呼噜减轻，呼吸声较前减轻，张嘴呼吸也比之前好转了。又坚持了 1 个月，症状越来越轻微了。

后来我又用上述方法治疗了很多腺样体肥大打呼噜的小孩，效果都很好。还有一些鼻炎鼻塞的小孩，用忌口加上滚鸡蛋疗法治疗，症状都有很大程度的缓解，有的甚至没再发作了。

滚鸡蛋疗法看上去是个很简单的小方法，但是效果确实很好，值得大家运用。家里有腺样体肥大的孩子，有鼻炎、鼻窦炎的孩子，不妨一试。

## 蜂蜜与经方

金庸大师的《神雕侠侣》第三十九回里有这样一段："杨过道：'那时你中了冰魄银针，剧毒浸入经脉，世上无药可治，却如何在这谷底居然好了？'他凝视小龙女，虽见她容颜雪白，殊无血色，但当年中毒后眉间眼下的那层隐隐黑气却早已褪尽。小龙女道：'我在此处住了数日后，毒性发作，全身火烧，头痛欲裂，当真支持不住，想起在古墓中洞房花烛之夕，你教我坐在寒玉床上逆运经脉，虽然不能驱毒，却可稍减烦恶苦楚。这里潭底结着万年玄冰，亦有透骨之寒，于是我潜回冰窖，在那边待了一会儿，竟然颇有效验。此后时常回到堕下来时的水潭之旁，向上仰望，总盼能得到一点你的讯息。有一日忽见谷顶云雾中飞下几只玉蜂，那自是老顽童携到绝情谷中来玩弄而留下的。我宛如见到好友，当即构筑蜂巢，招之安居。后来玉蜂愈来愈多。我服食蜂蜜，再加上潭中的白鱼，觉得痛楚稍减，想不到这玉蜂蜂蜜混以寒潭白鱼，正是驱毒的良剂，如是长期服食，体内毒发的间隔也渐渐加长。初时每日发作一两次，到后来数日一次，进而数月一发，最近五六年来居然一次也没再发，想是已经好了。’”根据金大师所写，小龙女所中之毒经久食蜂蜜和白鱼而愈。

那么我们来谈谈蜂蜜。

《神农本草经》谓：“石蜜，味甘，平。主心腹邪气、诸惊痫痉，安五脏诸不足，益气补中，止痛解毒，除众病，和百药。久服强志轻身，不饥不老。一名石饴，生山谷。”石蜜即蜂蜜。

这里提到了蜂蜜的几个作用。①补。益气补中，主诸不足，久服强志轻身，不饥不老。②止痛。③解毒。④和百药。⑤安神。主诸惊痫痉。

《本草纲目》提到蜂蜜的作用有六。①生用清热：生则性凉，故能清热。②熟用补中：熟则性温，故能补中。③解毒：甘而和平，故能解毒。④润燥：柔而濡泽，故能润燥。⑤止痛：缓可去急，故能止心腹肌肉疮疡之痛。⑥调和百药：和可以致中，故能调和百药，而与甘草同功。

由于蜂蜜甘甜可口，作用众多，我们现在多把蜂蜜当成食物、保健品来用了，其实蜂蜜是一味很重要的中药。和病人聊天时，许多病人告诉我，其便秘都是用喝蜂蜜水来缓解的，可见蜂蜜润燥疗便秘之功效。经方中也有不少处方是要加蜂蜜的，很多情况我们都没有加，导致疗效不如仲景所描述，有的甚至因此而不见效。

《伤寒论》和《金匮要略》里含有蜂蜜的处方有蜜煎导方、理中丸、麻子仁丸、乌梅丸、大陷胸丸、猪肤汤、大黄䗪虫丸、薯蓣丸、崔氏八味丸（即肾气丸）、栝楼瞿麦丸、矾石丸、赤丸、大乌头煎、皂荚丸、当归贝母苦参丸、下瘀血汤、半夏麻黄丸、乌头赤石脂丸、九痛丸、乌头桂枝汤、甘草粉蜜汤、己椒历黄丸、大半夏汤、甘遂半夏汤，一共 24 首处方用了蜂蜜。经方的丸剂里除了抵当丸、鳖甲煎丸、竹皮大丸和干姜人参半夏丸，其他的所有丸剂均用了蜂蜜。

《伤寒论》里使用蜂蜜的方剂条文如下。

猪肤汤：“加白蜜一升、白粉五合，熬香和令相得。”蜂蜜用来滋阴润燥，治疗咽痛心烦。

蜜煎导方：“以食蜜七合，于铜器内微火煎，当须凝如胶饴状，搅之，勿令焦着，欲可丸，并手捻作挺，令头锐，大如指，长二寸许，当热时急作，冷则硬，以纳谷道中以手急抱，欲大便时，乃去之。”蜂蜜外用塞肛用来润燥通便。

理中丸：“蜜和为丸。”治疗中焦脾胃虚寒，蜂蜜用来补中、调和药物。

麻子仁丸：“蜜和丸。”治疗胃中燥热、脾津不足之便秘，蜂蜜用来清热滋阴、润燥通便、调和药物。

乌梅丸：“与蜜杵二千下，丸如梧桐子大。”治疗厥阴寒热错杂之蛔厥、久泻。蜂蜜味甜，用来缓急、调和诸药。

大陷胸丸：“别捣甘遂末一钱匕，白蜜二合，水二升，煮取一升，温顿服之，一宿乃下。”治疗结胸病，项亦强，如柔痉状。蜂蜜用来缓急、通便、解毒。

《金匮要略》里使用蜂蜜的方剂条文如下。

大半夏汤：“白蜜一升，以水一斗二升，和蜜扬之二百四十遍，煮药取二升半，温服一升，余分再服。”蜂蜜用来补虚润燥，合半夏、人参治疗胃反呕吐。

大黄䗪虫丸：“炼蜜和丸小豆大。”治疗五劳虚极羸瘦，蜂蜜用来缓中补虚、和药。

薯蓣丸：“炼蜜和丸。”治疗虚劳诸不足、风气百疾。蜂蜜用来补中、和百药。

崔氏八味丸（即肾气丸）：“炼蜜和丸。”治疗虚劳腰痛等病，蜂蜜用来缓急止痛、补中、和诸药。

栝楼瞿麦丸：“炼蜜丸。”治疗燥湿相混，上有燥热、下有水气之证。蜂蜜用来润燥、和诸药。

矾石丸：“炼蜜丸。”外用治妇人白带，蜂蜜和诸药、解毒。

赤丸："炼蜜丸。"治疗寒饮腹痛，蜂蜜解乌头毒、调和诸药。

大乌头煎："乌头大者五枚，熬，去皮，不㕮咀，以水三升，煮取一升，去渣，纳蜜二升，煎令水气尽。"治寒疝腹痛，用蜂蜜解乌头毒、缓急止痛。

乌头桂枝汤："乌头五枚，以蜜二斤，煎减半，去渣，以桂枝汤五合解之。"纯用蜂蜜煎，不用水，治疗寒疝兼表腹痛，用蜂蜜解乌头毒、缓急止痛。

乌头赤石脂丸："蜜丸。"治疗阴寒痼结之心痛彻背、背痛彻心，用蜂蜜解乌头毒、缓急止痛、和诸药。

九痛丸："炼蜜丸。"治疗心痛证，用蜂蜜解毒、缓急止痛、和诸药。

皂荚丸："蜜丸如梧子大，以枣膏和汤服三丸。"治疗痰浊壅肺之咳逆上气、时时吐浊、但坐不得眠，用蜂蜜解毒、缓急、和药。

甘遂半夏汤："煮取半升，去渣，以蜜半升，和药汁煎取八合，顿服之。"治疗脉伏、心下坚满、利后其满减而复满的留饮之证，用蜂蜜来解毒，缓其峻猛之性。

当归贝母苦参丸："炼蜜丸。"治疗妊娠大小便难，用蜂蜜滋阴润燥、通便、和药。

下瘀血汤："炼蜜和为四丸。"治疗瘀血内结之腹痛、经水不利，用蜂蜜缓急、止痛、和药。

半夏麻黄丸："炼蜜和丸。"治疗心下悸，蜂蜜和诸药、缓急。

甘草粉蜜汤："先煮甘草，取二升，去渣，纳粉蜜，搅令和，煎如薄粥。"治疗蛔虫为病之吐涎心痛发作有时，蜂蜜用来缓急止痛。

己椒苈黄丸："蜜丸。"治疗腹满、口舌干燥之肠间水气，蜂蜜调和诸药。

这些处方中蜂蜜用量都很大，包括丸剂做蜜丸者。做过中药蜜丸的都知道，制作蜜丸时蜂蜜用量很大，若论剂量，这些方剂中蜂蜜当为主药之一。因此，一些经方由丸改汤，含有蜂蜜的应当加蜂蜜一起煎煮。

除经方外，还有很多经验方中的蜂蜜不可或缺，作用重大。

石恩骏老中医经验，一些蠲痹止痛方药多伤胃肠，若用蜜丸，可缓其辛燥之性而宜长服。石老师还有一条经验，治疗荨麻疹、皮肤瘙痒、妇女阴痒等瘙痒性疾病，用一味徐长卿与蜜为丸。临床用石老师经验治疗荨麻疹，改成煎剂发现单用徐长卿，病人瘙痒微减，后来加上蜂蜜，瘙痒方大减，可见蜂蜜之效用不单单是个调味剂、赋形剂。《本草纲目》亦有“瘾疹瘙痒，白蜜不拘多少，好酒调下，有效”的记载。

临床治疗萎缩性鼻炎，用棉签蘸生蜂蜜涂患处，每日数次，效果颇佳。此外，我收集了一些蜂蜜运用的小验方，附于下。

《张氏医通》：“但内伤胁痛不止者，生香油一盏、生蜜一杯，和匀服，一两次遂止。”

《现代实用中药》记载：“治高血压、慢性便秘，蜂蜜一两八钱、黑芝麻一两五钱，用芝麻蒸熟捣烂如泥，搅进蜂蜜，以热开水冲化，一日分2～3次服。”

《本草纲目》：①产后口渴：“用炼过蜜，不计多少，熟水调服，即止。”②阴头生疮：“以蜜煎甘草涂之，瘥。”③热油烧痛：“以白蜜涂之。”④面上黑斑：“取白蜜和茯苓末涂之，七日便瘥也。”⑤口中生疮：“蜜浸大青叶含之。”

《叶橘泉食物中药与便方》：①胃、十二指肠溃疡：“蜂蜜100～150ml（约一杯），隔水蒸熟后，于食前空腹时一次服下，一日3次，坚持每天服，能使胃液总酸度降低，红细胞、白细胞恢复正常值，疼痛消失，大便正常，连服2～3个星期，溃疡壁龛逐渐消失。”②高血压、大便秘结、胃痛、神经衰弱：“食前空腹时用温水化服蜂蜜半杯，每日1～2次。如能坚持长期服用，效果更佳。”③神经衰弱的失眠：“临睡前饮蜂蜜水1杯，有效。”④小腿溃疡：“蜂蜜厚厚地涂于纱布上包扎，1～2日更换一次。”⑤烫火伤：“蜂蜜涂上有止痛之效。”

《1986河北中医》：“乌头中毒：以蜂蜜50～100g，开水冲服，呕吐重者少量频服，待呕止后再顿服，治疗乌头中毒者11例，均在服药后半小时缓解，1～2小时后中毒症状基本消除。”

经过对文献的研究，发现所有含有蜂蜜的处方，其中的蜂蜜，都是不能缺少的，并不是可有可无，这一点尤其在经方应用中特别容易被忽视。经方变丸为汤时，绝大部分医生都会忘记用蜂蜜。我们必须把蜂蜜当成一味非常重要的药物来对待，这才是经方的原意。

## 大剂量白术治便秘的验证

我曾治一习惯性便秘妇人，周某，60 多岁，每次便秘即用牛黄解毒片通之。患者平素一顿能吃 3 碗饭，不用药平素三四天一次大便，初硬后正常。此次四天未大便，便秘，肚子胀，这几日有晨起口苦。脉弦细偏无力，舌淡红苔薄白。余无异常。用魏龙骧生白术通大便的经验，以生白术 60g、生地黄 30g、升麻 3g，颗粒剂 3 剂（一剂是两小盒，一共 6 小盒，一天两次，一次冲服一盒），同时冲服市售小柴胡颗粒两包（2.5g 一包）。

6 日后患者诉，开药那天早上冲服一盒，即半剂中药颗粒剂后（早上未服小柴胡颗粒，仅服中药颗粒剂），没到中午就解了大便，大便不稀，成形，初硬后正常。患者以为是药里有大黄，因此自行每日仅服用半剂中药颗粒剂和两包小柴胡颗粒（即早上一盒中药颗粒剂，中午两包小柴胡颗粒），后来 6 天大便一直正常，一天一次，不干不稀，好解，无肚子胀，无腹痛，无口苦。原方再开 5 剂。

**【按】** 患者脉偏无力，属于虚证便秘，用生白术通便经验。无明显寒证，不用生白术配肉桂、附子、干姜剂。而大便初硬，以生地黄润之。《神农本草经》谓白术“气味甘，温，无毒。主风寒湿痹、死肌、痉、疸，止汗，除热，消食，久服轻身，延年不饥”。即白术使人不饥。患者一顿能吃3碗饭，即是“饥”的表现。

生白术治便秘经验首见于医圣的《金匮要略·痉湿暍病脉证治第二》：“伤寒八九日，风湿相搏，身体疼烦，不能自转侧，不呕不渴，脉浮虚而涩者，桂枝附子汤主之。若大便坚，小便自利者，去桂加白术汤主之。”

本案中运用的魏龙骧老中医的经验出自魏老师的《便秘证治疗一得》一文：“便秘者，非如常人之每日应时而下也。此证恒三五日、六七日难得一便，有大便干结坚如羊屎者，窘困肛门，努挣不下，甚则非假手导之不能出，亦有便不干结，间有状如笔管之细者，虽有便意，然每临厕虚坐，尽力努挣，依然艰涩，往往力迫求通，而不通益甚，故谓之‘大便难’。便秘一证，医籍所载名目繁多，治方亦多。然有有效亦有不效者，轻则有效，重则无效；暂用有效，久则失效，迄少应手。孟浪者但求一时之快，猛剂以攻之，以致洞泄不止，非徒无益，而又害之。东垣所谓‘治病必求其源，不可一概用牵牛、巴豆之类下之’。源者何在？在脾胃。脾胃之药，首推白术，尤须重用，始克有济。然后，分辨阴阳，佐之他药可以。或曰：‘便秘一证，理应以通幽润燥为正途，不见夫麻仁滋脾丸、番泻叶等已列之常规，君今重用白术，此燥脾止泻之药也，施诸便秘，岂非背道而驰，愈燥愈秘乎！’余解之曰：‘叶氏有言，脾宜升则健，胃主降则和，太阴得阳则健，阳明得阴则和，以脾喜刚燥，胃喜柔润，仲景存阴治在胃，东垣升阳治在脾。便干结者，阴不足以濡之。然从事滋润，而脾不运化，脾亦不能为胃行其津液，终属治标。重任白术，运化脾阳，实为治本之图。故余治便秘，概以生白术为主力，少则一二两，重则四五两，便干结者加生地黄以滋之，时或少佐升麻，乃升清降浊之意。至遇便难下而不干结，更或稀软者，其苔多呈黑灰而质滑，脉亦多细弱，则属阴结脾约，又当增加肉桂、附子、厚朴、干姜等温化之味，不必通便而便自爽。’”

魏老师生白术治便秘经验运用要点如下。

（1）多用于高龄便秘，脉力度偏弱者，或用于大黄芒硝剂、番泻叶等只能暂通的长期便秘患者。

（2）白术要用生白术。

（3）生白术用量要大，少则一二两，重则四五两。

（4）分辨阴阳，佐之他药。生白术为主力，少则一二两，重则四五两，便干结者加生地黄以滋之，时或少佐升麻，乃升清降浊之意。便难下而不干结，更或稀软者，其苔多呈黑灰而质滑，脉亦多细弱，则属阴结脾约，大剂量生白术，又当增加肉桂、附子、厚朴、干姜等温化之味。

# 第三部分

# 五味中医

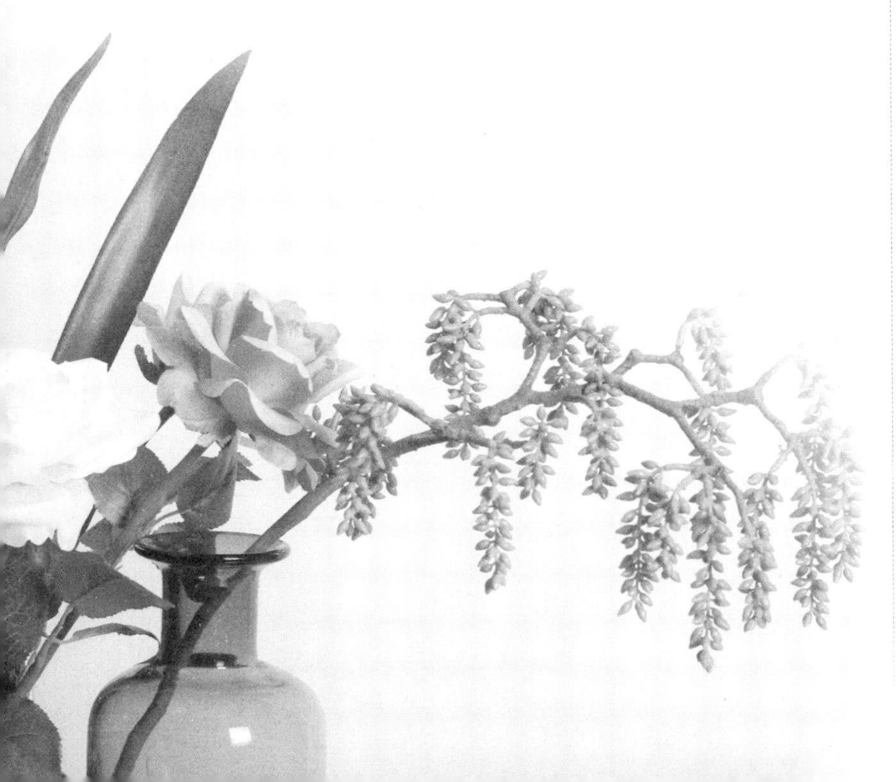

# 五味中医之口咸

常常听到一些病人问："医生，我觉得嘴里苦，怎么办?""医生，我觉得嘴里甜，怎么办?""医生，我觉得嘴里酸，怎么办?""医生，我觉得嘴里辣，怎么回事?""医生，我觉得嘴里咸，怎么回事?""医生，我觉得嘴里淡，没味道，怎么回事?""医生，我觉得嘴里黏，怎么回事?""医生，我觉得嘴里涩，怎么回事?"

口苦、口甜、口酸、口辣、口咸、口淡、口黏、口涩，有的病人以这些症状为主诉，有的病人在叙述其主诉的时候，提到了这些症状。

我们来看一个病人。丁某某，女，52岁。口中泛咸1年余，饮水后稍减，须臾同前。伴头晕、耳鸣、腰酸膝软、畏寒肢凉等。曾在某医院检查，考虑为"更年期综合征"。患者形体消瘦，面色苍黄，舌质淡胖，舌苔薄白，两脉沉细。

这个病人口咸，怎么考虑呢?

我们从《黄帝内经》来看，《黄帝内经·素问·宣明五气论》指出："酸入肝，辛入肺，苦入心，咸入肾，甘入脾。"

咸入肾，那么出现咸味就是肾的问题。口咸是肾怎么了呢？我们来看各家论述。

《医学正传·口病》："肾热则口咸。"

《张氏医通·卷七》："口咸，肾液上乘也。六味地黄丸，加五味、乌贼骨。"

清代林佩琴《类证治裁》："肾热则口咸，用滋肾丸。"

清代何梦瑶《医碥》："口咸是肾热，用六味地黄汤加玄参、知母、黄柏。"

《奇效良方·口舌门》："五脏之气偏，由是诸疾生焉。且咸则为寒。"

《临证备要》记载："口咸，系肾液上乘，属虚火者用滋肾丸引火下行，属虚寒者用桂附八味丸加五味子。"

从以上论述，我们知道，口咸主要考虑肾阴虚虚热和肾阳虚虚寒。肾阴虚用六味地黄丸、知柏地黄丸或滋肾丸，肾阳虚用肾气丸，即八味肾气丸。

除肾阴虚、肾阳虚外，还有曹炳章《辨舌指南》里写"脾肾虚溜湿亦咸"，就是脾肾虚弱湿盛时就感觉咸了，这种口咸往往还有口黏。

所以，一个病人口咸，我们首先考虑肾虚，肾阴虚或肾阳虚，用肾气丸或六味地黄丸。一个病人口咸又口黏，我们还要用二陈汤等化痰利湿方。

再来看刚刚我们说的这个病人。口咸、腰酸膝软、畏寒肢凉、舌淡胖苔薄白、两脉沉细，明显是肾阳虚，所以医生让病人吃金匮肾气丸，1天吃2次，每次吃1丸。吃了1个月以后，病人的口咸症状没有了，其他症状也好了，嘱咐她常吃吃金匮肾气丸，随访1年没复发。

口咸这样用，那么乳咸、痰咸、爱吃咸呢？也是一样的。

金家隆治一病人张某，女，31岁。主诉：第二胎哺乳4个月，因有事远出，请人代哺，2天后返回自哺，婴儿不愿吮乳，其他婴儿亦同样不愿吮乳。自尝乳汁，味咸而涩。胃纳正常，亦不偏食。平时带下量多，色白质稀，无臭味，伴有腰酸，腰以下有冷感。诊见神倦乏力，面色无华，目睑松弛。舌质淡、苔薄，脉右关细缓，两尺沉细。证属脾肾两虚、督带亏损，治宜温补脾肾、升固督带，投肾气丸加味。方用熟地黄、淮山药、党参、炙黄芪、炒薏苡仁、菟丝子各30g，炒白术、山萸肉、泽泻、牡丹皮、升麻各10g，鹿角片15g，附片20g，官桂、柴胡各5g。服药5剂，乳味转淡，带下、腰酸诸恙亦瘥。续进10剂，乳汁恢复淡而微甘，余恙均愈。

四川一医治一病人夏某，口不知咸味半年，食入于口，余味皆知，唯独不知咸味，多处就医无效。时而失眠多梦，舌尖略红少苔，脉寸大尺弱。治用六味地黄丸改汤加减，生地黄12g、茯苓12g、牡丹皮12g、泽泻15g、山药18g、枸杞子12g、肉桂4g、川黄连6g、川黄柏6g、砂仁3g、甘草9g。2剂后，舌根已感咸味，续服2剂而愈。

治痰咸还有一个出名的处方：金水六君煎。但这些方子的治疗思路都离不开治肾。

《景岳全书·和阵》原文："金水六君煎，治肺肾虚寒，水泛为痰，或年迈阴虚，血气不足，外受风寒，咳嗽呕恶，多痰喘急等证，神效。"

《程门雪医案》中，程门雪治一陆姓男子，痰有咸味而黏厚，苔白腻。"治以金水六君煎为主，补肾健脾而化痰"。

《王孟英医案》载："张与之令堂久患痰嗽碍卧，素不投补药。孟英偶持其脉曰：'非补不可！'，予大剂熟地药，一饮而睡。与之曰'吾母有十七载不能服熟地矣，君何所见而重用颇投？'孟英曰：'脉细痰咸，阴虚水泛，非此不为功。以前服之增病者，想必杂以参、术之助气。昔人云勿执一药以论方，故处方者，贵于用药能恰合病情而取舍得宜也。'"



## 五味中医之口苦

酸、苦、甘、辛、咸五味中，临床上主诉口苦的病人最多。

"口苦"一词，首见于《黄帝内经》。

《黄帝内经》里提到的口苦如下。

一在肝胆。

（1）《素问·痿论》："肝气热，则胆泄口苦。"

(2)《素问·奇病论》：“帝曰：有病口苦，取阳陵泉，口苦者病名为何？何以得之？岐伯曰：病名曰胆瘅。夫肝者，中之将也，取决于胆，咽为之使。此人者，数谋虑不决，故胆虚，气上溢，而口为之苦，治之以胆募俞，治在阴阳十二官相使中。”

(3)《灵枢·邪气脏腑病形篇》：“胆病者，善太息，口苦，呕宿汁。”

(4)《灵枢·经脉》：“胆足少阳之脉……是动则病口苦，善太息。”

(5)《灵枢·四时气篇》：“善呕，呕有苦，长太息，心中憺憺，恐人将捕之，邪在胆，逆在胃，胆液泄则口苦，胃气逆则呕苦，故曰呕胆。”

二在心火上炎。

(1)《素问·金匮真言论》：“南方赤色，入通于心……故病在五脏，其味苦，其类火。”

(2)《素问·阴阳应象大论》：“南方生热，热生火，火生苦，苦生心……在脏为心……在味为苦。”

三在阳明。

《素问·至真要大论》：“阳明在泉，燥淫所胜……民病喜呕，呕有苦，善太息”“阳明之复……善太息……呕苦。”

后世关于口苦的论述主要也是心热和肝胆湿热，治疗用柴胡剂、黄连黄芩剂和龙胆草剂。如龙胆泻肝汤、温胆汤、蒿芩清胆汤、诸泻心汤等。

清代林佩琴《类证治裁》：“胆热则口苦，用龙胆泻肝汤。心热也口苦，用黄连泻心汤。”

唐容川《血证论》：“口苦是胆热，用小柴胡汤加黄连。”

清代何梦瑶《医碥》：“口苦心热用黄连、生地黄、麦冬、牡丹皮。胆热则胆汁上溢也口苦，用柴胡、龙胆草、生甘草、枣仁、茯神、生地黄。”

然后我们主要来看《伤寒论》《金匮要略》里所述的口苦。

《伤寒论》里口苦的条文如下。

第189条：“阳明中风，口苦、咽干、腹满、微喘、发热、恶寒、脉浮而紧。若下之，则腹满小便难也。”

第221条：“阳明病，脉浮而紧、咽燥、口苦、腹满而喘、发热汗出、不恶寒反恶热、身重，若发汗则躁，心愦愦，反谵语；若加温针，必怵惕烦躁不得眠；若下之，则胃中空虚，客气动膈，心中懊憹。舌上苔者，栀子豉汤主之。”

第263条：“少阳之为病，口苦、咽干、目眩也。”

《金匮要略》口苦的条文如下。

《金匮要略·百合狐惑阴阳毒病脉证治》：“百合病者，百脉一宗，悉致其病也。意欲食，复不能食，常默默，欲卧不能卧，欲行不能行，饮食或有美时，或有不用闻食臭时，如寒无寒，如热无热；口苦，小便赤，诸药不能治，得药则剧吐利，如有神灵者，身形如和，其脉微数。”

《伤寒论》和《金匮要略》条文里讲到了少阳病、阳明病、百合病的口苦，治疗以柴胡剂、黄芩黄连剂为主。还有辨为百合病的用百合病的处方，如百合地黄汤、百合知母汤、百合代赭石汤、百合鸡子汤、百合滑石散、百合洗方、栝楼牡蛎散。

百合病多有精神不定、神志恍惚等精神症状。主要表现为①欲食，复不能食，常默默，欲卧不能卧，欲行不能行，饮食或有美时，或有不用闻食臭时，如寒无寒，如热无热等精神恍惚的症状；②口苦，小便赤，脉微数，心肺阴虚有热；③每小便时头痛，小便时身体发冷寒战，小便时头晕跌倒。

如彭履祥治曾某某，男性，56岁，农民。患者神志恍惚多年，中西治疗不效。现症心慌不宁，劳动中情绪不定，欲动不能动，欲行不能行，心神涣散，情绪低落，烦躁易怒，寝寐不安，不耐劳力，遂整日钓鱼养病。唯口苦口渴，小便黄，舌质红赤少苔，脉弦略数。同时，遍身瘖瘮，甚似杨梅疮毒。问其故，乃偶遇打鱼人，用其烟具后，遂遍身生疮，顽固不愈。据证审因，乃心肺阴伤，里热偏盛，为百合病之典型者。方用：百合、生地黄、知母、滑石等味。服10剂后，诸症略减，唯疮瘮如故，于原方加金银花以解疮毒。但1剂未已，反胃呕吐，腹泻如水，再次来诊。审其所由，恐系金银花伤其胃气，非百合病所宜，故再投原方，吐利即止，守方20多剂，疮瘮隐没而愈，诸症若失，恢复劳力，从事生产。

吴才伦治王某，女，13岁，学生。患者看解剖尸体时受惊吓，随后上厕所跌倒在厕所内，经扶起抬到医院治疗。据代诉查无病，到家后颈项不能竖起，头向左右转动，不能说话，问其痛苦，亦不知答。曾用镇静剂2日无效，转来中医诊治。脉浮数，舌赤无苔，无其他病状，当即从“百合病”处理。百合7枚、知母4.5g。服药1剂后，患者颈项已能竖起十分之七，问她痛苦亦稍知道一些，左右转动也减少，但仍不能说话。再服1剂，颈项已能竖起，不向左右转动，自称口干燥大渴。改用瓜蒌牡蛎散，服1剂痊愈。

临床中口苦的病机不仅是热证、实证，还有寒证、虚证、寒热虚实错杂证。

口苦最常用的处方有少阳病的小柴胡汤、少阳阳明合病的大柴胡汤、太阳少阳阳明合病的柴胡加龙骨牡蛎汤、太阳少阳合病的柴胡桂枝汤，还有厥阴病的柴胡桂枝干姜汤、乌梅丸，以及少阴病热证的黄连阿胶汤。其次是干姜黄芩黄连人参汤、小陷胸汤、大黄黄连泻心汤、半夏泻心汤、生姜泻心汤、甘草泻心汤、白头翁汤、四逆散、柴胡加芒硝汤、黄连汤、葛根黄芩黄连汤。还有一些归于厥阴病的处方如温经汤、吴茱萸汤、当归四逆加吴茱萸生姜汤，也能治疗口苦。因此，不是所有的口苦都是用柴胡剂、黄芩黄连剂、百合生地剂。

脉有力的口苦，常用三阳病的处方，如四逆散、大小柴胡汤、柴胡加龙骨牡蛎汤。

脉无力的口苦，用三阴病的处方，如乌梅丸、柴胡桂枝干姜汤、吴茱萸汤、当归四逆加吴茱萸生姜汤、黄连阿胶汤。

痞证的口苦常用三泻心汤，如半夏泻心汤、生姜泻心汤、甘草泻心汤。

百合病的口苦常用百合地黄剂，如百合地黄汤等。

我曾治一女，刘某，30多岁。患者既往口苦，两侧头痛，小便灼热感，大便干，舌苔黄腻。几年前用过麻黄连翘赤小豆汤，用过大柴胡汤，用过葛根黄芩黄连汤效果不佳，还用过数日柴胡桂枝干姜汤未见寸效。后来患者吃不下中药了，就用艾灸的方法，艾灸后人感觉舒服一些，但是口苦、头痛仍然在。

现家人催促生二胎，计划1个月后怀孕，希望调理备孕。患者口苦好几年，其他问诊症状有怕吹空调，怕吹风，头昏昏沉沉像戴了一个紧箍，太阳穴、眼内眦压痛，脖子也难受，不容易出汗。口微渴，平素爱喝温水，能喝很多水。大便黏，冲不干净，凉的食物一点都不能吃，吃了就胃疼，平素容易脚凉，手不凉，冬天更甚，精神可，平素不容易上火，有时嘴唇干。月经来7天，量多，色黑红，有血块，月经第2～3天痛经，肚子像冰块一样凉，右髂骨窝按之有压痛。脉细弦无力，舌淡红苔薄白。

脉无力为阴证。肚子凉、痛经、有血块、怕冷怕风、手不凉脚凉、有时唇干，用温经汤。右髂骨窝按之压痛，按汉方经验合桂枝茯苓丸。吃凉东西胃疼，属太阴病中焦虚寒，用附子理中丸。头昏昏沉沉像戴了一个紧箍、头痛、脉细脚凉为厥阴病，用吴茱萸汤。方药用温经汤、附子理中汤、吴茱萸汤、桂枝茯苓丸按6∶2∶1比例，共60g，颗粒剂。一次6～7g，1天3次，3天吃完。

吃了3天以后患者诉，头昏沉减轻一半，太阳穴疼痛减轻，早睡时口苦减轻三分之二，晚睡了还是原样，但以前不管早睡还是晚睡都是一样。

原方再吃8天，患者诉不管早睡还是晚睡口苦都至少减轻了三分之一，吃了一个凉葡萄也没有发胃疼，头昏沉和太阳穴疼均减轻。

原方再吃8天，患者诉口苦大为减轻，有时甚至没感觉口苦了，整个人舒服了很多，脖子工作久了还是会疼，头还有点昏沉，太阳穴基本不疼了。

原方再吃8天，后未再来。

一日偶遇，患者诉，吃完那些中药，就开始备孕了，现在已经怀孕，未再问及口苦情况。

我曾治一女，刘某，40多岁。主诉口苦，口干，口渴喜凉水，喝水不解渴，有胃灼热感，小便清长，无糖尿病，手脚凉，食热上火，食凉腹泻。舌红苔微黄腻，脉沉细无力。辨证：口苦，脉沉细无力为三阴病之厥阴病。手脚凉（凡厥者，阴阳气不相顺接，便为厥。厥者，手足逆冷者是也）为厥阴病。食热上火，食凉腹泻为寒热错杂。口渴喜凉水，喝水不解渴，为消渴。胃灼热感为心中热。（厥阴病提纲条文证——厥阴之为病，消渴，气上撞心，心中疼热，饥而不欲食，食则吐蛔，下之利不止。）辨为厥阴病乌梅丸证，用乌梅丸 18 剂而愈。

我曾治一男，罗某，30 多岁，咳嗽半个月，咳痰色白不难咯出，量不多，口苦，食欲不好。左手脉弦细有力，右手脉沉力度偏弱。处方：小柴胡汤加五味子、干姜、紫菀、款冬花。5 剂。服完后口苦、咳嗽均愈。

我曾治一女，吴某，体胖，53 岁。口苦，胸闷，偶有心烦，失眠，爱做梦，害怕一个人睡，两太阳穴痛，大便黏，不成形，1 天 1 次，有拉不干净感，小便尚可，容易上火，喝凉茶没问题。患者左侧髂骨窝压痛，有高血压病史，现规律服药，因为子宫出血而切除了子宫。因为患者在服降压药，故脉沉，脉象不做考虑。舌暗红苔薄黄。患者口苦、胸闷、爱做梦、心烦、胆小，考虑柴胡加龙骨牡蛎汤。《伤寒论》第 107 条："伤寒八九日，下之，胸满，烦惊，小便不利，谵语，一身尽重，不可转侧者，柴胡加龙骨牡蛎汤主之。"左髂骨窝压痛据汉方经验应合桃核承气汤，予以柴胡加龙骨牡蛎汤合桃核承气汤 5 剂。

服完 5 剂后患者诉，口苦减轻，胸闷减轻，睡眠好转，没怎么做梦了，太阳穴处疼痛减轻，按压左髂骨窝痛减轻。病人很开心地说大便成形了，很通畅，很舒服。减轻芒硝、大黄量，再服 14 剂，症状消失。

## 五味中医之口辣

有个女患者，55 岁，问我经常口辣是什么原因？还有个女患者，54 岁，近 3 个月一直舌头发辣、发麻，睡不好觉，问我这是怎么回事？还有个女患者，45 岁，舌头和嘴唇总是觉得火辣辣的，好像被开水烫过或吃了辣椒一样，可是做了好多检查也没查出来什么问题。有个男患者，56 岁，口腔里有烧热、麻的感觉，还有辣的感觉。

看了一些病人的问诊记录，发现主诉口辣的很多病人都属于 40 岁至 60 岁这个年龄段。

40 岁至 60 岁女性主诉口辣，多是更年期综合征的表现，有的还伴有一些更年期综合征特有的症状，如阵发性潮红出汗、失眠、烦躁。此时，治好更年期综合征，病人的口辣也就没有了。

对于更年期综合征，西医的治疗是用己烯雌酚片，每日 1 次，每次 1/4 片，吃 21 天，或者用补佳乐饭后吃，每日 1 次，每次 2 片，吃 21 天。治疗更年期综合征的中成药有坤宝丸、更年安等，或者辨证用方，常用的处方有甘麦大枣汤、知柏地黄丸、百合地黄汤、二至丸、二仙汤、桂枝茯苓丸、血府逐瘀汤、逍遥丸、温经汤、柴胡加龙骨牡蛎汤、桂枝加龙骨牡蛎汤、黄连解毒汤、酸枣仁汤、栀子豉汤。

除了更年期综合征的口辣，辨证治疗口辣还可以从经典入手，《黄帝内经·素问·宣明五气论》指出：“辛入肺。”口辣即口辛，口辣首先考虑肺热，清代林佩琴《类证治裁》：“肺热则口辣，用泻白散、泻肺散。”

如刘和军治口辣。吕某，男，70 岁，农民。1 年前，患者自己发现有时嘴里有辣味，误认为是喝酒或是吃辣椒造成的，于是把酒戒了，凡是带辣味的东西都不吃了，但口腔里还是有麻辣感觉，像吃了很多辣椒一样，到医院按胃病治疗，服用雷尼替丁胶囊、三九胃泰冲剂等药无效，要求中药治疗。诊查：口辣，咽干，面赤，失眠，便秘溲赤。舌质暗，苔微黄，脉弦。证属肺胃火盛，治以清泻肺热、和胃降火。方药：泻白散加味。桑白皮 30g、地骨皮 30g、甘草 15g、黄连 20g、黄芩 15g。水煎服，3 剂，服药 1 剂，病已有好转，3 剂服完，病获痊愈，随访至今未复发。

具有口辣症状的病人中阴血亏虚而有热的居多，其中以肺胃热盛、阴虚火旺、肝郁化火的居多。临床治疗还需结合病人其他症状整体辨证治疗。如口辣伴口疮、小便短赤疼痛、舌尖红赤、脉细数者可用导赤散加减。口辣伴胸胁胀痛、大便干燥、口渴心烦、舌红苔黄脉弦者，可用龙胆泻肝汤合泻白散或黛蛤散合泻白散。口辣伴齿龈肿痛、口干便燥、舌红苔黄脉数者，可用清胃散加减。口辣伴口干咳喘、舌红苔黄脉数者，可用泻白散加减。

## 五味中医之口酸

有个病人诉嘴里酸，别的什么症状都没有，舌脉不详。那么一个这样的病人我们怎么去考虑呢?

我们首先从最经典的《黄帝内经》来入手。《黄帝内经·素问·宣明五气论》指出："酸入肝，辛入肺，苦入心，咸入肾，甘入脾。"酸入肝，那么酸味就和肝息息相关。

然后我们来看各家理论对于口酸的理解。

《医学入门·口舌唇》："肝热口酸而苦。"

清代林佩琴《类证治裁》："肝热则口酸，用小柴胡汤加龙胆草治疗。"

《杂病源流犀烛》："肝热则口酸，肝乘脾亦口酸。"

《张氏医通·七窍门下·口》："肝热则口酸……口酸，肝胆实热也。"

清代何梦瑶《医碥》："口酸是肝热，用柴胡、黄连、龙胆草、逍遥散、越鞠丸。"

陈无择《三因极一病证方论》："宿食则酸。"

《医学正传》："亦有脾胃气弱，木乘土位而口酸者。"

唐容川《血证论·口舌》："口酸是湿热，观炎天羹肉过夜则酸，便知酸是湿热所化。葛根黄芩黄连汤加防己、茵陈、木通、滑石、天花粉、云茯苓治之，或苍术、黄柏、黄连、吴茱萸亦治之。”

总结来说口酸的病机就是肝热、宿食、脾胃气弱、湿热。还有两个或三个病机都有的情况。

中医的教材中也有关于口酸的论述。

（1）肝热。临床表现：口酸口苦，甚则口舌生疮，胸胁满痛，性急易怒，或面赤眩晕，心中懊憹，大便干，小溲黄。舌苔薄黄，舌偏红，脉弦稍数。

治法：疏肝清热。

方药：龙胆泻肝汤或当归龙荟丸加减。肝火犯胃用左金丸。

（2）饮食内停。临床表现：口中发酸，或嗳气酸腐，纳呆恶食，脘腹痞闷胀满，大便或结或溏而腐秽，或便下不爽。舌苔厚腻或黄，脉滑有力。

治法：消食导滞，和胃降气。

方药：保和丸或枳实导滞丸。

（3）脾虚肝乘。临床表现：口中觉酸，或吐酸呕苦，或嗳气太息，脘胁隐痛，纳谷不香，食后脘痞腹胀，倦怠乏力，大便溏薄。舌苔白，脉细弦或弦缓。

治法：健脾和胃，兼以平肝。

处方：柴芍六君子汤加减。

另外就是唐容川说的湿热类型，葛根芩连汤或二妙散加减。如果肝经湿热也可以用龙胆泻肝汤加减。

肝热型，尤其是肝火犯胃的口酸最常见，口酸的治疗中，左金丸最常用。我们前面说的这个口酸病人，最后考虑先按肝火犯胃治疗，用中成药左金丸，服后一段时间回访，患者诉口酸已愈。

下面我们来学习一些关于口酸的病案。

石冠卿治李某，男，41 岁，1982 年 10 月初诊。患者患病 1 年余，咀嚼食物则口酸，但无吐酸和胃中嘈杂，不咀嚼食物则口无酸感，愈嚼愈感口酸，严重影响食欲，周身困倦，治疗数月无效。诊其脉弦数无力，舌质淡，苔薄黄。证属肝郁乘脾，脾虚生湿，湿郁化热上泛而口酸，以逍遥散合左金丸加减。患者服用上方6剂，口酸基本消失，仅在进食时略有酸味，睡眠不安，易急躁。此为肝郁伤阴，神不守舍，上方去白术、茵陈加炒酸枣仁15g、合欢皮10g，继服10剂病愈。

蒋健治张某，男，61岁。初诊，主诉：口酸15天，纳差，无脘腹痞胀，大便正常。舌淡红，苔中黄腻，脉弦滑。诊断：功能性消化不良，予枳实导滞丸加味。药物组成：枳实12g、制大黄6g、黄芩12g、黄连6g、泽泻12g、茯苓12g、神曲12g、木香12g、槟榔12g、莱菔子12g、鸡内金12g。每日1剂，水煎服，共10剂。此后患者一直未来就诊，后因其他病来诊时随访得知：患者当时服上药后，口酸即消，至今未发。

蒋健治徐某，女，80岁。主诉：每于夜半自觉口酸、口苦、口干，伴有头晕、纳呆、便秘，大便3～4天1行。舌淡红，苔黄腻，脉细弦。证属肝胆湿热，治以清利肝胆湿热、消食导滞。方用龙胆泻肝汤加减药物组成：栀子12g、黄芩12g、柴胡12g、生地黄30g、当归15g、泽泻12g、车前子15g、制大黄10g、神曲12g、焦山楂12g、莱菔子15g、木香12g、槟榔12g、川芎20g、羚羊角粉（吞服）0.6g、白蒺藜12g、麦门冬15g。每日1剂，水煎2次共取汁300ml，分2次口服，共7剂。

二诊，口酸、口苦减大半，纳增，大便通畅，1日1次，舌脉同上。原方去羚羊角粉、白蒺藜、麦门冬，再予7剂。

三诊，口酸、口苦已去九成，纳开，大便通畅，舌淡红，苔黄腻，脉细弦。上方再予14剂。

四诊，口酸止，口苦仅限于晨起，大便畅，舌脉同上。药物组成：栀子12g、黄芩15g、柴胡12g、生地黄12g、当归12g、泽泻15g、车前子15g、神曲15g、制大黄10g、决明子30g。14剂。后随访，患者口酸未再发作。

当然还有一些情况，如脾胃虚寒证的口酸、寒热错杂证的口酸，这些患者往往伴随这些证型的其他表现，临证不可执一而语。

如《伤寒论》第157条："伤寒汗出解之后，胃中不和，心下痞硬，干噫食臭，胁下有水气，腹中雷鸣下利者，生姜泻心汤主之。"一些寒热错杂的痞证病人口酸臭还需考虑为干噫食臭，应该用生姜泻心汤。

## 五味中医之口甜

曾经有个病人说："医生，我总觉得嘴里甜，喝药都不觉得苦，朋友说我有可能得了糖尿病，可是我去医院检查血糖又是正常的。我得的到底是什么病?"

大家是否在临床碰到过这样的病人呢?

其实很久以前，我们的祖先就遇到过这样的情况，他们不仅提出了这是什么病，还总结了得病原因，提供了治疗方法。

《黄帝内经·素问·奇病论》里有一段这样的论述。

"帝曰：有病口甘者，病名为何？何以得之？岐伯曰：此五气之溢也，名曰脾瘅。夫五味入口，藏于胃，脾为之行其精气，津液在脾，故令人口甘也，此肥美之所发也，此人必数食甘美而多肥也。肥者令人内热，甘者令人中满，故其气上溢，转为消渴。治之以兰，除陈气也。"

口甜的病，《黄帝内经》名叫脾瘅。多是因为过食肥甘厚味，肥令人内热，甘令人中满生湿，从而损伤脾的运化功能，治疗用佩兰（一味佩兰，又称兰草汤）芳香化湿醒脾，除陈腐之气。

佩兰，性平、味辛，归脾、胃、肺经。芳香化湿、醒脾开胃、发表解暑。一者，佩兰味辛，人吃了辛辣之品后，舌麻，味觉减弱，就不觉得口里这么甜了。二者，佩兰化湿醒脾，能解决口甜病人的大部分病机问题。

临床遇到口甜的病人，我们可以在辨证用药的基础上加用佩兰。

口甜，即脾瘅病“乃湿热气聚与谷气相搏……盈满则上泛所致”，“当用省头草芳香辛散以逐之则退”。这里的省头草就是指佩兰。

章虚谷和王孟英认为本证当分虚实论治。章说：“脾瘅而浊泛口甜者，更当视其舌本，如红赤者为热，当辛通苦降以泄浊；如色淡不红，由脾虚不能摄涎而上泛，当健脾以降浊也。”王说：“浊气上泛者，涎沫厚浊，小便黄赤；脾虚不摄者，涎沫稀黏，小便清白，见症迥异，虚证宜温中摄液，如理中或四君加益智之类可也。”

临床的口甜病人中，多与嗜食肥甘厚味有关。湿热和痰热最多见，少部分是寒湿之脾虚湿盛或脾肾阳虚类型的。

如万友生治口甜症。胡某，男，31 岁，1969 年 9 月 4 日初诊。患口甜症，半年不已，终日口泛甜味，小便黄赤，夜寐不安。投以佩兰叶 15g、黄连 5g、栀子 10g、白术 15g、云茯苓 15g、猪苓 10g、泽泻 10g。连服 10 剂，口甜基本消失，仅在饭后稍觉口甜而已，小便转清，夜寐渐安，守上方再进 5 剂而痊愈。

此例病人口甜半年不已，小便黄赤，夜寐不安，属脾胃湿热浊气上泛的实证，非脾胃不摄的虚证，故用省头草（佩兰叶）芳香化浊为主，并佐四苓散以祛湿，黄连、栀子以清热，连服 10 剂而口甜基本消失。

刘宏阳治宋某，女，49 岁。主诉中秋节因多吃了几块月饼后，一直自觉口中甜腻而不知食物之味，甚至连服中药也觉不出其苦味。察其舌质略红苔厚腻，脉沉略数。据上述认此证为脾瘅，属于湿热，处以佩兰、泽兰、栀子各 10g，煎水代茶频饮。4 天后，患者即诉其已有改善，口中已知药物之苦，又继以上药 10 剂续服，10 天后病人诉其口中甜腻已去。

再来看古代一些医家关于口甜的治疗经验。

清代林佩琴《类证治裁》：“脾热则口甜，用泻黄散加佩兰。”

唐容川《血证论》：“口甘是脾热，口甜用甲己化土汤（白术、甘草）加天花粉、茵陈、黄芩、石膏。”

清代何梦瑶《医碥》：“口甘是脾热，用白芍、栀子、佩兰、天花粉、黄连治之。”

《世医得效方》中记载：“口苦掐侠溪，口咸按涌泉，口淡足三里，口甜阴陵泉，口酸摩下脘，口涩点劳宫。”

关于这些经验的运用，同道李玉新就曾用泻黄散加苍术3剂治好了同事的口甜，当然这也是湿热的证候。

还有一些辨证为寒湿或脾虚湿盛者，用健脾法治疗，有的辨证用参苓白术散治愈，有的辨证用七味白术散、理中丸等加减治愈的。

最后附上叶天士老师的医案共同学习。

《临证指南医案·卷六·脾瘅》：“某，无形气伤。热邪蕴结，不饥不食。岂血分腻滞可投？口甘一症，《内经》称为脾瘅，中焦困不转运可知（中虚伏热）。川黄连、淡黄芩、人参、枳实、淡干姜、生白芍。

“某，口甜，是脾胃伏热未清，宜用温胆汤法。川黄连、山栀、人参、枳实、天花粉、牡丹皮、橘红、竹茹、生姜。

“口甘一症，《内经》谓之脾瘅。此甘，非甘美之甘，瘅即热之谓也。人之饮食入胃，赖脾真以运之，命阳以腐之，譬犹造酒蒸酿者然。倘一有不和，肥甘之疾顿发，五液清华，失其本来之真味，则淫淫之甜味，上泛不已也。胸脘必痞，口舌必腻，不饥不食之由，从此至矣。《内经》设一兰草汤，其味辛，足以散结，其气清，足以化浊，除陈解郁，利水和营，为奇方之祖也。夹暑夹泾之候，每兼是患，以此为君。参以苦辛之胜，配合泻心等法。又如胃虚谷少之人，亦有是症，又当宗大半夏汤及六君子法，远甘益辛可也。

“脾瘅症，经言因数食甘肥所致。盖甘性缓，肥性腻，使脾气遏郁，致有口甘内热中满之患。故云治之以兰，除陈气也。陈气者，即甘肥酿成陈腐之气也。夫兰草即为佩兰，俗名为省头草，妇人插于髻中，以辟发中油秽之气，其形似马兰而高硕。其气香，其味辛，其性凉，亦与马兰相类，用以醒脾气、涤甘肥也。今二案中，虽未曾用，然用人参以助正气。余用苦辛寒以开气泄热，枳实以理气滞，亦祖兰草之意，即所谓除陈气也。此症久延，即化燥热，转为消渴，故前贤有膏粱无厌发痈疽，热燥所致。淡薄不堪生肿胀，寒湿而然之论。余于甘肥生内热一症，悟出治胃寒之一法，若贫人淡薄茹素，不因外邪，亦非冷饮停滞。其本质有胃寒症者，人皆用良姜、丁香、荜茇、吴茱萸、干姜、附子等以温之，不知辛热刚燥能散气，徒使胃中阳气逼而外泄，故初用似效，继用则无功。莫若渐以甘肥投之，或稍佐咸温，或佐酸温，凝养胃阳，使胃脂胃气日浓，此所谓药补不如食补也。又有肾阳胃阳兼虚者，曾见久服鹿角胶而愈，即此意也。未识高明者以为然否。”

# 第四部分

# 治病法则

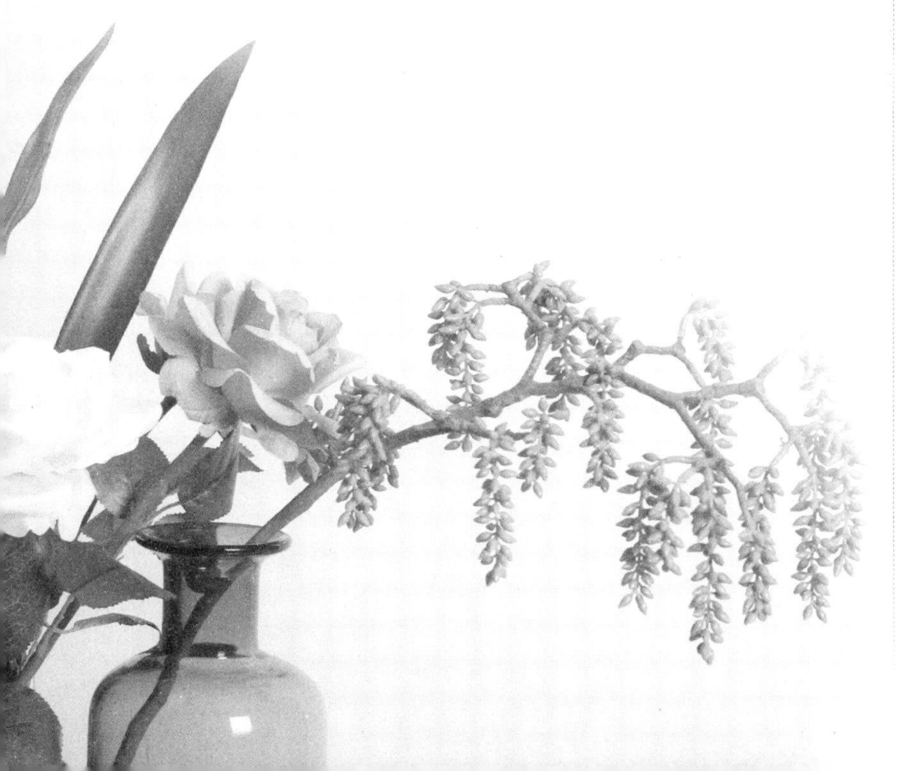

# 《伤寒论》治病顺序之一——下利清谷不止

《伤寒论》条文里讲了很多关于治病顺序的问题。那么我们首先要解决的是什么呢?

《伤寒论》第 91 条:“伤寒,医下之,续得下利清谷不止,身疼痛者,急当救里;后身疼痛,清便自调者,急当救表。救里宜四逆汤,救表宜桂枝汤。”

《伤寒论》第 364 条:“下利清谷,不可攻表,汗出必胀满。”

《伤寒论》第 372 条:“下利腹胀满,身体疼痛者,先温其里,乃攻其表。温里宜四逆汤,攻表宜桂枝汤。”

《伤寒论》第 225 条:“脉浮而迟,表热里寒,下利清谷者,四逆汤主之。”下利清谷就是泄泻时所泻之物清稀,并杂有不消化食物。清谷就是排泄的大便中都是未消化的食物,就是我们说的“吃什么拉什么”,排的都是完谷,而不是正常大便。不止,是不停的意思。一直排的大便都是没消化的食物或者一直拉大便,腹泻不停止,而且拉的都是没消化的食物。所以偶有一两次拉的大便是不消化食物,不叫下利清谷不止。

这几条条文都讲到了同一个知识点,即下利不止的危急情况和下利清谷的情况都要先解决里证,用四逆汤类方。治好了下利不止、下利清谷的症状后,如果还有表证,再治疗表证。

例如,我曾治疗一个病人下利清谷,治疗用附子理中丸,即四逆汤和理中汤合方,病人吃了一瓶就好转了,两瓶吃完大便就正常了。

# 《伤寒论》治病顺序之二——当先解表

《伤寒论》第152条："太阳中风，下利、呕逆，表解者，乃可攻之。其人汗出，发作有时，头痛，心下痞硬满，引胁下痛，干呕，短气，汗出不恶寒者，此表解里未和也，十枣汤主之。"这条说明，有表证的同时有水证时，要先解表。

《伤寒论》第106条："太阳病不解，热结膀胱，其人如狂，血自下，下者愈。其外不解者，尚未可攻，当先解外；外解已，但少腹急结者，乃可攻之，宜桃核承气汤。"这条说明，有表证的同时有瘀血，要先解表。

《伤寒论》第234条："阳明病，脉迟、汗出多、微恶寒者，表未解也，可发汗，宜桂枝汤。"这条说明，有阳明病，又有太阳表证时，要先解表。

《金匮要略·妇人杂病脉证并治》："妇人吐涎沫，医反下之，心下即痞，当先治其吐涎沫，小青龙汤主之。"这条说明，有表证的同时有痞证，要先解表。因为如果表证没有治愈，病人的病情可以持续几年、十几年，甚至几十年，很多疾病都是因为没有解表而成为疑难杂症的。

如刘景棋治胃痛案：陈某某，男，45岁，1979年8月17日初诊。主诉项背强痛、胃痛呕吐已5年。5年以来时常胃痛，每年春秋发病，去年经X线钡剂造影诊断为十二指肠球部溃疡。近来胃脘偏右部疼痛较剧，反酸，纳呆，饭后一时许出现呕吐，并有项强、恶风无汗。脉浮紧，苔白腻。中医诊断：胃脘疼痛。辨证：表邪不解，内迫阳明。治法：散寒解表，降逆和胃。处以葛根加半夏汤原方。服6剂，痛呕皆止，饮食如常。

病人胃痛呕吐5年了，仍然表证未解。《伤寒论》第1条："太阳之为病，脉浮，头项强痛而恶寒。"第31条："太阳病，项背强几几，无汗恶风，葛根汤主之。"第33条："太阳与阳明合病，不下利但呕者，葛根加半夏汤主之。"患者项强、恶风、无汗，脉浮紧，属太阳病表证葛根汤证。呕吐泛酸者加半夏降逆止呕。这个病人就是有表证，又有胃痛呕吐，要先解决表证，或者同时解决表证和里证。临床上很多胃病病人久治不愈，就是因为该解表时没有先解表。

王廷治治头痛案。吴某，女，57岁，2008年11月15日初诊。主诉反复头痛20年。患者曾就诊于多家医院，头颅CT、脑电图等检查均未发现器质性病变，脑血流图提示脑血管供血不足。诊断为血管性头痛、神经性紧张性头痛，服用脑复康、谷维素、脑心舒口服液无效。症见头冷痛如凉水浸淫，痛如锥刺，疼痛难忍，恶风怕冷，以左侧为甚，得温痛减，每遇冬季而发作或加重，伴体倦懒动少言，似寐。舌淡苔白脉沉细。药用麻黄10g，附子（先煎）20g，细辛10g，淫羊藿30g，葛根、白芷、川芎各15g，柴胡10g，蜈蚣一条（研末，分3次冲服）。每日1剂，水煎取汁300ml，加白酒20ml，分早、中、晚3次温服。

二诊：服药7剂后，头痛减半，头颅觉温，效不更方，上方去白酒，麻黄易蜜炙麻黄，又服7剂，头痛若失，病已告瘥。但避风寒，继以全鹿丸，每服6g，每日两次，淡盐水调服，巩固1月善后。1年后随访未见复发。

患者反复头痛20年仍然是表证。恶风怕冷为太阳病的表现，体倦懒动少言、似寐、脉沉细为少阴病的表现。此为太少两感，即少阴病表证，治用麻黄附子细辛汤。这个头痛病人恶风怕冷，有表证，其头痛要先解决表证才能见效。

罗国良治闭经案。戴某，女，30岁，1975年10月20日诊。主诉恶寒发热无汗，卧床2日。询病史得知患者1年来常吐痰涎，咳引胸痛，且闭经1年。病者前额肌肤灼热而躯体覆以棉被，脉紧而滑。当务之急乃解表散寒、温肺化饮为大法，投以小青龙汤。麻黄、桂枝、半夏、干姜、白芍、五味子各10g，细辛4.5g，甘草5g，1剂。次日罗国良到病人家中，迎见病妇在厅堂打扫，与卧床就诊时判若两人。其述服药后汗出热退喘平，思食，服稀粥已两次。当晚并见月经来潮，经量中等。

此例患者闭经1年，1年来常吐痰涎，咳引胸痛，当早就有表证，因前治医生一直未解表而不效。今患者恶寒发热卧床2日，方察觉有表证，用小青龙汤发汗解表，温化寒饮，辛开通闭，故在表解饮去之时，经闭亦通。临床治疗闭经病人多用补气血或者活血化瘀法，疗效不佳的很多，这例闭经病人有表证，经解表治疗，未补气血，未用活血药而经至。这给我们提供了一个很好的思路，如黄煌治疗闭经用麻黄温经汤，治疗闭经需看有无表证，有表证要先解表，常能收到意外之效。

《伤寒论》第91条："伤寒，医下之，续得下利清谷不止，身疼痛者，急当救里；后身疼痛，清便自调者，急当救表。救里宜四逆汤，救表宜桂枝汤。"

《伤寒论》第124条："太阳病六七日，表证仍在，脉微而沉，反不结胸，其人发狂者，以热在下焦，少腹当硬满，小便自利者，下血乃愈。所以然者，以太阳随经，瘀热在里故也。抵当汤主之。"

《伤寒论》第372条："下利腹胀满，身体疼痛者，先温其里，乃攻其表。温里宜四逆汤，攻表宜桂枝汤。"

这三条条文结合前面的那些条文就是说，除下利不止、下利清谷、瘀热互结发狂的抵当汤证外，在治病过程中，有表证的就要先解表。

## 《伤寒论》治病顺序之三——表解乃可攻痞

《伤寒论》第152条："太阳中风，下利呕逆，表解者，乃可攻之。其人漐漐汗出，发作有时，头痛，心下痞硬满，引胁下痛，干呕短气，汗出不恶寒者，此表里未和也，十枣汤主之。"

"表解者，乃可攻之"说明无表证才可用十枣汤攻里。

《伤寒论》第161条："伤寒发汗，若吐若下，解后，心下痞硬，噫气不除者，旋覆代赭石汤主之。"

伤寒发汗，若吐若下，表解后方可治痞。

《伤寒论》第163条："太阳病，外证未除而始数下之，所以协热而利，利下不止，心下痞硬，表里不解者，桂枝人参汤主之。"

外证未除，表里不解之痞，用表里双解之法治疗痞证。

《伤寒论》第164条："伤寒大下后，复发汗，心下痞，恶寒者，表未解也，不可攻痞，当先解表，表解乃可攻痞。解表宜桂枝汤，攻痞宜大黄黄连泻心汤。"

有恶寒，说明表证未解，应先解表，表解乃可攻痞。

《伤寒论》第157条："伤寒汗出解之后，胃中不和，心下痞硬，干噫，食臭，胁下有水气，腹中雷鸣下利者，生姜泻心汤主之。"

伤寒汗出解之后方可治疗痞证。

《金匮要略》："妇人吐涎沫，医反下之，心下即痞，当先治其吐涎沫，小青龙汤主之。涎沫止，乃治痞，泻心汤主之。"

病人有小青龙汤的表证，先用小青龙汤治疗表证，表证解后，用泻心汤治疗痞证。

《伤寒论》《金匮要略》认为，治疗有表证的痞证，要先解表再治疗痞证，或者如桂枝人参汤表证、痞证同治。

《伤寒论》第149条："伤寒五六日，呕而发热者，柴胡汤证具，而以他药下之，柴胡证仍在者，复与柴胡汤。此虽已下之，不为逆，必蒸蒸而振，却发热汗出而解。若心下满而硬痛者，此为结胸也，大陷胸汤主之。但满而不痛者，此为痞，柴胡不中与之，宜半夏泻心汤。"

结合前后文，心下满而硬痛者，此为结胸；心下满而不痛者，此为痞。仲景的心下满、心下痞即胃胀。临床上痞证多见于胃病病人，胃病病人有的又有背沉、怕风、怕冷等表证症状，仲景又提出表解乃可攻痞。因此，临床上治疗胃胀病人，必须先看有没有表证，如有表证必须先解表再治疗胃胀。没有遵循这个顺序，疗效就不好。所以临床很多情况的胃胀或者胃胀痛病人，我们明明辨为寒热错杂的半夏泻心汤证而服药后仍然不见效，就是因为没有注意有表证要先解表。

## 《伤寒论》《黄帝内经》治病顺序之四——表解后当先治痞

临床最怕两种病人，第一种，没有症状而只是化验单有问题或症状很少，几无可辨而要求治疗。第二种，症状特别多，多到不知如何下手的。

那么应对病人，即使症状特别多，我们也要依据治病顺序来治病，才能抽丝剥茧，治好疾病。

一个病人没有危急情况的里证，没有下利清谷不止，没有发狂的抵当汤证，《伤寒论》治病要求当先解表，那么表解以后呢？

这时候我们看《伤寒论》第149条："伤寒五六日，呕而发热者，柴胡汤证具，而以他药下之，柴胡证仍在者，复与柴胡汤。此虽已下之，不为逆，必蒸蒸而振，却发热汗出而解。若心下满而硬痛者，此为结胸也，大陷胸汤主之。但满而不痛者，此为痞，柴胡不中与之，宜半夏泻心汤。"

在脉有力的情况下，症状多的病人以少阳病多见。如果这个病人心下满而不痛，也就是有痞证的情况呢？这时候"柴胡不中与之"，要先治疗痞证，用治疗痞证的处方。

《黄帝内经·标本病传论》有一段话："先病而后逆者，治其本；先逆而后病者，治其本。先寒而后生病者，治其本；先病而后生寒者，治其本。先热而后生病者，治其本；先热而后生中满者，治其标。先病而后泄者，治其本；先泄而后生他病者，治其本。必先调之，乃治其他病。先病而后先中满者，治其标；先中满而后烦心者，治其本。人有客气有同气。小大不利，治其标；小大利，治其本。病发而有余，本而标之，先治其本，后治其标。病发而不足，标而本之，先治其标，后治其本。谨察间甚，以意调之；间者并行，甚者独行，先以小大不利而后生病者，治其本。"

上述条文总结以后就是"中满者治其标，小大不利治其标"，其他的都要治其本病。

也就是说，《伤寒论》《黄帝内经》的治病顺序，表解以后，有痞证的要先治疗痞证，而临床上我们往往忽视了问病人有没有痞证。

岳美中治徐某某，男，42岁，1958年8月起食欲不振，疲乏无力，大便每日2~4次，呈稀糊状，腹胀多矢气，曾在长春某医院诊断为"慢性肝炎"，治疗10个月出院。此后因病情反复发作，5年中先后4次住院，每次均有明显之肠胃症状。1964年1月住院，8月7日会诊。经治医师报告：病人肝功能正常，谷丙转氨酶略高，在150~180单位之间。唯消化道症状明显，8个月来多次应用表飞鸣、胃舒平、酵母片、黄连素等治疗，终未收效。现仍食欲不振，口微苦，食已胃脘满闷腹胀，干噫食臭，午后脘部胀甚，矢气不畅，甚则烦闷懒言，不欲室外活动，睡眠不佳，每夜只能睡2～4小时，肝区时痛。望其体形矮胖，舌苔白润微黄，脉沉而有力，右关略虚。辨证为寒热夹杂、阴阳失调、升降失常的慢性胃肠功能失调病症。取用仲景半夏泻心汤，以调和之。党参9g、清半夏9g、干姜4.5g、炙甘草4.5g、黄芩9g、黄连3g、大枣4枚（擘）。以水500ml煎至300ml，去渣再煎取200ml，早晚分服，每日1剂。

患者服药后诸症逐渐减轻，服至40余剂时，患者自己总结云：治疗月余在5个方面有明显改善。食欲增进，食已脘中胀闷未作，腹胀有时只轻微发作，此其一；精力较前充沛，喜欢散步及室外活动，时间略长也不感疲劳，此其二；大便基本上一日一次，大便时排出大量气体，消化较好，此其三；肝区疼痛基本消失，有时微作，少时即逝，此其四；睡眠增加，中午亦可睡半小时许，此其五。多年之病，功效明显，后因晚间入睡不快，转服养心安神之剂。

这个慢性肝炎病人肝区时痛、腹胀、疲乏、便稀，无表证，有胃脘满闷的痞证，因此先治疗痞证，用半夏泻心汤，解决了其痞证后，诸症均好转。

郑大为治一女患者，29岁，1983年6月17日初诊。头痛已5年余，经常持续头痛，闷胀以头后部为甚，视物昏花，反复发作，久治未愈。伴有胃脘胀痛，纳呆，有时恶心。舌淡，苔白腻，脉沉滑。此乃中焦痞塞，寒热夹杂，运化失常，不能升清降浊而致。治宜辛开苦降、宣通上下。方药：半夏泻心汤加竹茹15g，共服20剂而痊愈。

这个头痛病人有胃脘胀的痞证，用半夏泻心汤治疗痞证后，头痛也好了。

这里我们总结一下《伤寒论》治疗痞证的处方，分别是五苓散、旋覆代赭汤、半夏泻心汤、生姜泻心汤、甘草泻心汤、大黄黄连泻心汤、附子泻心汤、桂枝人参汤、十枣汤。

# 微药治病的思考

朱进忠老师的《中医临证经验与方法》中有一篇文章《病重者应施以微药》。看完以后我思考，为什么有人提出病重施以微药，有人提倡病重用大剂取效呢？这里我们是不是忽略了什么问题，写文章的老师可能心里明白，却没有写出来呢？

我觉得我们可能忽略了一个问题，就是病人的食欲，以及进食量，也就是胃气。如果一个重病病人食欲差、无食欲，甚至不能进食，那么用药量就要小，病人才能耐受，并且治疗应该先以恢复病人食欲为先。

如朱进忠老师治患者苏某，女，53 岁。患者有支气管哮喘合并喘息性支气管炎 30 余年。其始仅为遇见花粉、灰尘时喘咳发作。近 2 年来，诸症加剧，尤其是近七八个月以来，几乎昼夜时时俱喘，不得平卧，且饮食全废。医以中、西药物治疗，均不稍减。查其除气短不足以息、整日端坐不得平卧外，并见指、趾、额、颏、耳壳均冷如冰。舌淡苔白，脉细而促。综合脉证，诊为心肾阴阳俱虚，阳虚为主，兼水饮不化。治以真武汤加减。方用附子 1g、茯苓 1g、白术 1g、白芍 1.5g、人参 1g、杏仁 1g。服药 2 剂后，喘咳短气大减，并稍能平卧，微进饮食。某医见药味、药量既少又小，颇有微词。云："前医所用诸方药物少者十五六味，多者竟达三十余味，所用药量轻者 10g，重者竟达 40g，然服后均无效果。此方药物仅仅 6 味，药量重者才 1.5g，如此重疾，用此小药，岂能济事！"乃将原方药量增大 10 倍予之。4 剂之后，诸症又明显加剧。乃再前往治之。诊后，仍处原方小量服之。服药 1 剂，患者果然诸症大减。1 个月后，患者诸症消失而出院。

上面这个病人明显是个重病，而且饮食全废，不能吃东西了，肯定胃气非常差了，所以用了大剂量药以后病情加重，而小剂量药却取得了非常明显的效果，根本的原因就在于胃气的强弱，胃气强时用大剂量，胃气弱时用小剂量。

前面提到重病患者食欲差、进食量小或者不能进食的病人用药量要小，要先恢复胃气。那么有一个很重要的疾病具有这个特点，就是胃病。

这里我想起三件事情：

其一，我们家乡一个出名的治疗胃病的医疗机构是用丸剂治疗的，服用量小。

其二，有人曾和我说其曾用某秘方（即柴胡疏肝散加减）治疗胃病病人，是用煮散剂的方式，每次喝的药量和熬出的药汁就是几口，效果很好。

其三，日本医家治疗胃病普遍效果较好，而治疗疾病用的药量都很小。如《汉方诊疗三十年》中用半夏泻心汤治疗胃弱纳差失眠的患者，服药后患者即感觉胃部空而舒服，服药 1 个月能安然入睡，服药 3 个月后，即使多食胃部也没有撑胀的感觉，头天晚上喝酒，第二天也没有难受，试着猛吃了一顿中国料理，后来也没有什么不舒服。也就是说病人的胃病治好以后，也没有复发，相当于根治的疗效。

有的胃病病人食欲差、食量小或不能进食，睡眠差，这样的病人用中药治疗，药量就要小，用量大了病人吃了难受，疾病加重，甚至会出现对证了也不见效的情况。治胃病，药量要小，可以用散剂冲服，可以用煮散法，或者用汤剂但服药量很小。

# 治病求本之起病原因辨疾病

清代陈修园的《医学实在易·问证诗》："一问寒热二问汗，三问头身四问便，五问饮食六问胸，七聋八渴俱当辨，九问旧病十问因，再兼服药参机变，妇人尤必问经期，迟速闭崩皆可见，再添片语告儿科，天花麻疹全占验。"我们接诊病人都需要问病人最开始是怎么起病的。欲善治其病，必须伏其所主，欲伏其所主，必先其所因。治病应该询问其得病原因、得病经过，我们来看如下几种情况：

**1. 饱食而病。**

吴致中治某患者，男，45 岁。患者形体素丰，喜饮善啖，睡眠也佳。询前因醉饱而卧，渐至腹满加重，入夜则辗转床笫，不能入睡。自感精神困顿，头晕恶心，纳差，大便黏溏，临厕不畅。舌苔厚腻，脉弦滑。证属宿食停滞中脘，胃失和降，浊气上逆。治宜消导积滞、和胃安神。方药用保和丸加减：焦山楂、茯苓各 15g，焦神曲、炒莱菔子各 12g，炒麦芽 30g，炒枳实、法半夏、陈皮各 10g，青麟丸 3g（另吞），3 剂。药后大便畅行，夜能入眠，但欠酣，胸闷腹胀已减，纳谷增加。改投保和丸 6g，3 次/日，1 周后眠食俱香。

此患者入夜则辗转床笫，不能入睡。生病的起始原因是"醉饱而卧"，病因是食物积滞，用化食积的药就好了。

**2. 郁闷而病。**

杨善栋治赵某，女，24 岁。突患经闭，1 年余未至，询之，病由不乐之事而起。症状为有时有胸闷胃胀，饮食少。脉细弦。诊为肝胃不和，遵逍遥散意，用柴胡、青皮、陈皮、砂仁、白豆蔻疏肝和胃，当归、白芍养血和络，瓜蒌、薤白通阳散结，泽兰、茺蔚子活血通经。患者服药15剂后，经通而愈。

此患者因不乐之事肝气郁结而闭经，用疏肝解郁药即可。

**3. 惊吓致病。**

吴庆举治一7岁女童，因被人对着耳朵突然大声惊吓后，当晚出现精神痴呆、嗜睡。夜间常因做噩梦而惊醒。观患儿痴呆，语言迟钝，嗜睡，诊脉中即伏案而睡。面色苍白，头痛且胀，恶心，不欲饮食。舌质红，苔薄白，脉弦细。宜以镇惊安神之法，予以安神定志丸改汤加味：茯苓9g、远志9g、丹参10g、石菖蒲9g、生龙齿10g、当归9g、莲子心1g、甘草3g，水煎服。另用琥珀粉、朱砂粉各0.5g冲服，每晚一次。服药3剂后诸症大减，服药6剂而病愈。事隔2月余，以相同原因又被惊吓而病，诸症复出，再次来诊。按原方服5剂而诸症皆除。

此患儿惊吓而致痴呆嗜睡，予安神药治疗恰当。

**4. 外伤致病。**

张树霞治王某，男，48岁，因头外伤后昏迷，以左侧颞顶部硬脑膜下血肿并脑疝于2011年10月入院，入院后进行急诊手术，术后7天患者逐渐清醒，但夜间出现神志欠清、躁动不安、谵语、睡眠困难，另有大便秘结等症状，间断予以冬眠合剂、咪达唑仑等药物镇静以保护脑细胞，症状略缓解，但应用药物3天后，患者夜间症状逐渐加重，控制不良。予以桃核承气汤，桃仁20g、大黄12g、芒硝10g、桂枝12g、甘草6g。患者服用1剂后，大便当日排下，症状明显缓解，后续服3剂，患者夜间谵语、烦躁不安、入睡困难等症状消失。

此患者外伤后有瘀血，且躁动不安、谵语、大便秘结，有阳明瘀热，用桃核承气汤治疗。

**5. 伤暑致病。**

李克绍治某患儿，男，10岁，1971年春求诊。其父代述：患儿两年来，经常跌倒抽风，重时每日发作数次。西医诊为“癫痫”，曾服苯妥英钠、三溴片等西药无效，也曾服用过中药治疗，亦无明显效果。望其身体发育一般，察脉观舌，亦无异常发现。因问最初发病有无明显诱因，其父说，1969年夏天，天气很热，此儿上坡割草，在炽烈的太阳照射下晕倒了，以后就经常发作，越发作越频繁。据其原因，先生认为病属暑厥，处方如下：党参12g、麦冬12g、五味子4.5g、夏枯草15g、清半夏9g、蜈蚣1条、僵蚕6g、全蝎4.5g、甘草3g。水煎服。数月后，马某领其儿前来复诊。自述上方共服了10余剂，抽风未再发作。建议可停药，但嘱其以后不要在炎热的阳光下劳动或玩耍，以防复发。后追访数年，病情一直稳定，未再发作。

此患者中暑后，气阴两伤，出现癫痫，治疗用补气养阴、化痰止痉法，用生脉散加味治疗。

## 冠心病心绞痛不能盲目活血化瘀

当今医学界，中医、西医都认为瘀血是冠心病心绞痛的主因。输液也一般都是输血塞通、丹参酮等活血药。但是，大家会发现很多冠心病心绞痛的病人，用活血化瘀的中药或中成药短期内有效，但是发作越来越频繁，住院间隔时间越来越短。

我们来看冠心病心绞痛的典型症状：心慌、气短、胸痛、动则喘甚。冠心病心绞痛病人往往都有不能上楼，上楼梯就气喘吁吁，劳累就诱发心绞痛。中医诊断学讲述，心慌、气短、动则加重是典型的心气虚表现，胸部刺痛或闷痛是瘀血的表现。很多冠心病心绞痛的病人的瘀血是气虚推动无力导致的，所以气虚是本病的主要原因。

这个病郭子光教授根据其临床辨证经验讲出了其实质：气虚血瘀是本

病的基本病机，其中还有气虚兼阳虚或阴虚，血瘀夹气郁、痰滞、湿热等不同兼证。他强调冠心病心绞痛的治疗以益气化瘀为基本治法，同时注意兼证的处理。

临床治疗可按照补阳还五汤的思路。王清任补阳还五汤原方：黄芪四两、当归尾二钱、赤芍一钱半、地龙一钱、川芎一钱、桃仁一钱、红花一钱。补气的药量要大，活血化瘀的药量要小，黄芪最少用60g，用量60～200g，活血化瘀的药用量在10g以内。

对兼证的处理：兼阳虚，合真武汤；兼阴虚，合生脉饮；兼痰浊，合瓜蒌薤白半夏汤；兼气滞，合四逆散或加行气药；兼痰湿热，合小陷胸汤或合温胆汤或加清湿热的中药；兼饮食积滞，再加焦三仙等。当然也有主因是痰湿热夹食积的等。

冠心病心绞痛病人临床西医治疗方法是置入支架，有些病人置入支架后症状消失，有些病人无效，有些病人需要多次置入支架。用中药补气活血加处理兼证的思路，很多病人吃一两个月中药，症状就消失了，再制成中药颗粒长期吃，则不容易复发。

通过研究和学习，我认为中医最根本的还是诊断。冠心病心绞痛的病人不能盲目地活血化瘀，大多数人是气虚或气阴两虚，其次是痰湿热，不能单纯用活血化瘀法来治疗。

## 《黄帝内经》治病之“小大不利，治其标”

《黄帝内经·标本病传论》里说：“小大不利，治其标。先小大不利而后生病者，治其本。”说明治疗疾病，如见大小便不利，当先治大小便不利。

一个高热病人，有大便不通，腹部按之胀或痛。要先解决大便的问题。

扁桃体化脓的高热病人如有大便秘结，就必须通大便，便解才能热退。中药可以用大黄、芒硝，西药可以用酚酞片。

如我曾治一8岁小儿，扁桃体化脓发烧，喉咙痛，一会儿怕冷，一会儿又怕热，食欲不好，没有咳嗽、流鼻涕症状。吃过退热药，吃过清热解毒的鱼腥草等药。退热药药效一过，立刻又开始发烧，现在体温39.6℃。问诊知患者大便两天未解，予以小柴胡汤合新加升降散加减。柴胡12g、黄芩9g、法半夏9g、甘草6g、僵蚕8g、蝉蜕6g、姜黄6g、生大黄5g、淡豆豉10g、栀子10g、连翘15g、薄荷5g、牛蒡子8g、玄参6g、金银花6g。一天一剂，一日两次，水煎30分钟。患者服一剂后便通热退。

我又治一9岁小男孩，扁桃体炎，喉咙痛，体温39.5℃。患者不怕冷，怕热，平素大便3天一次，大便时间长。此次3天未大便，按之腹部不适。用过退热药和消炎药，热退复又热。因为孩子不吃中药，予以酚酞片2片，半小时后孩子解了很多大便。又继续用退热的对乙酰氨基酚、化食积的多酶片和消炎药。服用3顿后，热退而咽痛消失，未再发热。

关于“小大不利，治其标”的问题，朱进忠老师写过一篇文章。

《小大不利治其标，小大利治其本》里面讲到：“余始读《素问·标本病传论》：‘先病而后逆者治其本，先逆而后病者治其本，先寒而后生病者治其本，先病而后生寒者治其本，先热而后生病者治其本，先热而后生中满者治其标，先病而后泄者治其本，先泄而后生他病者治其本，必且调之，乃治其他病。先病而后生中满者治其标，先中满而后烦心者治其本。人有客气有同气。小大不利治其标，小大利治其本。病发而有余，本而标之，先治其奉，后治其标。病发而不足，标而本之，先治其标，后治其奉’言诸病之治均予治本，唯中满与大小便不利治其标，感到甚难理解。其难理解者何？一者《素问·阴阳应象大论》早就有言治病必求于本，何此处又言治其标且张景岳《景岳全书·传忠录》亦云：‘万事皆有本，而治病之法尤唯求本为首务。’此难理解者一也。二者中医基本理论中阐述治则时明言‘急则治其标，缓则治其本’，而本论何独有治标者，此难理解者二也。及至读到《景岳全书·传忠录》：‘盖中满则上焦不通，大小不利则下焦不通，此不得不为治标以开通道路而为升降之所，由是则虽曰治标而实亦所以治本也。’《伤寒论》：‘少阴病，得之二三日，口燥咽干者，急下之，宜大承气汤。’‘少阴病六七日，腹胀不大便者，急下之，宜大承气汤’句，始知治标者，为促其升降之机也。《素问·六节脏象论》云：‘凡十一脏取决于胆也。’李东垣云：‘胆者，少阳春升之气，春气升则万化安，故胆气春升，则余脏从之。’其言胆者乃言人体之气非升降不得安也。《素问·六微旨大论》云：‘成败倚伏生乎动，动而不已，则变作矣……出入废则神机化灭，升降息则气立孤危。故非出入，则无以生长壮老已；非升降，则无以生长化收藏。是以升降出入，无器不有。故器者生化之宇，器散则分之，生化息矣。故无不出入，无不升降。化有小大，期有近远，四者之有，而贵常守，反常则灾害至矣。’其小大不利，中满者，升降滞也。升降滞则气立孤危，故诸病之小大不利，中满者，先治其小大不利、中满，以复升降生化也。”

朱进忠老师还讲了病案：朱老师治患者高某，男，30 岁。因流行性乙型脑炎持续高热昏迷 7 天。医始以大剂清瘟败毒饮、安宫牛黄丸与西药配合治疗不效。察其深度昏迷，肢厥脉微，舌苔黄燥。询其家属，云大便已 6 日不行。按其腹亦胀满。思之：此体厥证也。如此危重之证，不治其升降之机则生化息矣，急宜通腑以促升降。予大承气汤 1 剂。次日，神清，欲食。后果愈。

那么这里有一个问题。什么时候要用这个原则呢？有些病人 3 天不大便，甚至 1 周不大便，但是病人没有什么不舒服，这个时候就不需要用“小大不利，治其标”的方法。朱老师这个病案，病人高热，舌苔黄燥，大便 6 日不行，但按之腹胀满，所以必须要先解决大便问题。

《伤寒论》里有原文说：“少阴之为病，脉微细，但欲寐也。少阴病六七日，腹胀不大便者，急下之，宜大承气汤。”这里的这个病人脉微细，但欲寐，其大便不通，病人是难受的，病人因为不大便而腹胀难忍，或者不大便，按之腹胀腹痛。就要急通其大便。

关于“小大不利，治其标”的问题朱老师还讲了一个医案。患者孙某，女，28岁，患神经性呕吐9年。时或朝食暮吐、暮食朝吐，时或饮水或饭后即吐，时或数天饮食全废。为此患者只能靠输液、输血维持生命，遍用中西药物均无效果。察其形销骨立，纳呆食减，畏寒肢厥，舌质淡暗，苔薄白，脉弦大紧。综合脉证，思之：脉弦大紧者，脾胃虚寒也，治宜健脾温中。方用半夏10g、陈皮10g、人参10g、白术10g、干姜10g、甘草10g。服药10剂，寸效不见。因思《素问·标本病传论》云：“小大不利，治其标。”乃问：“素日大小便通泰否?”答曰：“因素日饮食甚少，几乎一昼夜不小便一次。”因悟，曰：“仲景之治阳虚证必问小便利与不利，不利者，必利小便。此证之不效，恐在于斯也。”乃处温中健脾、利水化饮之方。方药用人参10g、白术10g、干姜10g、甘草10g、附子10g、肉桂10g、泽泻10g、猪苓10g、茯苓10g。汤药入口，患者非但不吐，且胃脘觉舒。患者服完3剂后，饮食后即不吐，且微有食欲，服完20剂后，呕吐全止，饮食增加，服完40剂后，饮食如常，体重增加20kg。

我们临床治疗任何疾病都必须问病人的大小便，大小便不利的要首先想办法解决其大小便问题。因为有很多病人大小便问题解决了，病也会痊愈的，即使病没有痊愈，再治疗其他症状也会事半功倍。

# 第五部分

# 「傅青主女科」答疑录

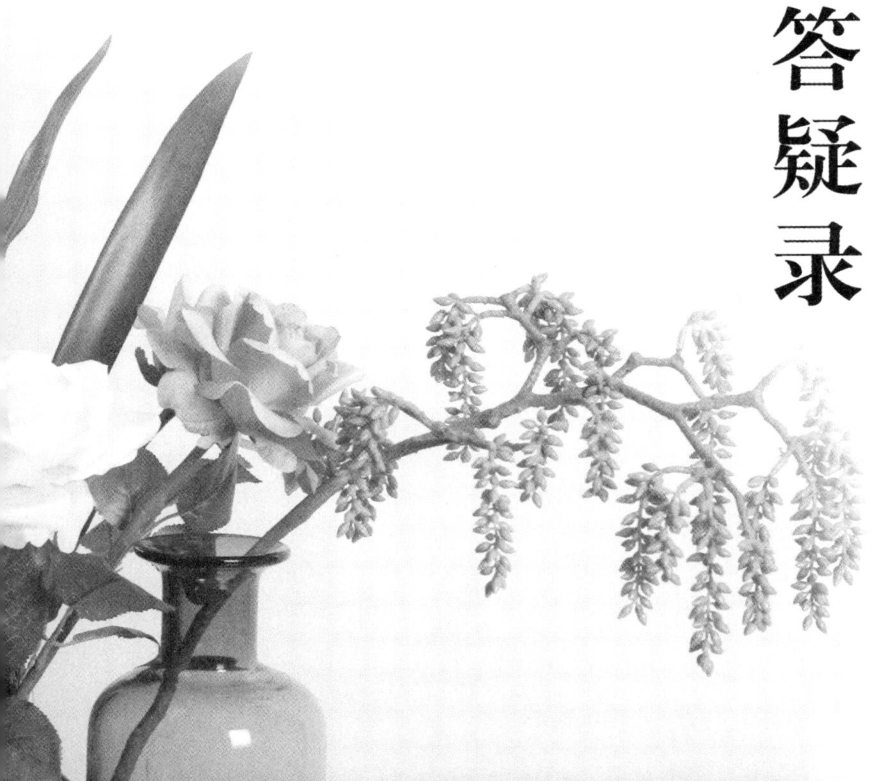

# 多囊卵巢综合征与肥胖不孕症答疑录

**问题1**：众所周知，多囊卵巢综合征是导致妇女不孕的一大杀手。多囊卵巢综合征患者中有50%的人有肥胖。那么在《傅青主女科》中，如何解释肥胖会导致不孕呢？

**回答**：过于肥胖的妇女，脂肪必然丰满，容易遮挡子宫，因此影响受精，再加上水湿壅盛，即使是男人身体强壮，精子能够直达子宫，但由于胞宫内水湿泛滥，精子都被水湿化成水了，这怎么能怀孕呢？

女子为阴，也就是坤，地势坤，厚德以载物，女子子宫相当于土地，土地里全是水，植物怎么能在这片土地上生长呢？过于肥胖的人，多气虚，有痰湿。你看那些肥胖的人是不是大都跑不动，或者跑一会儿气就上不来？肥胖的人是不是很能睡，老打瞌睡呀？这些过于肥胖的女性看上去健壮，其实身体亏虚，气虚不能运化水液，导致水湿停留于胃肠，不能转化为水谷精微物质而成为痰湿之邪。湿性趋下，水湿浸润下焦，流注胞宫，日积月累，胞宫就会变成汪洋大海。

**问题2**：这些肥胖型多囊卵巢综合征不孕的女性都有一些什么特点呢？

**回答**：气虚型肥胖的特点是没劲儿、容易疲乏、气短心慌、懒得说话、说话声音低弱无力、容易出汗、稍活动就出汗、稍微活动一下就累、劳累就症状加重、脉无力。痰湿型肥胖的特点是爱吐痰、常感觉胸闷痰多、身体容易肿、身体不爽快、容易打瞌睡、在湿的环境中更加难受、感觉嘴里黏、舌苔腻。这些肥胖型不孕的人多是既有气虚，又有痰湿。肥胖之人的湿邪，不是外湿之邪，而是脾胃的运化失职，湿邪由内而生。

**问题3**：这类人是怎么胖起来的呢？

**回答**：主要是过食肥甘腻味的食物，再加上平时不运动。这些女性爱吃甜品，爱吃肉。甘入脾，过食则伤脾。肉生痰，肥甘之味伤了脾胃之气，脾胃功能就降低，废水、废物排不出去，就会形成痰湿。再加上平时从不运动，“动则生阳，静则生阴”，越不动，身体里堆积的废物就越多。

**问题4**：怎么治疗肥胖型的多囊卵巢综合征患者呢？

**回答**：治疗方法不能只利水化痰而不去顾护脾胃之气，那样就会使阳气不旺，这样痰湿不但不能去除，过度使用利水之品，反而使身体虚上加虚，如何受孕呢？既然患者既有气虚又有痰湿，那就要一起治疗，用加味补中益气汤。党参9g、生黄芪9g、柴胡3g、当归9g、白术30g、茯苓15g、制半夏9g、升麻1.2g、陈皮1.5g。通过补气、提升脾气，将湿邪蒸腾气化，推动湿邪排出体外，同时化痰利湿，使水湿下行，把痰湿排出去，就是用补中益气汤补脾气，治脾这个生痰之源，又用二陈汤治痰之标，标本兼治，白术和茯苓并重既健脾补气又利湿。

后来我又根据经验总结出，服上方10余剂后加杜仲4.5g（炒）、续断4.5g（炒），就会大大增加受孕的机会。

朱丹溪《丹溪心法》：“若是肥盛妇人，享受甚度，恣于酒食，经水不调，不能成胎，谓之躯脂满溢，闭塞子宫，宜行湿燥痰，用导痰汤之类。”

临床上治疗我们可以根据气虚与痰湿的比例来调整，同时配合饮食和运动。

（1）适度运动，可以每天散步或慢跑1小时，以微微出汗为度，取“少火生气”之意，不需要大汗淋漓。

（2）控制进食量，晚餐不要多吃，减轻脾胃的负担。

（3）少吃肥腻甘味之物。也就是说少吃油炸食物、肥肉、动物内脏、奶油和甜腻食物。

当脾气健运，痰湿祛除以后，胞宫就打开了，不再被痰湿堵塞，阳气充足，就能摄纳精子，这片土地上过多的水被放走了，再运动运动，翻一翻土，就可以种东西了。

肥胖型多囊卵巢综合征一般通过中药、饮食、运动、情绪综合调整以后，体重降下来一些，就能恢复女性生殖的本能，成为幸福的妈妈了。

**问题5：**能举一个书中的病案吗？

**回答：**有一个妇人，身体肥胖，平素痰多，结婚3年都没怀孕。用党参9g、生黄芪9g、柴胡3g、当归9g、白术30g、升麻1.2g、陈皮1.5g、茯苓15g、制半夏9g，水煎，服8剂，吐痰减少，再吃10剂，水湿化，即受精怀孕了。

# 身瘦不孕答疑录

**问题1：**《黄帝内经》讲“阴平阳秘，精神乃治”。人体讲究阴阳平衡，过则为灾。过于肥胖会导致不孕，过于消瘦也会不孕。那么消瘦的人为什么会不怀孕呢？

**回答：**关于身瘦不孕，给大家讲个故事吧。汉朝有个皇后赵飞燕，体形非常瘦，瘦到什么程度呢？身轻若燕，能在手掌上跳舞。这位皇后娘娘多年受帝王专宠而未孕。那么，这位汉朝的皇后究竟是为什么不孕呢？这位皇后娘娘极瘦，而极瘦的妇女，结婚以后很久都不能怀孕，有的一行房事就整天卧床不起，多是血虚的原因。

瘦的人多易生火，再加上房事暗耗其阴精，这就使肾水更亏，肾为肝之母，肾水受损，阴精亏少，就不能滋养肝木，肝木乏润而化燥生火，肝火妄动又可伤及阴精，这样肾水就更亏了。

这类妇女又偏偏情绪容易烦躁，属于阴虚的燥火。不行房事还罢，一行房事她们就容易耗伤肾精，这是阴虚火旺不能受孕的原因。即使此类人偶尔受孕，也会逼干男子的精液，随种随消。

**问题 2**：那么这种情况如何治疗呢？

**回答**：这样的瘦人不孕治疗要大补肾水、平肝木，肾水旺则血旺，血旺则火消，用养精种玉汤。熟地黄（九蒸）30g、当归（酒洗）15g、白芍（酒洗）15g、山茱萸（蒸熟）15g。水煎服。服药3 个月就可以恢复身体健康而怀孕。用这个方子，不是专门补血，而是以填精为主，精气充满后子宫就容易摄精，血充足后子宫就容易纳精了，就能怀孕了。

但是世上的人贪欲的多，节欲的少，这样会导致服药后疗效不佳，服用这个处方需要节欲最少 3 个月，心静神清，就一定能怀孕。否则只能保持身体健壮而已。

**问题 3**：关于养精种玉汤的运用经验如何呢？

傅山之子傅眉用这个方子治疗了很多瘦弱妇人的不孕症，效果一直很好。但是也有的服药 3 个月后身体已经健壮了却仍然没有受孕，于是又在原方的基础上加上杜仲 6g（炒）、续断 6g、白术 15g（土炒焦）、茯苓 9g，服了几剂药以后这些妇女也怀孕了。

韩延华治一个女病人，姓崔，33 岁，6 年前怀孕生了一个脑瘫儿，这四五年一直在全国各地找名医，找好医院给她孩子治病，为此心力交瘁。近年想着再要一个孩子，却一直没怀孕，到医院检查，也没找出怀不上孩子的原因。2008 年 8 月来诊，这个患者特别瘦小，脸色很差，感觉很疲惫，自诉月经推迟、量少已经两年多了，常觉得胸中烦闷，两眼干涩，手脚心热，面颊潮红，腰酸痛，失眠多梦。看她的舌头，舌体小，少苔，把她的脉，又沉又细数，属于傅青主说的身瘦不孕，是肝肾精血匮乏，冲任失养而导致的不能摄精受孕，治疗就用养精种玉汤加味。熟地黄 15g、生地黄 15g、当归 15g、酒炒白芍 20g、山茱萸 15g、狗脊 15g、合欢花 15g、地骨皮 15g、生甘草 10g。吃了 10 剂药以后，病人的手脚心热、腰痛都大大减轻了，睡眠也好多了。就按这个方子吃了 3 个多月，这些症状全部消失了。医生又让病人再吃一段时间育阴丸，嘱咐她吃药期间要避孕。后来这个病人在 2009 年 1 月就怀孕了，没什么不舒服，就让病人停药了，在 10 月份生了一个小婴儿。

# 嫉妒不孕答疑录

**问题1：**什么是嫉妒不孕呢，嫉妒难道也会导致不孕吗？

**回答：**此嫉妒非彼嫉妒也，而是指那些肝气郁结的妇人。还是给大家讲个故事吧。一个妇人心胸狭窄，喜欢怀疑别人，因此心里总是郁闷，结了婚以后，一直想要孩子，却怀不上。很多人都认为这是天命，是上天讨厌她，但是傅青主却认为是肝气郁结导致的。妇女要怀孕的脉必定是心脉流利而滑，脾脉舒畅平和，肾脉旺大鼓指。这个妇人三部脉都郁结，怎么能怀孕呢？肝气郁结了，就会克伐脾土，脾土壅塞了，就不能通达腰脐部而使任带脉不通，任带脉不通，胞宫之门就不能打开，精子到了门边上也不能进去，自然就不可能怀孕了。

**问题2：**这种病人应该怎么治疗呢？

**回答：**治疗要疏解肝、脾、任、带的经脉，打开子宫的大门，才能怀孕，要用开郁种玉汤。可以用酒炒白芍30g、酒炒香附9g、酒洗当归15g、土炒白术15g、酒洗牡丹皮9g、去皮茯苓9g、天花粉6g。水煎服。

服用开郁种玉汤1个月以后，病人郁结散了，不郁闷了，欢喜就能充满心腹，又把好猜疑嫉妒的性格改变了，夫妻关系也融洽了，自然就能受孕了。

如果怀孕以后孕妇仍然郁闷妒忌，气血郁结了胎儿，就很容易流产了，必须保持愉悦开心，并且可以再服用解妒汤。解妒汤组成为黄米90粒、大米90粒、黑豆49粒（炒熟）、小麦49粒（生用）、高粱55粒。

我们来看几个后世医者运用的案例。

鹤鸣先生治陈某，女，30 岁，工人。1960 年 8 月 13 日就诊：切脉细弦，舌苔薄黄。曾生一胎，不久即夭，继而未孕已 10 年，迭经诊治，均无效果。月经一般提前 2 天，经前约 1 周时有胸闷不宽、乳房作胀等症，经来小腹亦胀，胃口不佳，腹中有气上下窜动，直至经来 2 天后，方始消失，如此已逾数载。证属情绪不佳，性情急躁，以致肝气郁结，治宜疏解。并谓："前曾生育一次，故此次等胸闷气胀诸症愈后，仍有生育希望，但需有信心，保持心情舒畅。"

方药用香附 9g、郁金 9g、白术 6g、当归 9g、白芍 6g、陈皮 6g、茯苓 9g、合欢皮 9g、娑罗子 9g、路路通 9g、柴胡 2.4g，嘱每次经前感胸闷乳胀时服，至经来一二日停止。

患者隔四个半月又来，自述在经前服药后，腹中有骚扰感，咕咕有声，不久即下有矢气，上有嗳气，胸脘舒服，小腹亦不胀，乳胀等症状也见好转，目前经水已五旬未来。按脉滑数，舌苔薄黄，验已怀孕，后于 1961 年 10 月平安生产。

这个患者就是肝气郁结导致的不孕，治疗用开郁种玉汤。

## 月经先后无定期答疑录

傅青主认为月经先后无定期、月经来潮或断或续、月经时提前时推后的周期紊乱是肝气郁结引起的。月经来源于肾，肝、肾是母子关系，肝气郁结，肾气也郁结，气机不能通畅，月经就时提前时推后、时断时续，方用定经汤，补肝肾之精，舒肝肾之气。

傅青主的儿子傅眉又通过临床实践总结，调理月经的先期、后期、不定期，辨证准确以后，有感冒的加苏叶一钱，内伤面食积滞引起消化不良的加炒神曲两钱，内伤肉食而消化不良的，加炒山楂肉二钱。临证时根据病情使用。如果肝气郁结，治疗应该以逍遥散为主，肝郁化火的加牡丹皮、栀子。

大家评价傅青主老师“文不如诗，诗不如字，字不如画，画不如医，医不如人”，可见老师人品贵重，治学严谨。

我们中医人很多都听过《傅青主女科》这本书，甚至很多人手里都有这本书，也读过这本书，但是我们没有去学习、运用它，我们总是不相信用古人经验能治疗今人的病，总觉得自己更厉害，自己组的方更好。所以也不愿意去认真分析、学习和实践。

我们这里今天说一个学习、看书及临床的态度。

“学而不信谓之无用，信而不用亦谓无用。”净空法师开示“一门深入，长时熏修”是学习的不二法门。要研究妇科，我们必须系统研究《傅青主女科》，要研究脾胃病，我们必须系统研究李东垣的书，如《脾胃论》。

《傅青主女科》有以下特点。

第一，药物用量轻重悬殊。定经汤中菟丝子、白芍、当归用一两，而柴胡只用五分。岳美中说：“其用药前无古人，该重时用量特重，动以两计，该轻时用量特轻，轻到几分。”现代社会，生活饮食习惯的复杂性和干预疾病的手段比较多，很多病人往往病机复杂。有时候一个病人既有肝郁，又有湿热，又有血瘀，又有肾虚。我们水平高时，可以像傅青主一样区分哪个为主而大量用，哪个为次而小量用，从而直达靶心。水平还不够时把这些病机都考虑到，也可以组成一个大合方，百箭齐发。这样的治疗方法就像裘沛然的广络原野法、薛振声的十年一剑全息汤。

第二，药物炮制有别。如定经汤，菟丝子酒炒、白芍酒炒、当归酒洗、山药炒、熟地黄九蒸、荆芥穗炒黑。药物炮制方法不同则作用不同，药力强弱也不同。如张锡纯用生麦芽疏肝，而炒麦芽消食，又如很多中药方中加酒和不加酒疗效差别很大。

王培章老师运用定经汤治疗月经先后无定期的经验表明定经汤用于肾

精亏损、肝郁气滞之经血先后无定期。傅青主老师的定经汤组成为酒菟丝子30g、酒白芍30g、酒洗当归30g、熟地黄15g、山药15g、茯苓9g、黑荆芥穗6g、柴胡2g。王培章老师运用定经汤的临床加减，经水或前时，郁热加牡丹皮、栀子各6g清解郁热；经水或后时，加沉香2g、肉桂1.5g理气散寒；经行不畅，加乌药6g、红花9g理气活血；有外感者加重柴胡之量以升散风邪，并加紫苏叶6g解表祛邪；纳差者，加砂仁、神曲理气助化。

王某，女，29岁，已婚。1980年10月7日初诊：产育二胎后人流二次，月经遂失调，或半月一潮，或四五十日经方来，经色紫黑而暗，经行不畅，经量偏多。现经水近四十日未潮，头晕眼花，腰膝酸软，纳差，善太息，周身倦怠无力，白带连绵不止。视其面色萎黄，神态疲乏，舌淡苔薄白，脉象沉细无力。证属肝郁气乱、肾虚精亏。治以补益肝肾之精血、舒肝通经。方用定经汤加味，酒菟丝子30g、酒白芍30g、酒洗当归30g、柴胡8g、茯苓10g、黑荆芥穗6g、炒山药15g、熟地黄20g、沉香2g、乌药6g。水煎服，3剂。

同年10月10日二诊：药后经血来潮，经量略减，经行较畅，上方续服3剂而经净。患者服6剂药后，头晕也明显减轻。上方加生龙骨、生牡蛎各12g，牡丹皮6g，减去沉香、乌药，连服5剂，月经按月来潮，带下诸症也减轻。后以逍遥丸、养血归脾丸善后。

许某，女，30岁，已婚。1981年2月3日初诊：月经或前或后无一定之期，月经先期时多为半月或20余日一潮，月经后期常在四五十日之间，已有10余年之久。患者婚后5年未孕育，常觉头晕头闷，急躁易怒，腰膝酸软。经水来潮时，经行不畅，头晕腰困较甚。此届经水提前1周来潮，头晕腰困较甚，视其面黄消瘦，舌红苔薄白，脉象弦细。证属肝肾两亏、肝郁气滞、冲任不调。治以舒肝解郁清热、益肾添精以柔肝理血。方用定经汤加味，酒白芍30g、酒菟丝子30g、酒洗当归30g、熟地黄15g、炒山药15g、茯苓9g、柴胡3g、黑荆芥穗9g、牡丹皮6g、焦栀子8g。水煎服，3剂。

同年2月6日二诊：患者服药后头晕腰困，急躁减轻，经行5日而净。上方去牡丹皮、栀子，加沉香2g、乌药6g，于月经1月余未来潮时服3剂，至月经周期第36天来潮。经后半月复以初诊之药3剂。月经过月不潮则投以定经汤加沉香、乌药等理气之品，如此加减治疗半年，经水始彻底调准，按月来潮。经水调准后，头晕、腰困等症也继愈，未及三月竟怀孕，后足月分娩。

定经汤与逍遥散是很像的两首处方。我们来区分一下定经汤和逍遥散。

定经汤所治病机是肝郁气滞、肾精亏损，就是"肝郁肾虚"，必伴有肝郁症状和肾虚症状，也就是胸闷、爱叹气、胁部或乳房胀痛、胸胁胀满、情绪闷闷不乐、低落抑郁或焦虑不安、情绪多变等肝郁症状和腰酸、腰痛、腰困软等肾虚症状，而逍遥散所治病机是肝郁血虚脾弱，临床见于两胁作痛、头痛目眩、口燥咽干、神疲食少，或月经不调、乳房胀痛、脉弦虚者。

我们来看病案。谢一红治邓某，女，42岁，已婚，孕3产1，2011年11月27日初诊。主诉：停经50天。现病史：患者平素月经规律，量中，色偏黑，夹血块，小腹胀痛，头晕头胀，伴经前乳房连及两胁胀痛，腰膝酸软，末次月经10月7日。近因家中之事烦扰，故月经至今未来。面色淡白，易疲倦，尿频，无尿痛，睡觉、吃饭较前不佳。舌暗红，苔薄黄，脉弦细。诊断为肝郁肾虚证，予以定经汤加减。菟丝子20g、白芍20g、当归20g、柴胡6g、荆芥6g、山药15g、熟地黄10g、泽兰10g、路路通10g、续断15g、枸杞15g、枳壳15g、牛膝15g、山茱萸15g、刘寄奴15g。每日1剂。

12月4日复诊，月经来潮第3天，量较以往偏少，色紫，腰酸、乳胀好转，夜寐欠安。上方去泽兰、路路通，加夜交藤30g、柏子仁10g，又服7剂，次月月经如期来潮。

定经汤除了治疗肾虚肝郁的月经先后无定期外，还可以治疗其他女科病和男科病等属于肾虚肝郁的情况。我想向大家分享定经汤治疗其他疾病的案例。

王辉萍用定经汤加减治肾虚肝郁所致经行后期、不孕症。某患者，女，34 岁，初诊 2006 年 7 月 4 日。结婚 8 年，同居未孕。患者 15 岁初潮，末次月经 2006 年 5 月 30 日，平素月经不调，经行常后期，经量或少或多，或夹血块，经前乳胀，经行腰酸，带下极少，寐安纳可，二便调。舌淡红，苔薄，脉细。妇科检查正常，基础体温偶双相，且高温相持续时间短，仅 8～10 天，证属肝郁肾虚，治拟疏肝益肾。方药用当归 12g、白芍 12g、柴胡 10g、香附 15g、熟地黄 10g、菟丝子 20g、淮山药 12g、茯苓 15g、白术 12g、甘草 5g。

二诊：2006 年 8 月 12 日。末次月经 7 月 20 日，经前乳胀好转，偶腰酸，眠可，二便可。舌淡红，脉细。当归 15g、白芍 12g、川续断 15g、仙灵脾 15g、山茱萸 10g、熟地黄 12g、柴胡 10g、制香附 15g、牡丹皮 10g、炙甘草 5g、茯苓 15g。

三诊：10 月 12 日服药 2 个月后，月事稍延期，周期 30～35 天，末次月经 9 月 30 日，经行前后诸多不适均有缓解，基础体温双相。舌淡红，苔薄，脉细。上方加淮山药 10g、菟丝子 20g、白术 12g。

四诊：2007 年 1 月 15 日。末次月经 12 月 5 日，月经正常，经行前后均无明显不适，今月经逾期未至。舌苔薄，脉滑略数。经尿妊娠试验检查示阳性，证实已怀孕，至 9 月 8 日顺产一女婴。

王辉萍定经汤治疗肾虚肝郁高泌乳素血症。某患者，女，32 岁，已婚。2007 年 6 月 6 日初诊。患者经来稀少，甚至数月一行，经前乳胀痛。今闭经 3 个月，头晕烦躁，乳胀痛不适，腰膝酸楚，便坚。舌略红，苔薄黄，脉细弦。妇科检查示子宫、附件无异常，乳房发育尚可，双乳均可挤出少许乳白色乳汁。基础体温单相，曾查血清催乳素增高，头颅 CT 检查未见异常。西医诊断为高泌乳素血症。中医诊断为月经失调、乳汁自溢，乃肾虚肝经郁热，治拟滋肾疏肝、清解郁热、调养冲任。予定经汤加减：当归 15g、白芍 12g、茯苓 15g、柴胡 12g、牡丹皮 15g、生熟地黄各 12g、菟丝子 15g、山茱萸 12g、生麦芽 30g、川牛膝 12g、泽兰叶 12g。

二诊：2007 年 6 月 20 日。药后头痛好转，溢乳减少，大便渐畅。苔薄，脉细弦。效不更方，再投原方。

三诊：2007 年 7 月 5 日。末次月经 6 月 30 日，今已净，经量较前多，色红，经前乳胀轻微，乳房已无乳汁分泌。舌淡红苔薄，脉细。上方去川牛膝、泽兰叶，加山药10g、陈皮12g、白术12g。

四诊：2007年7月20日。患者基础体温已上升2天，小腹稍胀，略腰酸，纳食和二便可。舌淡红，苔薄，脉细弦。予当归15g、白芍12g、白术12g、茯苓15g、柴胡12g、牡丹皮15g、生熟地各12g、菟丝子15g、山茱萸12g、巴戟天15g、制香附12g、川续断15g、杜仲15g。

以上法治疗，月经后以滋养肝肾之阴为治，待基础体温上升后即以温肾阳疏肝、调养冲任为主，随访数月，月经如期而至。复查催乳素两次，均为正常。

余国俊用定经汤治疗肾虚肝郁阳痿患者。某男，35岁，阳痿1年，1年前出差甫归，勉力入房，阳事举而不坚，自忖为劳累之故。但次日入房亦然，不禁暗暗叫苦，其妻亦有微词。遂自购男宝、雄狮丸等服用1个月，不效，乃就医。医初诊为肾虚，用右归丸加减10余剂乏效；更医诊为气虚挟肝郁，用补中益气汤合逍遥散加减10余剂，稍见起色。

但患者求治心切，经人介绍求治于一个体医。耗资近千元，服药近半年（药物不详），临房仍举而不坚，有时甚至完全不举。患者更加忧心忡忡，以为自己得了不治之症。其妻亦惶惧，特陪伴同来。

刻诊：神情抑郁，腰骶酸痛，胸胁时有不适感。舌正，脉弦细。

辨证论治：考虑为肝气郁而失疏，肾气虚而窒塞。用《傅青主女科》定经汤加减：菟丝子30g（酒炒）、白芍30g（酒炒）、当归30g（酒洗）、熟地黄15g、广巴戟天15g、茯苓10g、柴胡10g、白蒺藜10g、枳壳10g、生甘草5g、蜈蚣1条（长8cm左右，不去头足，烘脆轧细吞服）。疏方毕，又为之详析其病因病理及制方依据，许其可治，并着意嘱托其妻积极配合治疗，勿因见效慢而责备对方。服药3剂后，临房阳事举而稍坚。效不更方，原方6剂，微火烘脆轧为细末，每次吞服10g，1日3次。

连服1个月后，患者康复如初。半年后因他病来诊，其言阳痿愈后一直未复发。

张平用定经汤治疗肾虚肝郁不育患者。白某，男，30岁，2009年6月22日初诊。患者自述结婚4年未育，女方妇科检查正常。患者婚前有遗精病史。刻诊：形瘦，腰膝困，精神抑郁，闷闷不乐，性欲低下。舌淡，苔白，脉沉弦。检查精液，量4ml，精子活动力差，活动率30%。证属肾虚肝郁，予以定经汤加味。当归10g、白芍12g、菟丝子30g、山药30g、熟地黄30g、柴胡6g、荆芥炭3g、茯苓9g、肉苁蓉15g、黄精20g、枸杞30g、仙灵脾30g、制何首乌30g。每日1剂，连服两个月。

8月4日二诊，性欲渐强，精神转佳，守方续服1月。

9月5日三诊，诸症消失，其妻已孕，后生一男婴。

临床中只要符合肾虚肝郁的病机就可以用定经汤，尤其适合用于女科病和男科病。

## 月经后期答疑录

对于女性来说，月经来了嫌麻烦不舒服，月经不来呢又非常担忧。中医将月经周期推迟1周以上，甚至3～5个月一行，连续两个月经周期以上，称为“月经后期”。月经到了该来的日子还没来，先别着急，我们先观察两个星期，排除怀孕，少吃寒性食物，少吃酸性收敛食物，减少性生活，保养阴精。如果连续两个月经周期都月经推迟1周以上，我们再去调理身体、调整周期。那么月经后期是怎么引起的呢?

傅青主认为“（月经）后期而来少，血寒而不足；后期而来多，血寒而有余”。经水后期虽然有血寒、血瘀、气郁、痰阻、阴虚火旺等多种原因，但以血寒为主，血寒者最多见。治疗方法应该补中温散，用温经摄血汤。这个方子的组成是熟地黄30g、酒白芍30g、川芎15g（酒洗）、白术15g、柴胡1.5g、肉桂1.5g、续断3g、五味子1g。这个方子大补肝、肾、



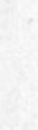

脾之精血，加肉桂以祛其寒，柴胡以解其郁，是补中有散，而散不耗气，补中有泻，而泻不损阴；所以补之有益，而温之收功，是调经之妙药，摄血之仙丹。凡经来后期的，都可以用。元气不足的，加人参一二钱。

王培章：温经摄血汤以熟地黄、白芍、白术大补肝、肾、脾之精血，以固经摄血；柴胡、川芎理气解郁；肉桂温经散寒；续断、五味子益肾固经。全方共奏大补精血、温经理气摄血之功。用温经摄血汤治疗经水后期量多，经量较多不止者，常加山茱萸、枸杞、黑荆芥穗摄血归经。脉迟宫寒，加艾叶、姜炭温经摄血；便溏纳差，加砂仁、扁豆健脾祛湿；右脉虚弱，气不足者，加党参益气摄血。月经后期量少则去续断、五味子，加当归20g。

王培章曾治张某，女，29岁，已婚，生育一胎。7月17日初诊，月经后期（42～50天一潮），经来量多，10余日方能净，头晕目眩，经期尤甚，心慌气短，腰困膝软，视其面色黑暗，形瘦神疲，精气亏损之象也。诊脉细迟而弦，察舌质淡，苔薄白。证属脾肾亏损，血寒而冲任不固。治以大补肝、脾、肾之精血，温经解郁摄血。熟地黄30g、酒白芍30g、白术15g、川芎15g、五味子2g、肉桂2g、柴胡3g、续断3g、山茱萸12g、盐巴戟天6g、党参12g、黑荆芥穗6g。水煎服3剂。

7月23日二诊，上方月经前1周服之（按42天计算），药后3天月经来潮，经量较前月明显减轻，头晕大为减轻，遂于上方去巴戟天、黑荆芥穗，加砂仁2g、阿胶10g，续服3剂。经行5日而净。

下月仍以上法经前开始服药，连治两个月经周期，经期获准而经量适度，头晕之症也痊愈。

# 闭经治疗答疑录

《黄帝内经》记载女子“七七而天癸绝”，妇女自然绝经年龄一般是49岁左右。临床上我们一般认为45～55岁绝经均属正常。

临床中如果来了一个6个月以上没来月经的病人，我们首先要排除怀孕、哺乳期和器质性病变、压力过大情绪不稳定等因素导致的闭经。排除上面的原因以后就可诊断为闭经。

《傅青主女科》是治疗妇科病的一本专书，疗效经得起反复验证，这本书中唯一讲到的关于闭经的文章就是调经篇的年未老经水断。

书中认为，经水来源于肾，是肾精所化。经水早断是因为心、肝、脾三脏之气郁闭，其气不能输送到肾中，肾之气郁而不通畅。更何况肾气本来就亏虚，就不能化生气血而向外宣泄了。

治疗要先散心、肝、脾的郁滞，然后补肾水，再补心、肝、脾之气，就能使肾精充足，溢于血海，经水通利而来潮，方用益经汤。用九蒸熟地黄一两、炒白术一两、炒山药五钱、酒洗当归五钱、酒炒白芍三钱、生枣仁三钱（捣碎）、牡丹皮二钱、沙参三钱、柴胡一钱、炒黑杜仲一钱、人参二钱，这样很多人都是8剂药月经通，30剂药就治愈，可以怀孕了。

益经汤在临床上我们常用来治疗卵巢早衰、不明原因的闭经、绝经前后诸证和一些月经过少的病人。西医对于卵巢早衰的定义是卵巢功能衰竭所导致的40岁之前即闭经的现象。特点是原发或继发闭经伴随血促性腺激素水平升高和雌激素水平降低，并伴有不同程度的一系列低雌激素症状如潮热多汗、面部潮红、性欲低下等。

有报道记录，用益经汤治疗卵巢早衰20例，连续服用益经汤3个月，治疗后月经规律的6例，半年内有两次月经以上的5例，半年内有一次月经的5例，仍然闭经的4例。所有患者卵泡刺激素均下降。治疗29岁至44岁月经过少患者40例，非经期用益经汤，经期用桃红四物汤3个月。痊愈12例，显效16例，有效9例，无效3例，总有效率92.5%。临床上益经汤治疗的闭经虚证夹肝郁为多。

周氏治魏某某，女，46岁，2014年6月3日初诊。患者自述月经既往一向正常，近闭经4月有余，一直未行，余无任何不适。舌淡，苔薄白，脉稍沉弦。辨证：肾气不足、冲任亏损、气血不调。方用二仙汤合四物汤加减。仙茅15g、仙灵脾15g、生地黄30g、当归15g、赤芍15g、川芎10g、川牛膝12g、丹参30g、巴戟天15g、制香附15g、柴胡6g、红花10g、益母草15g、炙甘草6g。5剂，水煎服。

二诊：2014年6月10日。服上方后，闭经仍如故，细问患者，乃知其偶有烦躁，口微干。改从调理心、肝、脾、肾入手，予《傅青主女科》益经汤加味。熟地黄24g、当归15g、白芍15g、山药30g、党参15g、白术15g、炒枣仁15g、丹参15g、沙参10g、杜仲10g、柴胡6g、川牛膝12g、益母草15g、炙甘草6g。5剂，水煎服。

三诊：2014年6月16日。患者服药至第4剂，月事来临，量少。原方加鸡血藤30g。继进5剂。

四诊：2014年6月21日。经行5日后止，余无不适。嘱其停服汤药，以八珍益母丸2盒善后。随访至今，患者月事如期而至，周期、经期规律，色、量、质无异常。

这个案例除闭经外，并没有其他不适，辨证颇为不易。初以二仙汤合四物汤加味补肾调经为治，不见动静。转以益经汤原方心、肝、脾、肾四经同治，补气散郁，滋补肾水，并佐以鸡血藤、丹参、川牛膝行血养血、活血祛瘀，俾其人肾水得补，精血充足，冲任得养，血海充盈，瘀滞得消，则经水自通。

颜氏治华某，38岁，患者闭经2年，曾行人工周期疗法治疗半年，虽有月经来潮，但经量不多，停药后月经不能自行恢复。伴有潮热汗出，烦躁易怒、腰酸腿软、性欲淡漠、头晕耳鸣、纳食不香、神疲乏力。舌淡暗，苔薄白，脉弦细沉。诊断：闭经，证属肾虚血瘀、肝郁脾虚，治以补肾活血、疏肝健脾。方用益经汤加减。处方：党参、鸡血藤、熟地黄各18g，白术、当归各15g，白芍、酸枣仁、沙参、杜仲、肉苁蓉、丹参各12g，柴胡、鸡内金、甘草各6g，牡丹皮9g，山药30g。每日1剂，水煎，分3次服，每次150ml。服36剂后，月经来潮，量不多，持续4天干净。坚持服药6月余，月经恢复正常，周期为34～37天，经量为既往正常量，余症消失。

王氏治安某，女，40岁，已婚，生育三胎，经血一向淋漓不断，而近4个月仍未行经，经妇科检查非妊娠，考虑为闭经。2015年5月5日诊，患者面色萎黄，精神不振，两目乏神，精血亏于内也。询知其心慌失眠，头晕眼黑，腰背劳困，纳差倦怠，察舌淡白苔薄白，两脉沉细无力。证属肝脾心经精血亏损而气郁，肾经不充而血海空虚。治宜大补精血、益气解郁，方用益经汤加味。熟地黄30g、焦白术30g、酒当归20g、酒白芍15g、柴胡3g、炒山药20g、党参30g、沙参15g、杜仲9g、生枣仁9g、牡丹皮6g、川芎6g、鸡内金9g、龙眼肉6g、枸杞15g、山茱萸15g、鳖甲10g、甘草3g。水煎10剂。

5月20日诊，服药后患者月经仍闭不行，但精神欠佳，寐食好转，头晕眼黑痊愈，诸症均减轻，脉象也较前充实，精血虽有恢复，但血海仍不充，前方再进10剂。

6月20日三诊，服药20剂后，患者面色转红润，诸症若消，宛如常人。其言，如身体健康无病，月经闭止也无所谓。余意将上方5剂研末作蜜丸以巩固疗效，丸药尚未做成而患者月经来潮，量不多，3日而净。询问丸药是否仍用？余谓服之无妨。此后经血来潮，至48岁而归经。

经闭以虚证居多，治疗多不能速效。益精血滋补，非时日不为功，不比血瘀、痰阻之经闭实证，疏通即愈。此例经闭，先有经血过多，损耗肝、肾精血，血海不充难以溢经。加之脾虚不化，经源日涸，血虚则心慌难以安寐，精血因不得休养而气郁，故纳差、神疲等症相继而来。遵傅青主大补为主，佐以解郁之品用益经汤加枸杞、山茱萸、龙眼肉益肾填精，鸡内金化滞助运；川芎佐柴胡解郁理气；并且增鳖甲滋阴通任、督二脉，守法守方连服20余剂，经闭始通。经虽通而仍以上方做蜜丸，以充精血而巩固疗效。青主之益经汤确为有效之方。临床运用，偏于肾阴虚的，加龟甲、鳖甲滋阴通经；偏于肾阳虚的，加巴戟天、肉桂温阳通经；大便燥者，加肉苁蓉补而润之；脉弦不利者，加沉香、香附理气通经。

## 闪跌血崩答疑录

《傅青主女科·血崩》有一篇是讲“闪跌血崩”的。这篇文章讲的是有的女性不小心从高处坠落，或者不小心摔了一跤，从此以后出现了阴道流血不止。闪跌血崩病人，必有疼痛部位拒按，也就是血瘀之证。时间久了，会因为跌仆时间较长，血瘀内阻而面色萎黄，形瘦体弱。

这种情况不能用收涩补血法，而要用活血化瘀法，否则瘀血停留不化，疼痛无休止，还会导致新的血液不生，旧的血液不化而妄走，以至有生命危险。这种情况应该用逐瘀止血汤来解决。出血的病人，大多数都是源于瘀血，需要活血化瘀治疗，希望大家能记住这一点。

我们临床要注意：①诊治血崩的女性（即阴道流血不止者）需要询问外伤史，辨证时留意血瘀指征。②出血勿忘活血化瘀。这就像大禹治水，是采用疏通的方法引洪水入海，而不是一味堵塞拦劫洪水。这个道理其实很多前贤都提到过。例如医圣张仲景所说漏下不止用桂枝茯苓丸，又例如三七止血的经验。

逐瘀止血汤组成为生地黄一两（酒炒）、大黄三钱、赤芍三钱、牡丹皮一钱、当归尾五钱、枳壳五钱（炒）、龟甲三钱（醋炙）、桃仁十粒

（泡、炒、研）。傅眉用这个活血化瘀的逐瘀止血汤除了治疗跌仆损伤导致的崩漏，还用于治疗跌仆损伤导致的咳吐血和呕血，更加证明了出血要注意活血化瘀。很多后学者运用傅青主的逐瘀止血汤就再加三七化瘀止血，腹痛的再加延胡索理气止痛。

另外我们还要注意，崩漏病人用活血化瘀药以后，服用完前几剂可能会下血更多，且多是血块，这是因为瘀血正在排出，临床需要提前和病人说明，以免产生纠纷。

# 第六部分

# 零金碎玉

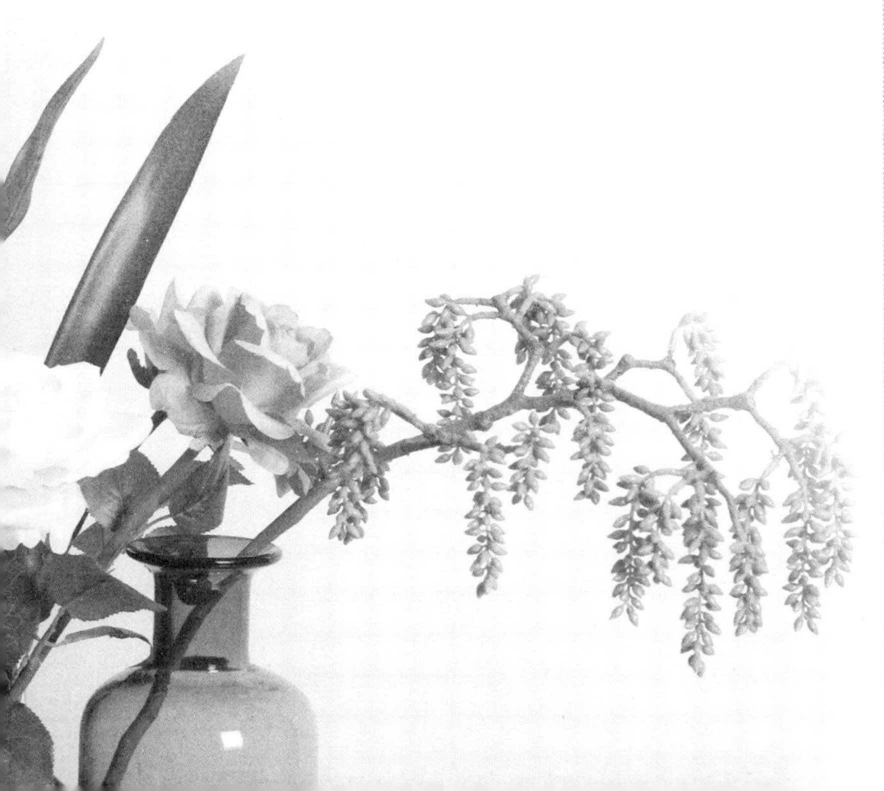

## 水毒病与如何正确喝水

养生界有个说法流行了很多年，到现在都还被很多人坚定不移地执行着，那就是“每天喝 8 杯水”，不止如此，还规定了从早到晚的具体喝水时间。

但是，喝水并不是越多越好。临床问诊我们发现一些病人从早到晚不口渴也喝水，没事就喝水。这些病人里，有的有水肿和腰酸痛，有的一伸舌头水就往下滴，有的舌头有齿痕，有的舌头特别胖大（就是舌头水肿了），有的舌苔厚腻或者舌苔水滑。这些都是喝水过多引起的水中毒。

现在很多人都有囊肿，肾、肝、卵巢等各种脏器都有可能出现囊肿，很大一部分就是因为喝水过多或者输液过多导致的水毒病。特别是一些坐办公室的上班族，工作时间往往不怎么活动，也不怎么出汗，他们非常相信每天 8 杯水能有效排毒，于是一味大量地喝水，不仅使体内水液代谢不了，损伤了脾阳，形成了水湿痰饮，而且不停地上厕所，增加肾脏负担，导致了肾虚。

很多糖尿病病人、梅尼埃病病人，还有一些过敏性疾病病人如过敏性结膜炎、过敏性鼻炎、哮喘、皮肤湿疹，问诊时多发现这些人以前就爱喝水，不渴也天天喝好多水。

口不渴却喝水，就会导致水中毒，特别是那些坐办公室的人，还有那些相信人体每天需要 8 杯水的人最容易出现水毒病。

水毒病的病人多表现出舌苔水滑，治疗要用一些有利水药的处方，如当归芍药散、五苓散、猪苓汤、真武汤、理中汤、栝楼瞿麦丸等。

《金匮要略》里论述消渴病时有三个处方，肾气丸、五苓散和文蛤散，其中五苓散还出现了两次。现在很多糖尿病病人不只有黄连证、石膏证和黄芪证，还经常表现为有水毒的五苓散证。

医圣张仲景的《伤寒论》里也谈到了不正确喝水、饮水过多引起的疾病。

第 75 条："未持脉时，病人叉手自冒心，师因教试令咳，而不咳者，此必两耳聋无闻也。所以然者，以重发汗，虚故如此。发汗后，饮水多必喘，以水灌之亦喘。"这里描述的是发汗以后，喝水过多导致喘。

第 127 条："太阳病，小便利者，以饮水多，必心下悸；小便少者，必苦里急也。"这里讲的是喝水过多导致心下悸。

第 226 条："若胃中虚冷，不能食者，饮水则哕。"这里讲到胃中虚冷的病人更不应该多喝水，多喝水就会使脾胃更加虚冷导致呃逆。这一条，清代名医黄元御也提到过类似说法："水谷入胃，消于脾阳。水之消化，较难于谷。缘脾土磨化，全赖于火，火为土母，火旺土燥，力能克水，脾阳蒸动，水谷精华，化为雾气，游溢而上，归于肺家，肺金清肃，雾气降洒，化而为水，如釜水沸腾，气蒸为雾也。脾胃寒郁，但能消谷，不能消水，水不化气上腾，爰与谷滓并入二肠，而为泻痢。"意思是，水和粮食到了胃里，靠脾胃阳气来消化。水的消化较粮食为难。因为消化要靠阳气，阳气是火，脾胃是土，火能生土，火旺了才能治理水，也就是在脾阳的熏蒸作用下，水谷精微像雾气一样上升，又在肺的作用下，降洒滋润全身，就像在锅底有火，锅里的水就会沸腾。但若脾胃有寒，只可消化部分粮食，但不能消化水，此时的水不能进入正常途径代谢，只能是进入大肠和粪一起排出，而出现泻痢。可见，脾阳不足的人多饮水，会对身体损害更大。

那么如何正确喝水呢？医圣张仲景的《伤寒论》里也讲到了。

第 71 条："太阳病，发汗后，胃中干，烦躁不得眠，欲得饮水者，少少与饮之，令胃气和则愈。"

第 244 条："太阳病，寸缓、关浮、尺弱，其人发热汗出，复恶寒，不呕，但心下痞者，此以医下之也。如其不下者，病患不恶寒而渴者，此转属阳明也。小便数者，大便必硬，不更衣十日，无所苦也。渴欲饮水，少少与之，但以法救之。”

第329条：“厥阴病，渴欲饮水者，少少与之愈。”

仲景明确指出口渴了才要喝水。并且口渴了，要“少少与饮之”，也就是要慢慢喝。

## 吃出来的阳痿

有一日我出诊时，迎面走来一个男病人，似乎有些不好意思，问：“这里是男科吗？我来看男科。”问他怎么了？他说是阴茎不能勃起。问病人有没有其他不舒服？得知有口苦、口黏，阴囊潮湿有异味，大便一天两次，大便黏，不成形，解完大便以后肛门有些发热，小便黄，有尿液热的感觉，解完小便以后不干净，有点儿粘裤子。舌质偏红，苔中后黄腻，脉有点滑，有力。于是我按照湿热阳痿治疗，处方龙胆泻肝汤加味，7剂。

第二次这个男病人又来了。说服药后有点效，但是感觉效果不明显，下面还是很疲软。于是仔细询问后我发现了两个问题。①病人并没有熬药，而是把药放到碗里加水蒸了蒸喝（熬药方式不对）。②我又详细问了病人发病的起因。他说是有一次喝了酒以后出现早泄，再后来就不硬了。但是病人以往每顿饭都喝酒，就没注意。我又问了问病人的饮食起居，得知这个病人每天都喝点儿酒，爱吃肉，爱吃辣椒。

酒是什么做的呢？酒是水做的，又加上发酵过程中不断产生和释放热量，水湿加上热，就是湿热，所以酒易生湿热。有时我们还喝冰的酒，这样会用寒把湿热压在体内出不来。肉生火生痰，肥腻的东西又生湿。辣椒生热。热与湿结合在一起，长期吃进去湿热属性的食物，体内就形成了湿热的环境。于是我要求患者戒酒、少吃肉、少吃油腻的东西、不吃辣椒，熬中药时用砂锅加水浸药 30 分钟，然后再煮药 30 分钟，原方又开了 7 剂。

再来时患者自己说已经能勃起了，就是时间还短一些，症状大减。继续治疗。

总结：这个病人的阳痿和生活习惯有关系，并不是肾虚，不但不虚，反而是实证。治疗这样的病人，必须要求病人戒酒、少吃肉，这样才能有效。

## 出汗不一定是虚——记温胆汤治疗的大汗淋漓

假日我和朋友一起逛图书馆，回来的时候我们聊了聊出汗多的问题。

朋友和我说，她以前生完小孩一段时间以后，出很多很多的汗，全身大汗淋漓，出汗非常厉害。她平素就脸色白，因为出汗，吃过桂枝汤，吃过补中益气汤，都不见效，吃小柴胡汤，只见效一点点，再吃就不见效了。后来她有个师兄给她开了温胆汤，只吃了几剂，她的出汗就减少了。聊到这儿我就问她胆小不小，爱不爱做噩梦，睡觉是不是有一点动静就容易醒。她回答不觉得胆小，但是确实爱做梦，有时候还做噩梦，睡觉有一点动静就容易醒。我认为这就是胆小易惊，我猜测她那时候舌苔应该有点腻。

我以前写过一篇文章总结过温胆汤的抓手就是胆小易惊、舌苔腻。

有时候问病人，病人说自己不胆小，但是再问，确实睡觉有一点点动静就容易醒，容易被吓到，容易做噩梦等。她说那时候要哺乳，吃了很多甜汤和肥腻的鸡鸭鱼肉，确实可能舌苔是腻的。她接着说，但当时师兄主要是根据脉滑来定的痰湿出汗。

这个时代，痰湿出汗的情况还是很多的，朋友继续说，后来她的爱人也见到一个这样的患者，出汗很多，找过市里出名的医生看了大半年也没好转，她爱人想起她的治疗经历，于是也给这个病人用了温胆汤治疗，效果非常好，她还回忆起她爱人和她说，这个病人的舌苔有点腻。

出汗不一定是虚，实证的也很多，实证里除了阳明外证白虎汤的，还有很多是痰湿的出汗多，温胆汤证的病人出汗很常见，而且很多甚至是大汗淋漓。

这一点，先贤在讲解温胆汤的作用的时候早就明言温胆汤治“心胆虚怯，遇事易惊，或梦寐不详，或异象惑……或短气悸乏，或复自汗，四肢浮肿，饮食无味，心虚烦闷，坐卧不安”。温胆汤的原文就有“或复自汗”这四个字。



## 出汗以后的防护

**1. 勿汗出当风。**

出汗以后，不要马上对着风吹，不要马上对着电风扇、空调。《金匮要略·痉湿暍病脉证并治》讲到“病者一身尽疼，发热，日晡所剧者，名风湿。此病伤于汗出当风，或久伤取冷所致也。可与麻黄杏仁薏苡甘草汤”。《金匮要略·中风历节病脉证并治》讲到“盛人脉涩小，短气，自汗出，历节疼，不可屈伸，此皆饮酒汗出当风所致”。《金匮要略·血痹虚劳病脉证并治》讲到“问曰：血痹病从何得之？师曰：夫尊荣人，骨弱肌肤盛，重因疲劳汗出，卧不时动摇，加被微风，遂得之”。

汗出当风会导致风湿、历节病、血痹病。那么什么是风湿，什么是历节病，什么是血痹病呢？风湿表现为一身疼，历节病表现为关节疼痛，血痹病表现为肌肉或皮肤麻木不仁。在西医里常有风湿性关节炎、类风湿性关节炎、末梢神经炎、痛风、雷诺氏综合征等疾病，而这些疾病都和汗出当风有关。还有很多其他疾病也和汗出当风有关。

如释仁慧医生治一男患者，39岁，服装厂烫工。患者长期在高温环境中工作，夏天常汗出如雨下，工作时每人有一个电风扇整日不停地吹。到秋天天凉后，患者感觉双手十指疼痛，伸不直，握不紧，关节肿大，活动有响声，以拇指根部里侧最严重，有一个大包，坚硬。用麻黄、杏仁、薏苡仁、炙甘草各5g。3剂。服1剂痛减，两剂痛止，再3剂痊愈，双手恢复如初。

**2. 勿汗出入水中。**

出汗以后，不要马上洗澡，不要马上碰冷水，不要淋雨，不要马上游泳。《金匮要略·中风历节病脉证并治》讲到“寸口脉沉而弱，沉即主骨，弱即主筋，沉即为肾，弱即为肝，汗出入水中，入水伤心，历节黄汗出，故曰历节”。《金匮要略·水气病脉证并治》讲到“问曰：黄汗之为病，身体肿（一作重），发热汗出而渴，状如风水，汗沾衣，色正黄如柏汁，脉自沉，何从得之？师曰：以汗出入水中浴，水从汗孔入得之，宜芪芍桂酒汤主之”。汗出入水中会导致历节病、黄汗。历节病主要表现是关节疼痛。黄汗就是出黄色的汗。

如易华堂医生治周某，20岁。患者因远行汗出，跌入水中，风湿遂袭筋骨而不觉。其症始则两足酸麻，继而足膝肿大，屈伸不能，兼之两手战掉，时而遗精，体亦羸瘦，治疗3年罔效，几成废人。诊脉左沉弱，右浮濡，脉证合参，此鹤膝风症也。由其汗出入水，汗为水所阻，聚而成湿，湿成则善流关节，择用桂芍知母汤。桂枝 12g、生白芍 9g、知母 12g、白术 12g、附子 12g（先煎）、麻黄 6g、防风 12g、炙甘草 6g、生姜 15g。

次方：生白芍 18g、炙甘草 9g。

外用方：麻黄、松节、芥子各 30g，研匀，用酒和调，布包患处。

服前方半日许，间服次方 1 剂，其脚稍伸，仍照前法再服，半月其脚能立，又服 1 个月，渐渐能行，后守服半月，手不战，精不遗，足行走如常，今已 20 余年矣。

刘景祺医生治周某，女，48 岁，1979 年 6 月初诊。去年深秋，患者劳动后在小河中洗澡，受凉后引起全身发黄浮肿，浮肿为凹陷性，四肢无力，两小腿发凉怕冷，上身出汗，下身不出汗，汗发黄，内衣汗浸后呈淡黄色，腰部经常窜痛，烦躁，下午低烧，小便不利。检查：肝、脾肋下未触及，心肺听诊无异常，血、尿常规化验正常，黄疸指数 4 单位。脉沉紧，舌苔薄白。服芪芍桂枝苦酒汤。黄芪 30g、桂枝 18g、白芍 18g。水二茶杯，米醋半茶杯。头煎煮取一杯，二煎时加水二杯，煮取一杯，合汁，分二份，早晚各一次。共服 6 剂，患者全身浮肿消退，皮肤颜色转正常，纳食增加。

很多妇女在出汗以后，双手用冷水洗衣服，包括经期用冷水洗衣服、产后用冷水洗衣服都会导致关节炎。中医讲血汗同源，出血、出汗以后，身体浸泡在冷水里，都容易得关节炎。

3. **勿汗出饮冷。**

出汗以后，不要吃冰冷的食物，其实还有出汗以后不要马上输冷的液体，出汗以后输冰冷的液体等于汗出饮冷。中医四大经典里的《难经》里早就说了“形寒饮冷则伤肺”。我的一位朋友，一天下午出汗以后，进入开空调的房间，喝了一瓶冰红茶。晚上就开始咳嗽，咳得一晚上睡不着，见风咳嗽就加重，最后患者服了小青龙汤，并盖被子微出汗才好转。

长年累月的生活习惯不对，对健康的影响是非常大的，尤其是类风湿性关节炎、风湿性关节炎的病人，临床中一问，大都有这样的经历。因此，我们要注意出汗以后的一些防护，勿汗出当风、勿汗出入水中、勿汗出饮冷。

## 经方误后经方解

几年前，那时候我刚学经方不久，还在一家医院实习，医院食堂的饭菜我每次吃了都会得急性胃肠炎，表现为肚子疼、拉肚子，每次均是服用诺氟沙星，大便超过两次就加颠茄片两片，往往三四顿就好了。

后来发现同寝室的小伙伴都吃了食堂的饭菜没事。又过了一段时间，自己又去吃了一次，结果得了干霍乱，肚子胀疼，想呕又呕不出来，也拉不出来，自己按着肚子勉强解了一点点大便，解了大便以后，就觉得自己稍微舒服一点，又吃了两天诺氟沙星也不管用。体温有些高，身上怕冷，出汗。我知道此时西医的最好解决方式就是输左氧氟沙星，杀肠道细菌，把毒素排出来，但是从学了中医开始，我就再没去输过液，自己也不愿意再去输液。

那几天我在看《汉方诊疗三十年》，对经方还一知半解，刚好看到桂枝加芍药大黄汤治疗腹满时痛，于是自己给自己开了桂枝加芍药大黄汤，支撑着出去买了中药颗粒，回来晚上喝了第一次，解了一次大便，大便还是很少，大便以后肚子疼痛减轻，但肚子还是胀痛。

后来再吃第二次，结果服药一会儿就出现透不出气来，感觉就要断气了，吸不进去气，吸进去的气没到胸中就要呼出去了，胸部像被什么堵着似的，胸闷，坐立难安，感觉随时气吸不进来，呼吸就会停止，所以也没法睡，躺着、坐着、站着都不行。没办法，寝室还备着一些激素药片，吃了两片激素，吸不进去气的感觉稍微好一点，但还是有，能闭一会儿眼了，疲累至极了，就睡了三四小时。

第二天早上我起来又是昨晚的原样子，于是先吃了两片激素，然后开始翻《伤寒论》。

当时寝室里放着自己收藏的一小袋一小袋的几十种中药标本，用来自己认识中药的，每种有十几克到几十克。

取了其中几味中药，组成《伤寒论》的一个处方①，煮了20多分钟，喝了一次后，吸不进气的感觉就消失了90%。中午又煮了一次喝，吸不进气的感觉完全好了。

请大家猜处方①是什么并找出条文依据。

后来又过了两天，我的肚子胀好了，早晨又出现了拉肚子，刚开始没有肛门灼热疼痛，后来半天大便就将近有20次了，以至于拉得肛门红肿疼痛，都不能碰了，只能在肛门处抹了一点红霉素软膏才稍微好一点。

这期间因为我平素舌苔白腻，不能吃凉东西，用了附子理中丸水丸，半小时服一次，一次30丸，1小时后不见效。

因为拉的是水样便且次数多，于是用了五苓散加车前子中药颗粒，一次服完了一剂，1小时后还是不见效。

后来我吃午餐的时候，坐着吃点东西也会漏出大便来，于是又翻《伤寒论》，翻到了一条条文，才知道是自己治疗顺序错误，因为煎药不方便，用了代替这个处方的一样成药，处方②。吃药5分钟以后我解了一次大便，后来就没再解大便了，至此，虽然过程曲折，终于恢复了健康。

请大家猜处方②是什么方，这个成药是什么药？（可找出条文依据）正确的治疗顺序应该是怎样的？

答案：处方①栀子是豉汤。《伤寒论》第76条："发汗、吐下后，虚烦不得眠，若剧者，必反复颠倒，心中懊憹，栀子豉汤主之。"《伤寒论》第77条："发汗，若下之而烦热、胸中窒者，栀子豉汤主之。"透不出气来，感觉就要断气了，吸不进去气，吸进去的气没到胸中就要呼出去了，胸闷，坐立难安，这就是"反复颠倒，心中懊憹，虚烦不得眠"。胸部像被什么堵着似的，就是"胸中窒"，因此用栀子豉汤。

处方②是赤石脂禹余粮汤，用蒙脱石散代替。首先，为什么不用葛根黄芩黄连甘草汤？肛门肿痛是因为大便次数过多，大便通过肛门次数多引起的，是无效症状。就像有的人咳嗽剧烈，一咳嗽就肋骨痛，不咳嗽就没有肋骨痛，这个肋骨痛就是无效症状。然后回答我为什么不用四逆汤。“伤寒，医下之，续得下利清谷不止，身疼痛者，急当救里。救里宜四逆汤。”因为我已经用过附子理中丸了，附子理中丸里有附子、干姜、甘草，含四逆汤，但服用后无效。《伤寒论》第159条：“伤寒服汤药，下利不止，心下痞硬，服泻心汤已，复以他药下之，利不止；医以理中与之，利益甚，理中者，理中焦也，此利在下焦，赤石脂禹余粮汤主之。复不止者，当利其小便。”

下利不止，治中焦用附子理中丸无效，然后治下焦用赤石脂禹余粮汤，再不效才是用利小便法，即五苓散加车前子。

此处下利不止用附子理中丸不效，应该用赤石脂禹余粮汤收敛固涩，止下焦泻痢，成药蒙脱石散就有这个功效。

根据条文，治疗顺序是附子理中丸—赤石脂禹余粮汤—五苓散（利小便法）。

现在一些孩子出现水样泻，医院已经用过蒙脱石散，输过液了，如果还无效，治疗往往用利小便法取效，这是因为治下焦无效后，下一步顺序是利小便法，用五苓散加车前子。

## 湿病治疗的思考（以湿热为例）

老百姓说的湿气重，有的是寒湿，有的是湿热，有的是寒湿热，有的是湿热阴虚，有的是湿热气虚，有的是风湿热等，还有很多其他的证型组合。

我以湿热为例子思考了一下湿病的治疗。

一个湿热患者，他身体里的环境就是湿热的，那么湿热是怎样的呢？我们可以想象一下，你在洗热水澡时洗浴间的那个环境，又热又闷又湿，这就是一个典型的湿热环境。那么湿热怎么治疗呢？

我们回想一下洗浴中心是怎么解决这个问题的？

首先，开抽风机、打开门。洗浴中心的抽风机都是吹冷风的，所以治疗湿热，要用凉性的风药，也可以是凉性的祛风湿药，如薄荷。打开浴室的门也是同样的原理，因为打开浴室门就是开表，这些风药就有解表的作用。又比如说，你走在一个又热又闷又湿的路上，忽然吹来一阵风，你是不是感觉非常舒服呢？你说如果寒湿呢？我们洗头之后都是用吹热风的吹风机吹干头发。治疗寒湿，要用热性的风药，也可以是热性的祛风湿药，如羌活。另外，湿热、寒湿都可以用平性的祛风药，如荆芥、防风等。这就是治湿的第一招——风药。湿热的用凉风开表，寒湿的用热风开表。

然后，浴室会设计下水道，也就是修一条水沟。有的地方会用扫帚或者拖把，把浴室地面的水扫到水沟里去。修一条水沟就相当于疏通大小便。比如，茯苓、白术利小便的寒湿，滑石、车前子利小便的湿热，大黄通大便解决湿热的问题，大黄、附子通大便，解决寒湿大便黏。用扫帚和拖把把地面的水扫到水沟里去就相当于常规的化湿和燥湿。温燥湿用半夏、厚朴、白蔻仁，热燥湿用黄芩、黄连、黄柏。这就是治湿的第二、第三招——通畅大小便。湿热的清热化湿燥湿，寒湿的温阳化湿。

有时会有一些不遵守规矩的客人，在浴室扔垃圾了，这时候我们要清理掉这些垃圾，不让他堵塞下水道。我们经常看到湿热的病人有气滞，有血瘀，有食积。湿热阻止气血运行，形成气滞血瘀，湿热影响脾胃，形成食积。同时气滞血瘀和食积对湿热的治疗又相互影响。很多湿热的病人都唇暗、舌下络脉曲张、舌苔厚腻，这就要用到治疗湿热的第四、第五招——加理气活血药、加消食化积药，把已经产生的垃圾清理干净。

还有一个情况，如果有好几间浴室，这间浴室刚刚有顾客洗浴过，是湿热的环境。你去打开另一间浴室的门，给另一间浴室开抽风机、清理垃圾、开通下水道，有用吗？如果两间房间下水道相通会有一定效果，但是清理时间需要很长。这种时候，治疗湿热，我们要先准位置，找到这个湿热的房间。是皮肤湿热，是上焦湿热，还是中焦湿热、下焦湿热？然后清理这个房间的湿热。这样才能达到又快又好的效果。这就是治疗湿热的第六招——找准湿热的位置。

我曾治疗一个患者，表现为寒湿热，刚开始单纯用半夏泻心汤合五苓散，效果不错。后来复诊我又在原方的基础上加了风药和消食化积、理气活血的几味中药。患者说，后一次的处方服用后比第一次更舒服，效果更好。

## 湿热排出的三个通道

湿热排出有三个通道：汗孔、大便、小便。我们来看《伤寒杂病论》原文。

（1）汗孔。①伤寒瘀热在里，身必黄，麻黄连翘赤小豆汤主之。②《千金》麻黄醇酒汤治黄疸。③诸病黄家，但利其小便。假令脉浮，当以汗解之，宜桂枝加黄芪汤主之。

刘渡舟治高某某，男，20岁。周身泛起皮疹，色红成片，奇痒难忍，用手搔之而画缕成痕且高出皮面。举凡疏风清热利湿之药尝之殆遍而不效。微恶风寒，小便短赤不利，舌苔白而略腻，切其脉浮弦。辨为风湿客表，阳气怫郁而有郁热成疸之机。疏方：麻黄9g、连翘9g、杏仁9g、桑白皮9g、赤小豆30g、生姜12g、炙甘草3g、大枣7枚。仅服2剂，微见汗出而瘥。本案患者吃了麻黄连翘赤小豆汤后，出了微汗，说明湿从毛孔出去了。

（2）小便。①硝石矾石散方后，病随大小便去，小便正黄，大便正黑。②茵陈蒿汤方后，一宿腹减，黄从小便去也。③猪膏发煎方后，病从小便出。

大冢敬节撰写的《黄疸、口渴、瘙痒、尿量减少和衄血的肝炎患者》中患者为体格和营养呈中等程度的34岁男性。患者约从10天前出现原因不明的发热。发热两三天后下降，随后全身发黄。某医师诊断为急性肝炎，并投药治疗，但未感觉好转。症状有黄疸、口渴、全身瘙痒感、尿量减少、时时有少量衄血、心窝部有被某物堵塞着的感觉。脉迟而有力，舌有少量黄苔而干燥。全腹部略膨满，从心窝部至右季肋有抵抗和压痛，手指可触及肝脏下缘。对此，我投予茵陈蒿汤治疗。从第二天起患者尿量明显增多，口渴减轻，服药7天后，黄疸退去大半。共治疗19天，患者完全恢复了健康。

但是该患者的弟弟，较其发病晚10天，也出现了相同的症状。患者25岁，体格与其兄相似，诉四五天前出现类似感冒症状，后来感觉心窝部痞塞不适，食欲全无，并有恶心，所以自己怀疑是否患上与其兄相同的疾病而来诊。症状有口渴、尿量减少、大便软且呈灰色、大便次数多且每次排出少量。望其尿色，呈黄褐色如煎黄柏水。脉沉迟，体温为35.4℃，无恶寒。腹诊发现患者肝脏大，从心窝部至右季肋下膨满。虽然患者无呕吐，但苦于胸脘痞闷不通。

根据上述所见，虽然患者黄疸尚不明显，但也诊断为急性肝炎，投予了茵陈蒿汤。患者服药后尿量迅速增加，虽然一度出现了黄疸，但服药2周后便痊愈了。

随后还有一例42岁男性的黄疸病例。该患者为高个子消瘦体形，这次的病情是从7天前开始发热，体温在38.0℃左右，在某医师处接受治疗，从三四天前开始出现全身黄疸。最感到痛苦的是从胸部到心窝处的不快感，即膨满而被压迫的感觉。其他症状有口渴，只想喝水和吃水果，无食欲，有时恶心欲吐，但吐不出来。大便呈灰白色，小便黄赤而量甚少。于是投予茵陈蒿汤治疗，尿量增加，服药15天而愈。

**【按】** 本案病人服药后，小便量增多，说明湿从小便排出去了。

（3）大便。①服用硝石矾石散方后，病随大小便去，小便正黄，大便正黑。②黄疸腹满，小便不利而赤，自汗出，此为表和里实，当下之，宜大黄硝石汤。

张璐医案：有伶人黑疸，投以硝石矾石散作丸，晨夕各进5丸，服4日后，少腹攻绞，小便先下瘀水，大便继下溏黑，至11日后瘀尽，次与桂、苓、归、芍之类，调理半月而安。

**【按】** 本案病人服药后，小便下瘀水，大便下溏黑，说明湿从大小便排出去了。

## 湿热阳痿治疗之必佐化瘀

常规治疗湿热阳痿我们选用龙胆泻肝汤或者是四妙散合温胆汤，但有时却效果不佳。临床上治疗湿热阳痿我们还需要佐以化瘀药，为什么呢？湿性黏滞，易阻滞气机，湿伤脾，使脾运化血液的功能减弱，血液流动更新速度慢，再被体内热邪煎熬，就形成了瘀血废物。《丹溪心法》说："血受湿热，久必凝浊。"湿热不比寒邪形成的瘀血，像冬天寒冷，水液结成冰块，等到温度变暖，冰块马上就化了。

湿热胶结形成的瘀阻结块不是去掉湿和热就能消失的。用清热利湿法祛除湿热的内环境以后，原来存留的瘀血用很长时间才能排出去，湿热胶结引起的瘀血排不出去，又容易产生新一轮的问题。所以在清热利湿方中，加上活血化瘀药才能使疗效更持久、更快。

湿热阳痿病人，湿热流注阴部，阻碍阴部气血运行，形成瘀血湿热，使阴茎不能正常勃起或排精不畅而不育。

《金匮要略·消渴小便不利淋病脉证并治》说“小便不利，蒲灰散主之。蒲黄七分，滑石三分。”蒲灰散被很多中医报道称是治疗前列腺炎的一首好方。这些病人就是湿热瘀血搏结膀胱下焦的病机。很多湿热型阳痿的患者都伴有前列腺炎症状。

沈绍功治一患者，男，27 岁，结婚 4 年未生育。刻下症见：口苦恶心，头痛耳鸣，胁肋胀痛，不思饮食，腹部胀满，小便黄赤，阴囊湿痒。大便尚可。舌红苔黄腻，脉弦数。诊为不育症，属肝胆郁滞、湿热瘀毒证。治以四妙散合温胆汤加减。苍术 10g、黄柏 10g、薏苡仁 10g、川牛膝 10g、茵陈 15g、泽泻 10g、竹茹 10g、枳壳 10g、茯苓 10g、陈皮 10g、石菖蒲 10g、郁金 10g、川楝子 10g、橘核 15g、牡丹皮 10g、丹参 30g。治疗 1 个月余，湿热清，上述症状消失，再改服杞菊地黄丸 1 月余而愈。

另一患者李某，男，24 岁。患者酒后早泄，口苦而黏，急躁易怒，阴囊湿痒，阴茎及睾丸时有胀痛，小便黄赤，大便不畅。舌红苔黄腻，脉弦数。证属湿热下注、精关失司证。治用清肝利湿、化瘀通络。用四妙丸加活血通络的丹参、王不留行、泽兰、赤芍，加清热利湿的茵陈、泽泻，加理气舒肝的橘核、川楝子、山楂。治疗 4 周后患者诸症消失，舌苔、脉象亦正常，继服三妙丸巩固。

有报道称用龙胆泻肝汤加蜈蚣治疗阳痿 40 例，有效率 90%，这便是在清热利湿的同时加上活血化瘀通络的蜈蚣提高疗效。

治疗湿热阳痿、湿热不育，必佐化瘀，可以用龙胆泻肝汤或加味四妙散加蜈蚣、丹参、泽兰等。

总结：实践证明，湿热必定有瘀血，治疗湿热必须同时活血化瘀。

# 嗜酒导致的疾病

陈汉章治一50岁男性工人，患者冬天下半身皮肤瘙痒，经医治近2个月，未曾减轻，阅其病历，或以养血祛风，或固卫御表，此治疗之常法，应当有效，而其不效者，何也？查患者胃纳如常，二便调和，似无证可辨。

思之，莫非其人嗜酒乎？询之果然，验之舌苔，苔黄白而腻，脉濡滑而数，证属湿热为患，乃予茵陈蒿汤，茵陈30g、栀子15g、大黄10g（后下）。3剂后症减，6剂渐愈。继以养阴清热以善其后。

本例乃因医者囿于冬令瘙痒，多为血虚风燥或卫虚表不固所致，然其不效，查之似无证可辨，但询其嗜饮，嗜酒者多湿，蕴湿生热，湿热熏蒸于皮毛，发为痒症。

何泉光治一滕性男子，35岁。患者平素嗜酒贪杯，1984年夏季患腰痛，自购十全大补酒2瓶饮服，3日而饮尽，虽未醉，但下肢重着，不痛不痒，2日后渐致软弱无力，步履艰难似痿。患者住院治疗20多天，诊为"多发性神经炎"，多方治疗无效，遂出院到别处求治。但见其形体消瘦，面色暗晦带油垢样，两下肢大腿肌肉松弛，犹如垂袋，痿软无力，足不任地，需两人扶持才能勉强坐下。脉弦滑而数，舌质红，苔黄腻而厚，口气臭秽。综其平素嗜酒贪杯，近有暴饮，认为此乃酒湿郁伏化热酿成湿热，湿困经脉，气机阻滞，气不达四肢所致。酒乃五谷之精，味厚甘辛，大热有毒，为助湿之物。《素问·生气通天论篇》云："湿热不攘，大筋软短，小筋弛张，软短为拘，弛张为痿。"此为湿热阻滞、筋脉失养而发为痿。

投予《秘方集验》的痿证方去当归治之。苍术 7g、牛膝 10g、黄柏 10g、知母 10g、生地黄 15g、白芍 15g、栀子 15g、大黄 10g、葛花 10g、杜仲 10g、水煎服。方中苍术、黄柏、二妙加栀子、大黄清热燥湿，葛花一味清解酒毒，杜仲、牛膝通络舒筋，服药 2 剂轻泻数次污物，病有好转，守上方去大黄，加忍冬藤 15g、川木瓜 10g。又服 2 剂，药后舌苔黄腻厚明显减退，下肢重着减轻，病情大有转机。之后，隔 3 天一诊，仍宗上方共治 45 天，诸症悉除，恢复健康。

我临床上还治疗过一个全身瘙痒但无皮疹的男病人。患者舌象正常，舌淡红苔薄白，脉沉无力。也没有可辨之证，用过当归饮子、两地汤、桂枝麻黄各半汤等很多处方均无效。后来问之生活饮食习惯，得知患者嗜酒，于是按湿热治，用薏苡竹叶散而取效。

酒为水谷发酵熏蒸而成，是熟谷之液，性热而质湿，为湿热蕴结之品。《本草衍义补遗》说酒"湿中发热，近于相火"。所以长期过量饮酒，加之过食肥甘厚腻，就会使人体生痰湿、阳热盛，酿成湿热。

嗜酒的病人得病无证可辨时我们可以首先按湿热辨治。因酒是食物中的湿热之最，病人喝酒后加重的疾病首先考虑湿热。

另外再提两点。第一，严重阴虚火旺的体质，所有的药酒基本都不太适宜，因为酒性燥烈，为火热之体，用酒药的任何品种都不太适宜。有一个患者平素就阴虚火旺，患有胃脘嘈杂、胃脘灼热感的疾病。有一天他打电话给我，说吃大量新鲜桑葚以后胃病好了（桑葚能滋阴补血、补肝益肾）。又过了几天，患者来找我说肚子疼，肚子难受好几天，原因是喝了一大瓶桑葚酒。第二，解酒的中药有葛花、枳椇子等。解酒毒的方有《内外伤辨惑论》中的葛花解酲汤。王文彦医师运用枳椇子治疗饮酒宿醉，屡获良效。并由此进一步以枳椇子为主组方，治疗酒精性肝病、酒精性肝硬化。嗜酒的人，可用枳椇子煮水代茶饮，既可解酒，又能促进新陈代谢。一些喝酒导致的疾病，我们也可以适当加用这些解酒的中药。

# 探本求源，思治脱发

有个小伙子，26 岁，来皮肤性病科看病，小伙子体形中等，戴着一顶红色的鸭舌帽，脸上看起来很油腻，还有少量的青春痘。在诊桌前坐下来，小伙子脱下帽子说："医生，我头发都快掉光了，有什么办法吗?"

我看了看他的头发，虽然还是黑的，但很稀疏，只有平常人一半的发量，看起来快秃了，并且很油腻，像是几天没洗头了。问他多久洗一次头，回答每天都要洗，不然感觉头黏不舒服，而且一天不洗就会痒，掉头发很多年了，从读高中时就开始了。我又看了看他的舌苔，舌质红苔薄黄微腻，大便一天一次，但吃辣的会便秘，脉数，于是处方大黄 10g、黄连 5g、黄芩 5g，泡水喝，服药 5 剂以后患者诉头发没那么油了，头皮不痒了。

又过了 1 个星期，这个小伙子又来了，把了把脉，脉细了很多，细数偏无力。于是询问这几天是不是手淫、熬夜了，他回答说是的。于是我给他详细讲解手淫的危害，并要求他戒除手淫，每晚 10 点半之前必须睡觉，并适当进行慢运动，再加用生姜洗发水洗头、知柏地黄丸口服。

又过了几个月，再看到这个小伙子精神状态和头发状况都好多了。

《黄帝内经》讲"伐其本，则坏其真"。青年人伤精就是伤了根本，不把根本习惯改变，疾病难愈。治疗脱发，一定要考虑手淫过度后遗症。那么，临床上还有哪些疾病我们要考虑手淫过度后遗症呢?

（1）男性遗精、滑精、梦遗、阳痿、早泄、勃起不坚、精子异常、精子质量差、不育等男科疾病，以及女性性欲冷淡、白带增多并有异味、月经紊乱、不孕等妇科疾病。

（2）慢性前列腺炎、睾丸炎、尿频、尿不尽、小便分叉、阴囊潮湿、腰酸痛、会阴胀痛等泌尿系统疾病。女性过度手淫也是一样，容易引起尿道炎、附件炎、阴道炎、膀胱炎、宫颈糜烂等。

（3）脱发、白发、头油、头痒，如脂溢性脱发、少白头等。

（4）痤疮。

（5）耳鸣。

（6）精神差，很难集中注意力，反应迟钝，记忆力减退，脑袋整天昏昏沉沉。

（7）抑郁症、强迫偏执症、焦虑症、精神分裂症、恐惧悲观症、胆小、自卑、烦躁等精神问题。

（8）颈椎病、腰椎病、骨质增生、关节疼痛等（手淫过度伤肾损精而不能生骨髓）。

（9）失眠。

（10）胸闷、心悸等。

（11）汗多，包括白天出汗和晚上盗汗及手脚心出汗严重、一动就出汗等。

（12）体质弱，动不动就感冒，有的还身材矮小，等等。

治疗这些疾病一定要考虑患者有手淫史及正在进行中，需要要求患者戒除手淫再进行治疗，方能治愈。

# 外公的考试之肚脐痛

有一年的五月，我的家乡漫山遍野都是翠色盈盈，风光如画。正值五一劳动节，我在外公家小住，外公做了一辈子中医，在县城街上开过自己的中医诊所，现在年龄大了，诊所就不想再开了，两位老人在乡下建了一栋房子，种种菜，养养小狗，和邻居打打麻将，药柜子放在家里，家里来病人了就看看病人，日子过得十分惬意。

此刻门口两只小狗儿互相打闹，玩得不亦乐乎。我搬了一张小木椅到门口的水泥小坪上，沐浴着春日的阳光，正打开《伤寒论》来看，外公忽然从里屋走出来，问我："你在学习经方?"我说："是的。"

外公于是讲起，说他年轻的时候因为治肚子痛在县城里出了名，每次县里的医院遇到这样的病人束手无策的时候就找他给病人开方，常常是吃完一剂药病人就不疼了。

外公说："你既然在学经方，我来考考你。"外公用药不拘经方时方，但他认为临床在于加减变化，不认同原方原量不加减用经方。今天却忽然同我讲起，说对证的情况下，经方不加减治疗疾病效如桴鼓。

外公接着说："有个女病人，20 多岁，肚子痛一个月了，在医院住了一个月都没好，医院的医生请了我去看，病人肚脐眼和肚脐周围这个地方痛。"外公指了指肚脐眼，又说："痛了一个月了，痛得头发都掉了，痛得手脚都是凉的，大便干结，整个人没精神、没力气、脸色很差。把脉很沉很缓慢，无力，用的是经方，一剂就不疼了，你猜猜用的什么处方?"

"经方，寒积，是不是用的大黄附子汤?"我回答。

“不对，你再想想。”外公望着我说。

我想了想《伤寒论》的处方，又想了想《金匮要略》的处方，实在想不出了，很不好意思地摇了摇头，羞愧得脸都红了。

外公见我摇头便说：“寒积便秘腹痛没错，但这个病人没力气、没精神，脉也没劲儿，还有气血不足，就要用温脾汤。”

“温脾汤有哪些药？”外公继续问。

“大黄、芒硝、附子、干姜、当归、人参、甘草。”我答。

外公点了点头，说：“这个患者体格壮一点儿，我用了大黄 15g、芒硝 15g、附子 10g、干姜 8g、当归 20g、红参 15g、甘草 10g。我这一辈子治疗这样肚脐痛的病人治疗了 20 多例，都是用的温脾汤，只是会根据患者的老弱胖瘦来决定这几个药的用量。一般我只开一剂药，病人吃完第一剂药以后就不疼了，然后第二剂我就把大黄和芒硝稍微减点量，让病人继续吃，一般吃到第三剂病人就彻底好了。”

这时正好隔壁家的婶婶叫外公过去打麻将，外公就过去打麻将了。

外公走后我陷入了沉思，《伤寒杂病论》成书于东汉末年军阀割据时期，彼时战乱频仍，以致仲景逝后不久，书便散佚于世。而孙思邈晚年所著之《千金翼方》，于卷九、卷十中几乎收录仲景《伤寒论》之全本，我们现在常用的宋本《伤寒论》《金匮要略》里还有如《千金》三黄汤、《千金》苇茎汤、《千金》三物黄芩汤、《千金》甘草汤、《千金》内补当归建中汤、《千金》生姜甘草汤、《千金》麻黄醇酒汤、《千金》桂枝去芍药加皂荚汤、《千金翼》炙甘草汤、《千金方》越婢加术汤等方。可以说《千金方》里的方也都是经方，而温脾汤正是出自孙思邈的《千金方》。

“温脾附子大黄硝，当归干姜人参草，攻下寒积温脾阳，阳虚寒积腹痛疗。”读大学的时候还要背呢，今天外公提问，遇到这样典型的情况却完全没想起来，真是羞愧。

于是我赶紧查资料，《备急千金要方·卷十三》：“温脾汤，治腹痛，脐下绞结，绕脐不止方。

“甘草、附子、人参、芒硝各一两，当归、干姜各三两，大黄五两。

上七味，㕮咀，以水七升煮取三升，分服，日三。”

我发现孙真人用温脾汤，原书正是用来治疗肚脐痛、绕脐痛、脐下痛的。

不禁感叹，今人得的病，古人也都得过，并且早就为我们想好了解决之法，只在于我们找不找得到罢了。



## 关于“甚者从之”的思考

《汉方临床治验精粹》是我比较喜欢的一本书。我最喜欢里面的一句话：“无论什么病，当你认为是阳证而投给适当处方后并未获得预期效果，更换同类处方效果仍不理想时，若彻底改变立场，改用全然相反的阴证处方的话，尽管患者外观上表现为阳证，却往往会取得明显疗效。”这也就相当于运用《黄帝内经》“甚者从之”的理论。后来在临床里碰过的壁，让我对这句话更加印象深刻。

我曾治过阴道瘙痒、白带黄的年轻女病人，患者脉有力，用《千金》三黄片、消炎的西药、龙胆泻肝丸，均无效，反而白带增多。后来用附子理中丸才治好。我还治过口苦、便秘、舌苔黄腻的女病人，患者脉弦细，用过龙胆泻肝汤、大柴胡汤、新加升降散，前后服药30多剂，病人没有任何不舒服，然而症状一个都没改善。后来病人自己用艾灸治疗一年后一些症状有缓解，舌苔转变为淡红苔薄白，脉无力。这才用的温经汤合附子理中丸等阴证处方见效，倘若不认死理，早点用温药，病人也能少受一些罪。

误辨的情况尤以舌苔最为误人，有时脉象也会很难辨别。现在由于诸

多影响因素，很多病人的舌脉甚至症状都是假象，临床很难辨明。有时也会受症状影响，受西医诊断影响，相对斯须，便处方药。很多疑难病，很多久治不效的病人往往也是这样。

舌脉症状，所有医生看来都是热证，于是全部都在用清热解毒的方法；舌脉症状，察之全是寒证，于是一直用温阳的方法，然后疾病也就一直不见效，成了“疑难杂症”。

余国俊《中医师承实录》里就记录了一个这样的病案。一个男患者，16 岁，患者太阳穴、眉棱骨、眼眶胀痛 2 个月。患者半年前开始头昏头痛，2 个月前因感冒高热（39℃），头痛陡然加剧，伴昏睡、呕吐、瞳孔散大、视物模糊、咽喉肿痛、吞咽困难，入院抢救。经竭力救治，以上危象消失，但头痛未止，乃出院服中药。

患者就诊时主要症状是两侧太阳穴、眉棱骨、眼眶胀痛，一昼夜发作 3 次，每次约 2 小时，疼痛时频吐稀涎，伴咽痛。先服丹栀逍遥散合银翘散加减 17 剂无效，改服苍耳子散合升麻葛根汤合小柴胡汤合吴茱萸汤加味，复方药物多达 19 味，其中吴茱萸、生姜各 3g，党参、大枣各 10g，20 剂，亦无显效。

刻诊：证候如前，近来更增烦躁不安、口干，连连饮水不能解渴，纳差，大便偏稀。舌质红，边尖密布小红点，苔白微黄厚腻，脉弦滑略数。

四诊合参，患者没有四肢欠温、脘腹怯寒、舌淡苔白滑、脉弦沉或弦迟等寒证、阴证表现，反而出现一派热象。如果医生执着于这些热象，恐怕会一直用清热药，病人也就一直好不了。

幸而余老师刨根问底地询问患者生活史，重询病史，患者近几年 3 到 10 月每天坚持下河游泳，常食水果、冰制食品；又因功课紧，患者常饮浓茶以提神。

这才据《伤寒论》条文“干呕，吐涎沫，头痛者，吴茱萸汤主之”而用吴茱萸汤治疗而愈。

初诊投吴茱萸、生姜各 15g，党参、大枣各 30g。嘱其试服 2 剂，如服后口干、咽痛加重，亦须坚持服完。

二诊（由江尔逊老师接诊）：服 1 剂后，患者太阳穴、眉棱骨、眼眶胀痛及咽痛均大减，已不呕吐稀涎，口干、烦躁亦减轻；服完 2 剂，疼痛基本消失，但腹微满闷。原方党参、大枣各减至 15g，加厚朴 15g、法半夏 10g，3 剂。

三诊：疼痛完全消失，纳开，腹宽松，大便转正常。复视其舌，舌质仍如前，苔白微黄薄；诊其脉，已无数象，仍弦而带滑。予六君子汤加桂枝，寓苓桂术甘汤意，嘱其多服以资巩固。至今 3 年，未曾复发。

丰广魁医师治一癃闭病人，王某，男，56 岁。患者先恶寒发热，继则小便突然不通，点滴全无，少腹拘紧急迫，欲尿不出，少腹如吹，48 小时未见滴利，导尿 2000ml，之后少腹隆满亦无尿意。面色苍白，身体壮实，声音粗亢，喜热饮，纳好，四肢不温。舌苔黄白而腻，脉滑有力尺沉。西医诊断为前列腺肥大伴急性炎症，他医以湿热癃闭下焦论治，施八正散加减。继进 20 剂，偶有滴利，仍需留置导尿。视之，以肾阳不足、气化不利立论，予服附子汤，3 剂小便渐通，再未导尿，16 剂后小便如常，癃闭告愈，随访 3 年未发。

李士懋老师在其著作《火郁发之》中讲述，其于 1976 年患胃病，胃脘冷如冰，胃中嘈杂呕吐。其母为其缝一棉背心，捂在脘腹，仍冷；后又在背心里缝一块老羊皮，亦不觉暖，尤于骑自行车时，胃冷仿佛未穿衣，寒风直透于里。曾服理中汤、大建中汤、吴茱萸汤等，均未获效，后经其兄田荫杰宗泻心汤意，因当时无黄连，改用胡黄连代之，连服 7 剂而愈。

临床寒热虚实有时常呈假象，治疗疾病常需提醒自己这句大冢敬节先生答矢数道明先生的话——“不管什么病症，若自己认为是阳证，投给了认为是适宜的处方，却不见效，改用其他几种类似处方仍然无效的话，似乎应当彻底改变立场，即从完全相反的阴证角度去考虑，试用阴证的处方。这样尽管表面上看来似乎是阳证的患者，投给阴证的处方却意外获得显效的例子是很多的”。

# 学习通窍活血汤治耳鸣、耳聋的思考

耳鸣、耳聋这类病，非常不好治，见效不容易，见效了保持疗效不复发也不太容易。由鼻炎引起的，治疗鼻炎效果好；由颈椎问题引起的，治疗颈椎效佳；由肾阴阳不足引起的用六味地黄丸、肾气丸、左归丸、右归丸；由中气不足引起的用补中益气汤、益气聪明汤；由阳虚水泛引起的用真武汤；由水饮病引起的用泽泻汤、苓桂术甘汤；由肝胆湿热引起的用龙胆泻肝汤；由瘀血阻滞引起的用通窍活血汤；由气滞血瘀引起的用血府逐瘀汤。还有很多复合情况的，比如气虚夹湿热瘀血的、肾精不足夹痰湿的等。同时，耳鸣、耳聋和患者长期戴耳机、长期熬夜、长期压力大、情绪差关系也很大。更有甚者，有个女病人耳鸣，用补中益气汤没效果，用肾气丸没效果，用苓桂术甘汤没效果，后来有一天患者诉肚子痛，服黄芪建中汤肚子痛好了，同时耳鸣也好了。有时候失之毫厘，谬以千里。

有时候我们临床也经常碰到上述病例的情况，比如有患者肩周炎久治不愈，后来发现其有妇科炎症，治病的主诉换成妇科炎症，治好妇科炎症后其肩周炎亦治愈。这也源于我们平时没有很好地整体把握一个患者身上的病因病机。

说到耳鸣、耳聋，看王清任《医林改错》一书，书里写到通窍活血汤所治之症目条如下。

“耳聋年久，耳孔内小管通脑，管外有瘀血，靠挤管闭，故耳聋。晚服此方，早服通气散，一日两剂，三二十年耳聋可愈。

“通窍活血汤

“赤芍一钱，川芎一钱，桃仁三钱（研泥），红花三钱，老葱三根（切碎），鲜姜三钱（切碎），红枣七个（去核），麝香五厘（绢包）

“用黄酒半斤，将前七味煎一盅，去渣，将麝香入酒内，再煎二沸，临卧服。方内黄酒，各处分两不同，宁可多二两，不可少，煎至一盅。酒亦无味，虽不能饮酒之人亦可服。方内麝香，市井易于作假，一钱真，可合一两假，人又不能辨，此方麝香最要紧，多费数文，必买好的方妥，若买当门子更佳。大人一连三晚吃三服，隔一日再吃三服。若七八岁小儿，两晚吃一服，三两岁小儿，三晚吃一服。麝香可煎三次，再换新的。

“通气散——治疗耳聋不闻雷声，余三十岁立此方。

“柴胡一两，香附一两，川芎五钱，为末，早晚开水冲服三钱。”

读到这里，有几个问题需要我们思考一下。

（1）听力下降渐渐就会发展成耳聋了。那导致耳聋一般的西医原因是什么呢？一种是由年龄增长，听力下降，逐渐耳聋，西医说是耳朵里动脉堵塞、硬化导致的。一种是由耳鸣发展而来，患者开始是耳鸣，耳鸣时间长了，听力下降了，就发展为耳聋了。因此，不只是瘀血引起的耳聋可以用通窍活血汤，瘀血引起的耳鸣也是可以用通窍活血汤的。

（2）王清任也用联合方组，早服通气散，晚服通窍活血汤，一天两服药。这样的治疗方法值得探讨和学习。

（3）通窍活血汤是纯用酒煎中药。酒能宣发，引药上行。

（4）通气散是散剂，药粉碎为末，早晚开水冲服，治疗耳聋不闻雷声。体现了“治上焦如羽，非轻不举”。

（5）麝香开窍活血，有人用白芷或者麻黄代替麝香用通窍活血汤也有效。

# 治病别忘记了经方外用

《经方外用制剂》里总结，《伤寒论》《金匮要略》里记载的外用剂有以下这些：

1. **鼻用固体制剂。**

鼻塞方记载于桂林古本《伤寒论》，其处方组成为蒲灰、细辛、皂荚、麻黄，工艺及使用方法为“上四味，等分为末，调和，纳鼻中少许，嚏则愈”。

2. **外用膏剂。**

小儿疳虫蚀齿方：雄黄、葶苈，上二味，末之，取腊月猪脂，以槐枝绵裹头四五枚，点药烙之。

3. **外用栓剂。**

蜜煎导方、蛇床子散及猪胆汁方。蛇床子散属于阴道栓剂，蜜煎导方、猪胆汁方属于直肠栓。

4. **涂剂。**

头风摩散。

5. **外用洗剂。**

百合洗方、苦参汤属于皮肤洗剂，狼牙汤属于阴道洗剂。

6. **外用熏剂。**

雄黄散。

除了这些记载的外用方外，我们还可以用其他经方汤剂制散外敷或者煎水外洗治疗疾病。如罗大伦用柴胡加龙骨牡蛎汤煎水泡脚治疗肝郁失眠病人。葛臻略用《外台秘要》麻黄汤加味外洗患处治疗神经性皮炎、风疹、湿疹、脚气等皮肤病。麻黄、乌梅、蛇床子、黄连这几味药配伍，能行、散、燥湿、止痒，用麻黄30g、黄连30g、蛇床子30g、乌梅30g、当归30g、白术30g、五加皮30g、马齿苋30g，外洗。毛国安用麻黄汤散、小柴胡汤散加细辛、姜汁贴脐辨证治疗小儿感冒发热，葛根芩连散贴脐辨证治疗小儿腹泻，射干麻黄散贴敷膻中、肺俞辨证治疗小儿咳喘，桂枝加附子汤散姜汁贴脐辨证治疗小儿汗后啼哭不止，麻黄附子甘草汤改散用姜汁贴脐辨证治疗大人少阴感冒，苓桂术甘散用姜汁贴脐辨证治疗大人水饮眩晕，大黄附子汤改散用姜汁贴患处辨证治疗大人寒实胁痛，小柴胡汤改散用姜汁贴脐辨证治疗妇人痛经，苓桂术甘散用姜汁调贴膻中辨证治疗病人心源性哮喘痰多、咳嗽气短。

经方外用是一个很好的治病方法，特别对于皮肤科疾病、风湿疼痛科疾病取效更快。如皮肤病可以辨证处方外洗患处，疼痛性疾病可以打粉于外部热敷或煮水浸泡。

小儿未出生时，在母体通过脐带摄入营养，小儿用药通过肚脐外贴治疗效果很好。特别是辨证用经方中药外贴肚脐治疗小儿咳嗽发热拉肚子，安全、方便、有效。成年人的一些疾病也可以用辨证论治处方在肚脐外贴取效。经方外用对于很多疾病的治疗都可以直达患处。如血虚寒厥的痛经可以用当归四逆加吴茱萸生姜汤改散用姜汁调外贴肚脐，热利下重的病人可以用白头翁汤中药水灌肠，中风下肢瘫痪可用《古今录验》中的续命汤煎水泡脚，白塞氏综合征的口腔溃疡可以用苦参煎水含口中，有脓疖肿者可用赤小豆当归散外敷，肢节疼痛属于桂枝芍药知母汤证者可用桂枝芍药知母汤药水浸泡或桂枝芍药知母汤改散热敷患处。

# 中医五行学说与疾病发展进程

有一次看到岳美中老师用资生丸治疗肝炎腹胀的病案，我忽然想到以前经历过的一个病人（不是我治好的一个患者）。

病人是被一个医院确诊为肝癌的60岁男性。病人自己并不知道自己有肝癌，住院时医生仅告诉他，他是胃病，给他输的奥美拉唑。这个患者仅有右胁下隐痛，饮食正常，大便正常，胃部无不适，也无其他症状，舌淡红苔白，脉缓而无力。医生处方是柴芍六君子汤加减，服用一剂后患者即诉好转。后来又服了几剂，症状消失就出院了。

关于这个肝癌的患者，用柴芍六君子汤治疗症状消失，我有一些临床感悟。

很多肝病病人都表现出乏力，这个症状是脾气虚的一个症状。当然，单一的症状不能代表什么，需要一个症状组，结合脉缓无力等。这里就体现了医圣张仲景在《金匮要略》里说的一句话——“见肝之病，知肝传脾，当先实脾”。

“见肝之病，知肝传脾，当先实脾”。那么，见脾之病呢？知脾传肾！肝木克脾土，脾土克肾水。这是中医里讲的五行生克规律。

一个慢性病毒性肝炎的病人，发展到小三阳、大三阳，往往就出现了脾系统的情况，消化功能不好、肚子胀、吃饭不好。之后呢？之后就是脾传肾了，出现了肝硬化腹水，腹水就是肾水系统的问题。一般经过两传，病情恶化就很严重了，按照西医说的疾病演变过程，病人就病重了，快接近死亡了。学习西医的时候，大家发现一个病从起始到发展为什么病，最终发展到什么病，西医已经形成了一套比较完整、遵循疾病发展规律的系统。

其实，中医的五行生克规律就能解释一个病的发展过程，比如什么癌会首先转移到哪里，都是遵循这个规律。

那么这有什么治疗意义呢？比如我们刚刚说到，肝病会发展到脾病，脾病会发展到肾病，最终导致死亡。那么我们倒着推，这个肝病（肝系统的疾病）是从哪里来的呢？按照五行生克规律，它是从肺系统这里来，肺系统有鼻子、皮肤、大肠等。所以得肝病的病人可能是源于一次鼻炎、一次感冒，或一次皮肤病，或源于便秘（大肠），也就是说大病都是由小病发展而来。这就要求我们：第一，要正确地治疗小病。第二，治疗大病、疑难病的时候要探本求源，找到这个病的出处，从而找到治疗疾病的钥匙。

## 中医里的时间辨证

我们前面聊到了经络辨证，这种辨证方法适用于疾病正好处于某一或者某几个经络位置上的情况。王好古著有《此事难知》，论述了医学的复杂性及疾病的复杂性、影响因素之多，这就要求我们能掌握更多的治病方法来解除病人痛苦，正如《史记·扁鹊仓公列传》中讲到“人之所病，病疾多；而医之所病，病道少”。

中医的辨证方式还有很多，例如时间辨证。古代将十二时辰分别叫夜半、鸡鸣、平旦、日出、食时、隅中、日中、日昳、晡时、日入、黄昏、人定。

《黄帝内经》中亦有很多关于时间的论述。如《灵枢·顺气一日分为四时》篇曰："朝则人气始生、病气衰，故旦慧；日中人气长，长则胜邪，故安；夕则人气始衰，邪气始生，故加；夜半人气入脏，邪气独居于身，故甚也。"

古代还有一些医家处方名称即是用时间来命名的，如陈修园创的午时茶、王肯堂的鸡鸣散。

临床治病时，我们经常会发现有些病人的症状具有明显的时间规律，发病时间、加重时间或减轻时间非常固定，但是又没有其他的症状，无证可辨，用其他辨证方式很难辨证处方，或者有的疾病具有明显时间规律，用常法辨证用药效果不佳，这时候我们就需要用到时间辨证了。

那么时间辨证有哪些呢？

第一种，经方六经病欲解时。从《伤寒论》的六条条文来看。"太阳病欲解时，从巳至未上（9 至 15 时）。""阳明病欲解时，从申至戌上（15 至 21 时）。""少阳病欲解时，从寅至辰上（3 至 9 时）。""太阴病欲解时，从亥至丑上（21 至 3 时）。""少阴病欲解时，从子至寅上（23 至 5 时）。""厥阴病欲解时，从丑至卯上（1 至 7 时）。"临床可以这样记忆，三阳病都是 3 点到 9 点、9 点到 3 点、3 点到 9 点。少阳病是早上 3 点到 9 点，太阳病是早上 9 点到下午 3 点，阳明病是下午 3 点到晚上 9 点。太阴病是晚上 9 点到早上 3 点。往后推两个小时，少阴病是晚上 11 点到早上 5 点，厥阴病是 1 点到 7 点。

第二种，十二时辰与脏腑辨证。寅时（3 至 5 时）为肺。卯时（5 至 7 时）为大肠。辰时（7 至 9 时）为胃。巳时（9 至 11 时）为脾。午时（11 至 13 时）为心。未时（13 至 15 时）为小肠。申时（15 至 17 时）膀胱。酉时（17 至 19 时）为肾。戌时（19 至 21 时）为心包。亥时（21 至 23 时）为三焦。子时（23 至 1 时）为胆。丑时（1 至 3 时）为肝。临床可以这样记忆，每 2 小时一个脏腑，从早上 3 点开始，肺大胃脾心小肠，膀肾包焦胆肝详。

第三种，十二经脉与时辰。这个方法多用于针灸的选经取穴。

我们来看第一种，六经病欲解时。六经病欲解时，不可执拗于“欲解”二字，不可执拗于疾病减轻的时间或疾病消失的时间，还应该包括在这个时辰开始发病的，这个时辰开始加重的，也就是可以理解为“相关时”。

《伤寒论》第212条：“伤寒若吐、若下后不解，不大便五六日，上至十余日，日晡所发潮热，不恶寒，独语如见鬼状；若剧者，发则不识人，循衣摸床，惕而不安，微喘直视，脉弦者生，涩者死。微者，但发热谵语者，大承气汤主之。若一服利，则止后服。”

这里患者阳明病大承气汤证“日晡所发潮热”。日晡，指下午15至17时，属于阳明病欲解时（下午15至21时）的时间，此即是这个时辰开始发病，这个时辰开始加重。

我们来看时间辨病的病案。

顾植山治后背部燥热案。某吕姓老年男性，苦于后背部燥热多年，每于下半夜发生，痛苦不堪，西医检查未见明显异常，遍访国内名医诊治，不能收效，根据燥热“下半夜发生”这一特点，选用乌梅丸，一剂药即治愈多年顽疾。

这里患者发病时间是下半夜发生，即多在1至7时（厥阴病欲解时），属于厥阴病，用厥阴病主方乌梅丸而获效。

顾植山治胃脘痛案。刘某，男，78岁，2008年10月25日初诊。患者既往有肠息肉手术史，刻下每于夜间2至3点胃脘痛，已有1月余，痛时剧烈，被痛醒，四肢不温，纳谷尚可，大便难解。舌中有小裂纹，苔黄厚腻，脉弦虚大。方药用炒乌梅15g、熟附片（先煎）10g、北细辛（先煎）6g、川桂枝10g、川花椒6g、淡干姜6g、潞党参12g、炒当归10g、川黄连10g、炒黄柏10g。5剂，每日1剂，水煎服，首剂夜间服。10月30日复诊，诉服药1剂胃痛即止，原大便难亦有所缓解，黄厚苔已退，脉细弦。原方微调，减川黄连为6g，加肉苁蓉20g，再进9剂，随访胃痛未再犯，大便亦调畅。

这里患者夜间2至3点胃脘痛，属于厥阴病欲解时（1至7时），患者胃脘痛，属于厥阴病提纲，心中疼热、四肢不温亦属于“凡厥者，阴阳气不相顺接，便为厥。厥者，手足厥冷是也”，脉弦虚大为阴病，用厥阴病主方乌梅丸而获效。

史锁芳治咳嗽案。刘某，男，62 岁，2013 年 12 月 18 日初诊。患者主诉肺癌术后 6 月，咳嗽咯痰 1 月。来诊时曾用过抗生素、止咳化痰药物，效果不显。患者现胸闷，稍喘，进食或活动后咳嗽明显，痰少色黄，纳差，嗳气。舌苔黄腻，舌质暗红，脉细弦滑。查体：两肺无湿啰音。血象基本正常。

辨证为脾虚失运、痰湿郁热、肺失宣肃，治拟健脾助运、化湿清肃。方药用党参 10g、白术 10g、陈皮 6g、法半夏 10g、冬瓜仁15g、生薏苡仁 20g、芦根 20g、茯苓 10g、炙甘草 5g、藿香 10g、砂仁 5g、枇杷叶 15g、六曲 10g。7 剂，每日服 1 剂，水煎煮，去渣取汁，分 2 次服。

二诊：患者诉依然咳嗽，以下午 3 时后咳甚，有白色泡沫痰，咽干，进食或走路后易咳，咳甚则胸闷气喘，纳食不香。舌苔黄腻，质暗红，脉细滑。考虑下午咳甚，属于阳明经欲解时，故予原方加厚朴 15g，炒枳壳 10g、生大黄 10g（后下）。7 剂，每日服 1 剂，水煎煮，去渣取汁，分 2 次服。

三诊：患者诉服用上方 3 剂后，下午咳即减轻，7 剂服完，下午咳即止。但下半夜 1 点后仍有咳嗽，诉怕冷，易汗，喷嚏，流清涕，痰少，稍喘，疲乏，纳谷不香，寐差易醒。舌苔黄腻、质暗红，脉细滑。改从乌梅丸治之以观。方药用乌梅 20g、细辛 3g、桂枝 10g、肉桂 4 克（后下）、川黄连 4g、炒黄柏 10g、当归 10g、党参 15g、制附片 6g、川椒 4g、干姜 9g、炒枳壳 10g、炒白术 10g、谷芽 10g。7 剂，每日服 1 剂，水煎煮，去渣取汁，分 2 次服。

四诊：夜咳已除，胃纳已开，但夜里 11 点后仍易醒，醒后心烦难以入睡，舌苔薄黄脉细滑。上方复入炒黄芩 10g、阿胶珠 10g、炒白芍 12g、鸡子黄 1 个（冲服）。

药服 2 剂已能入睡，上方服完睡眠即安。

**【按】** 本案咳嗽乃肺癌术后，正气亏虚，易复感外邪。首诊时咳嗽，伴有纳差、嗳气，进食或活动后咳嗽明显，痰少色黄，舌苔黄腻，舌质暗红，脉细弦滑，显示脾虚失运、痰湿郁热之机，故予健脾助运、化湿清肃治疗，但无效，细细分析病症，辨证并无差错，二诊时却依然咳嗽，且表现为下午咳嗽明显，考虑到15时后正是阳明欲解时（从申至戌上），故在原方加小承气汤，果然，患者服用3剂后下午咳即得控制。三诊时患者诉下半夜1点后仍有咳嗽，因此时恰是厥阴病欲解时（从丑至卯上），故予乌梅丸而咳愈。因脾虚失纳，同时加用枳术丸、谷芽以运脾消食。患者四诊时咳嗽已治愈，但夜里11点后仍易醒，醒后心烦难以入睡。夜里11点后是少阴病欲解时（从子至寅上），四诊时加用黄连阿胶汤，夜寐安宁。

## 中医望诊体征与治疗

**1. 耳褶心征和鼻褶心征。**

我在学习中医的过程中，有一段时间对面诊、手诊感兴趣，于是买了不少这类的书看。比如《望面诊病图解》《望面知健康》，还有王鸿谟老师的《王鸿谟自诊祛病法》等。很多内容现在都忘得差不多了，但是耳褶心征和鼻褶心征却是经常见到的。耳褶心征就是从耳屏间切迹即耳屏和对耳屏之间的凹陷向外伸展到耳垂边缘的一条斜线或皱痕，鼻褶心征就是两眼中间的上方有一道横纹并逐渐加深变成一道皱褶。

遇到这类病人时，提示病人有心脏方面的问题（已确诊冠心病）或者心脏方面隐患很大（心脏方面已经出现问题，但是还没检查出来的）。我碰到过已经确诊是冠心病的有耳褶心征或鼻褶心征的病人，也有碰到过心电图没诊断出来但自己心脏症状突出的，未做心脏方面进一步检查的病人。

有一天，我在坐火车的时候，对面是一个五六十岁的大叔和他的女婿。我一眼望过去，发现这个大叔有很明显的耳褶心征。

我听他们在讲到一些医疗方面的问题，就忍不住插了一句嘴，说：“大叔啊，您可能心脏有点问题啊。去做过这方面的检查吗?”

然后，这位大叔就和我说：“是啊，我发病过几次了，胸前闷痛不舒服，有一两次还感觉要晕倒，就去医院检查了，只做了心电图，好像是说了什么心肌缺血，还有什么也忘了，后来缓过来了，也就没去做进一步的检查了，反正心脏是有问题的。”

大叔的女婿一脸错愕，他说从来没听他爸说过这件事。我说像这种情况肯定是心脏有问题，最好随身带着速效救心丸，以防以后出现什么意外情况。

他女婿说：“你不说我们还不知道呢，爸都没和我们家人说过这事儿，幸好听你说了，回去就买好速效救心丸放在家里。”后来我又把了把他的脉，看了看这个大叔的舌苔，舌苔黄厚腻。他说平时不想吃东西，闻见油腻就恶心，这明显是食积的情况，于是让大叔可以买保和丸服用，按说明吃一两瓶。

我以前买过一本中医的误案方面的书籍，里面就记录了一个这样的病案，说是一个心绞痛的病人，中西药都用过，但就是该发心绞痛还发，用活血化瘀药、化痰药，效果都不好，后来辨证为饮食积滞，用保和丸加减，病人的心绞痛渐渐就没再发了。

冠心病病人里有很多是食积证，旧时代人们的生活是吃不饱的状态，反而没有那么多冠心病、高血压、高血脂、高尿酸、高血糖病人。现在物质丰富了，又不用大量体力劳动，于是冠心病、“四高”就都来了。

冠心病病人有食积的，有痰热的，有气虚血瘀，有阳虚水饮的，临证还需要经过中医辨证。

治病时，我们可以观察观察，看到耳褶心征或鼻褶心征或两种都在面诊时见到了，要想到患者有冠心病的可能，要注意心脑血管方面的问题。

我们要提前提醒患者注意生活饮食习惯和心脏方面疾患，及时调整，再不注意，也最好把速效救心丸带在身边，以便急救。

**2. 舌偏。**

舌头偏向一侧，就是舌偏。

我有一次去义诊碰到一个中年大姐。这个中年大姐怎么回事呢？舌头伸出来一看，明显偏向一侧。这个大姐一直有高血压，但是降压药吃吃停停，给她测血压的时候显示血压为170/110mmHg，这样出现脑血管意外的可能性非常大，这就是中风先兆，一定要提醒患者中风的可能。

在中医的治疗里，治疗舌头偏，除了用教材讲的一些治疗肝风内动、肝阳上亢之类的天麻钩藤饮、镇肝熄风汤外，还要考虑《金匮要略》中的方法。

《金匮要略》原文："夫风之为病，当半身不遂，或但臂不遂者，此为痹。脉微而数，中风使然。"半身不遂就相当于一侧有问题，如一侧偏、两侧不对称。《金匮要略》所述中风病最主要的特点就是偏、不对称，比如舌头偏、身体偏瘫、面瘫患者的面偏。这里最明显的诊断就是舌头，病人舌头伸出来后，看到舌头偏，就要考虑中风病。舌头偏，就要考虑用《金匮要略》治疗中风的处方。

比如脑血管病的病人不会都舌头偏，但是脑血管病病人舌头偏的，就可以用《金匮要略》治疗中风的处方治疗。再比如，一个癫痫病人，舌头偏，符合风引汤证的热瘫痫，用风引汤治疗，效果就很好。再比如，一个多动症的小孩，舌头伸出来，舌头偏，又是个热证，用风引汤治疗效果就好。再比如，一个阴虚失眠的病人，舌头偏，你可以考虑防己地黄汤。《金匮要略》治疗中风的处方还有侯氏黑散、风引汤、防己地黄汤、头风摩散、《古今录验》续命汤、《千金》三黄汤等。

**3. 半月痕。**

半月痕就是指甲上的小月牙。一般人正常人都是奶白色的，异常颜色我就不详细区分了，我主要用半月痕大小对应身体的体质倾向。

第一，一般来说，半月痕大的人，体质偏热。半月痕大就是五个指甲半月痕都大于指甲的五分之一，甚至小手指也有半月痕的人。一般情况下，这类人体内阳气较旺盛，脏腑功能强壮，身体素质较好。一般这类人起得早，爱干活，比较勤劳，食量大，不怕冷，属于阳热体质，阳气偏旺盛，脏腑功能亢进。这类人生病多见面红、上火、烦躁、便秘、易怒、口干等阳热症状，易得高血压、高血糖、高血脂，易出现心脑血管意外。另外，半月痕大的人如果得了肿瘤，一般能多次耐受放、化疗，且多初期放、化疗效果不错。这也和体内阳气旺盛有关系。相反，半月痕小的就很难耐受放、化疗了，很多做一两次放、化疗身体就不行了。

第二，半月痕少的人一般体质偏寒，身体机能偏低下，表示体内阳气虚弱而阴寒较旺盛。这种人的脏腑功能低下，气血运行慢，一般平时坐着就不爱动，容易疲劳乏力，精神体力偏差。这类人多吸收功能差、面色苍白、手脚怕冷、嗜睡，容易反复感冒。

第三，还有一种半月痕的边界模糊不清的，多为寒热错杂或阴阳失调类型的人。这里提一下，小孩子没有发育成熟之前，指甲是没有半月痕的。大人夜生活、性生活过度，半月痕也会消失，也很难再长出，或休息调养后可长出一些。

**4. 胸腹部白斑。**

我观察过一些癌症病人，很多都有胸腹部白斑。以前我在医院住院部门诊看了一个病人，60 岁，咳嗽一个半月，声音嘶哑，呈阵发性呛咳，这种类型的咳嗽就要高度怀疑肺癌了，再一看，病人胸部、腹部有很多白斑，然后让病人去做了 CT，果然是肺癌。这些胸腹部有白斑的癌症病人，多是几年前或者十几年前就出现了胸腹部的白斑，这些白斑不是白癜风，有胸腹部白斑数年或十几年以后就检查出了癌症。我观察过很多癌症病人都有胸腹部白斑，具体是什么原因，我暂时还没弄清楚。但是也有有胸腹部白斑但最后没有得癌症的患者，总体来说，有胸腹部白斑的人得癌症的概率要高很多。

下面说说关于癌症我的一些看法。①总体感觉年龄越大的癌症病人用中药治疗起来要比年龄小的癌症病人容易一些。年龄大一些的癌症病人身体代谢慢一点，癌细胞长得慢，不容易乱吃东西，多数生活压力要小一些。②很多癌症病人有被吓死的精神因素存在，不知道病情的患者反而存活率更高。③癌症与生活饮食习惯和情绪关系很大。公众人物得癌症的概率非常高，因为他们长期饮食不规律、熬夜、情绪压抑。④手指指甲半月痕大的癌症患者身体热量大，比较能经受住放疗和化疗，也会有一定效果，但是半月痕小的几乎都经不住放、化疗，往往在治疗过程中就去世了。⑤身体排毒有出路的人没那么容易得癌症。比如我前面提到的，有脚气的人很少有得癌症的。

关于情绪问题，我认为心里平静，情绪平稳看得开的癌症病人更容易被治愈。心主神明，心脏是唯一能够分泌抗癌因子的器官。身体各大器官都会有癌症，但是没有心脏癌，这是情绪的力量，也可以说是心的力量。

## 过目不忘

学习中医需要多背多看，我们来聊一个练习记忆力、开发大脑的小方法。先来讲一段故事。看过金庸先生的《射雕英雄传》的人都知道，书中的冯蘅虽不会武功，却有过目不忘的能力。在书中，老顽童周伯通与郭靖聊起来《九阴真经》之事就提到了冯蘅。冯蘅是金庸先生笔下的一位奇女子，是黄蓉的母亲、黄药师的妻子。她不但秀丽绝伦，而且冰雪聪明，记忆力极好，有过目不忘之本领。一次华山论剑后，她与黄药师巧遇周伯通，她从周伯通手中看了两遍《九阴真经·下部》就能背诵如流。《九阴真经》全文一万多字，书中有一千多个字是没有任何意义和规律的生僻字，冯蘅都不知道书中说的是什么，竟一字不漏地背了下来，且五年之后尚能记住70%。冯蘅个性温柔雅驯，待黄药师之徒甚为和蔼，唯体质孱弱。黄药师徒弟铜尸陈玄风与铁尸梅超风盗走《九阴真经·下部》，并私奔逃离桃花岛，黄药师因而急怒交加，冯蘅为安抚丈夫，苦思《九阴真经》，终至心力交瘁，难产而死，留下一本残缺不全的《九阴真经》。

自此，黄药师脾气更加乖戾，立志伴妻，长年不离桃花岛，更打造漏水花船准备出海殉情。至黄蓉15岁离家久久不归，方至中原寻之。冯蘅死后，被葬在桃花岛，其墓碑上刻着“桃花岛女主冯氏埋香之冢”，墓室里面有黄药师所珍藏的各种奇珍异宝，以及黄药师为冯衡画的画像。黄药师和冯蘅之间的爱情令人读之心醉，又读之心碎。

《射雕英雄传》里冯蘅有过目不忘的本领，我有一位朋友，也有过目不忘的本领，虽然没有冯蘅那么厉害，但是记忆力也非常厉害了，读一大段文字后背诵如流是没问题的。我有一次和他聊天的时候，正好一个患者朋友发来其病情的一个病案，一共有十二句话，他只看了一遍，然后就能默写下来，连语气词和标点符号都一个没错。我大为惊叹，觉得非常不可思议。于是问他是怎么做到的。他说他读高中的时候刻意练习了一段时间。怎么练习呢？找一篇文章，在其中任意找一段没看过的，先找不太长的，2～3行的，找一段只看一遍，然后把书立即合上，开始默写。要求是一个字、一个标点符号也不能错，顺序也不能错。刚开始肯定写不全，苦思冥想也写不了太多，但要一直想到想不出来为止。这时候再打开书，看一遍，再马上合上书，再默写。一般到第3遍，最多到第5遍，就完全一个字也不错地写出来了，包括顺序、标点符号。这样就锻炼了大脑强化记忆的能力。第一遍、第二遍苦苦思索，一定要争取把它写出来。在这中间，调动大脑思考的时间越长，再去看下一遍的时候，大脑集中注意力集中得越好，以后看东西就养成这样的习惯了。

我又问朋友：“你练习了多久能到今天这个程度？”朋友回答：“就高中时苦练了两个月。”后来朋友又和我说，有个初中班的班主任，苦恼学生记忆力差的问题，他就把这个方法告诉了她。这个班主任采用了他的方法开发学生的大脑，发现其学生的记忆力真的都提高了很多。

这位朋友说的这个方法我亲自试过，我练习过 3 天，3 天以后效果非常好，确实记忆力和看书的注意力都提高不少。我刚开始的时候看路边的广告牌，或者看两三句话能很清楚地记忆下来，包括标点符号，不过我感觉练习的过程确实对脑力消耗非常大，在气血不足的情况下很容易头晕。气血不足、脾胃不好的可配合中药调理一下，能坚持下来长期练习一段时间，真的就能过目不忘了，记忆力和注意力都能提高不少。